Abenteuer Homöopathie

Ein homöopathisches Lesebuch

Lehrreiche Fälle aus der Praxis

Band 3

Heinrich Zeeden

Impressum

Herstellung und Verlag: BoD - Books on Demand, Norderstedt

Umschlaggestaltung: Sebastian Hirsch
Bildquellen Titel: © Sam Spiro, Lefteris Papulakis, Georgios Kollidas - Fotolia.com

1. Auflage
ISBN: 9783848223428

© / Copyright: 2018 Heinrich Zeeden
Poelring 26
23560 Lübeck

Bibliografische Information der Deutschen Nationalbibliothek:
Die Deutsche Nationalbibliothek verzeichnet diese Publikation in der Deutschen Nationalbibliografie; detaillierte bibliografische Daten sind im Internet über http://dnb.d-nb.de abrufbar.

Alle im Buch enthaltenen Angaben und Ergebnisse wurden vom Autor nach bestem Wissen erstellt. Sie erfolgen ohne jegliche Verpflichtung oder Garantie des Verlages. Er übernimmt daher keine Verantwortung und Haftung für etwa vorhandene Unrichtigkeiten.

Bei Anwendung der angegebenen Therapievorschläge übernimmt der Autor keine Verantwortung. Bei medizinischen Problemen sollte vor einer Therapie immer erst ein Arzt aufgesucht werden.

Inhalt

Erstes Inhaltsverzeichnis – die Fälle 201 bis 300 –
nach Fachgebieten geordnet

Widmung
Vorwort
Geleitwort
Einleitung

Die Fälle 201 bis 300

Zweites Inhaltsverzeichnis – Diagnosen, Stichworte
und Symptome

Drittes Inhaltsverzeichnis – verwendete
homöopathische Mittel

Literaturverzeichnis

Technische Daten, Zugang zu den homöopathischen
Mitteln, Skripten und DVDs

Lebenslauf von Dr. Heinrich Zeeden in Stichworten

Danksagung

Inhaltsverzeichnis der Fälle nach Fachgebieten geordnet

1. Allergien, Überempfindlichkeiten und Unverträglichkeiten

Fall 201 – Allergisches Asthma nach 25 Jahren verschwunden 28
Fall 202 – Medikamentenunverträglichkeit 30
Fall 203 – Heuschnupfen, motorische Nervosität, akustische Inhalation 32
Fall 204 – Erkältungsneigung und verstopfte Nase seit Geburt 36
Fall 205 – Bessere Verträglichkeit der Chemotherapie durch Homöopathie bei M. Hodgkin 44
Fall 206 – Schilddrüsenpräparat – Unverträglichkeit 49

2. Augenerkrankungen

Fall 207 – Sehverbesserung im Sekundenphänomen bei Z. n. Lasertherapie.... 54

3. Befindlichkeitsstörungen

Fall 208 – Unfähigkeit, Gefühle verständlich und mutig ausdrücken zu können 58
Fall 209 – Gefühl, zu dicke Beine zu haben 61
Fall 210 – Abschied vom Kindergartenkörbchen 68

4. Besondere Methoden – Schamanismus

Fall 211 – Mentale Beeinflussung von leblosen
Gegenständen, Laptop. 71

5. Darmerkrankungen, Colitis ulzerosa

Fall 212 – Colitis ulzerosa, Pockenimpfung......74

6. Diabetes mellitus Typ 1

Fall 213 – Epilepsie und Diabetes mellitus Typ 1
....75

7. Elektromagnetische Felder als Ursache für Krankheiten und Symptome

Fall 214 – Computerabsturz bei Silicea
Konstitution..79
Fall 215 – Herzdruck durch einen linksdrehenden
Laptop...82
Fall 216 – Bestätigung des Konstitutionsmittels
durch Lieblingsfarbe und Schrift 83

8. Entzündungen

Fall 217 – Hepatitis C – potenziertes Interferon 85
Fall 218 – ein Fall von ausgeheilter Colitis
ulcerosa...95
Fall 219 – Fieberhafter Infekt unklarer Genese
....100
Fall 220 – Ein Fall von Borrelieninfektion........105
Fall 221 – Hepatitis seit postpartalen
Transfusionen, persistierende Durchfälle........108

9. Gefäßerkrankungen, Embolien, AVK

Fall 222 – Multiple kleine Lungenembolien – wirkt Marcumar D 30?............115
Fall 223 – Arterielle Verschlusskrankheit (AVK) mit Lymphschwellung 119

10. Gelenkentzündungen, chronische Polyarthritis

Fall 224 – Chronische Polyarthritis.............125

11. Gelenkschmerzen – Arthrose

Fall 225 – Hilferuf wegen Schmerzen in der linken Fußbeuge Vorfuß / Unterschenkel......134
Fall 226 – eine telefonische Beratung für das Kniegelenk....................................136
Fall 227 – Homöopathie oder TEP linke Hüfte?
....138
Fall 228 – Schulterschmerzen linksseitig – Herz, Gelenk oder Psyche?....................141
Fall 229 – Sekundenphänomen bei rheumatischem Finger....................145
Fall 230 – Hüftschmerzen seit der Geburt von Zwillingen 147

12. Haarausfall

Fall 231 – Kreisrunder Haarausfall.............151

13. Hauterkrankungen

Fall 232 – Ekzem, bedingt durch Varikosis 155
Fall 233 – Computerabsturz bei Silicea Konstitution, chronischer Herpes zoster am After
....157
Fall 234 – Schwere Neurodermitis seit Geburt164

Fall 235 Juckende Hautkrankheit, Morbus Grover 170
Fall 236 – Beseitigung eines lästigen Juckreizes im Sekundenphänomen, Lachesis-Test nach Zeeden. 175

14. Herzerkrankungen – Bluthochdruck, Rhythmusstörungen

Fall 237 – Behandlung von Bluthochdruck mit einem homöopathischen Einzelmittel............181
Fall 238 – Eine Schilddrüsennarbe löst Herzbeschwerden aus 183
Fall 239 – Eine heftige Erstreaktion bei Bluthochdruckbehandlung, ...186

15. Hinderliche Glaubenssätze

Fall 240 – Ein hinderlicher Glaubenssatz schwächt das Immunsystem............190

16. HNO – Erkrankungen, Hörsturz, Schwerhörigkeit, Tinnitus

Fall 241 – Ein Fall von Tinnitus............195
Fall 242 – Behandlung von rezidivierenden Hörstürzen............197
Fall 243 – Nagelpilz und Schwerhörigkeit.......211
Fall 244 – Ein Hörsturz bessert sich im Sekundenphänomen............215

17. Impffolgen

Fall 245 - Impffolge bei Pockenimpfung..........216

18. Karzinome und Karzinomprophylaxe

Fall 246 – blitzschnelle Raucherentwöhnung .218
Fall 247 – Ursachen für ein Mammakarzinom.220

19. Lymphknoten

Fall 248 – ein Lymphknoten am Hals.............225

20. Muskelspannung

Fall 249 – Die Schrift leidet unter einer
maximalen Muskelspannung, ...228

21. Negative Felder als Ursache von Krankheiten

Fall 250 – Schlaflosigkeit bei besonderer Form
einer Besetzung..233
Fall 251 – Umgang mit Fremdenergien...........235
Fall 252 – Negative Felder verursachen bleierne
Schwere, Sekundenphänomen.......................237
Fall 253 – Umgang mit einem Poltergeist.......239

22. Neurologische Erkrankungen

Fall 254 – Seit 50 Jahren ein Leben mit Multipler
Sklerose..245
Fall 255 – Zittern verschwindet nach 69 Jahren
unter Gelsemium D 1000...............................253
Fall 256 - Leichtes Körperzittern verschwindet
unter Phosphor 259
Fall 257 – Sekundenphänomen bei Schwindel,
prämenstruelles Syndrom..............................262
Fall 258 – Verziehung der Hirnhäute und
Narbenstörfeld als Ursache von
Rückenschmerzen...266

Fall 259 – Gangbild bessert sich im
Sekundenphänomen bei 29 Jahre lang
bestehender Multipler Sklerose 268
Fall 260 – Multiple Sklerose 272
Fall 261 – Zungendeviation normalisiert sich
nach Stirnstrich...280
Fall 262 – Epilepsie und Absencen durch ein
langsam wachsendes Kavernom im
Zwischenhirn...282

23. Psychische Erkrankungen

Fall 263 – Depressionen eines jungen Mädchens
....286
Fall 264 – Eine Rippenprellung löst Kitzelhusten
aus..289
Fall 265 – Ursachen für Depressionen und Sucht
aufgeklärt..292
Fall 266 – Rollentausch von Mutter und Kind..300
Fall 267 – Ängste verschwinden unter Lachesis
und Arsen..306
Fall 268 – Spritzenphobie und Computerabsturz,
Silicea und Opium...310
Fall 269 – das moderierte Abschiedsgespräch
....314
Fall 270 – Essstörung und ihre Behandlung...318
Fall 271 – Tod und Schuldenberg – der Weg zur
Verzeihung..323
Fall 272 – Lieblingsfarbe und Schrift,
Umschreibung der emotionalen Vergangenheit
....327
Fall 273 – Enttraumatisierung von persönlichen
und familiären Gemeinschaftstraumata..........331
Fall 274 – Absolute Energielosigkeit..............335
Fall 275 – Trauer und Verlust, seismische
Empfindlichkeit und Erwartungshaltungen......338

Fall 276 – Psychotherapie mit homöopathischen
Mitteln..342
Fall 277 – Auflösung von multiplen Traumata. 345

24. Rechtsdrehung

Fall 278 – Wie gehen wir mit einer Linksdrehung
um? Kaffee, Schamanismus 352

25. Rückenschmerzen

Fall 279 – Rückenschmerzen und Burn-out-
Syndrom...354
Fall 280 – Rückenschmerzen mit Taubheitsgefühl
verschwinden im Sekundenphänomen,
akustische Inhalation.....................................357
Fall 281 – Rückenschmerzen bei
Spinalkanalstenose, Sekundenphänomen......359

26. Schilddrüsenerkrankungen

Fall 282 – Ursache für die Schilddrüsen-
Unterfunktion: Stress.....................................362

27. Schwer einzuordnende Fälle

Fall 283 – Therapie der Beidhändigkeit..........365
Fall 284 - Multiple Störungen 367
Fall 285 – Schmerzhafte Schwellung des rechten
Unterarmes,..372

28. Störfelder als Krankheitsursache

Fall 286 – Chemische Imprägnation von Schuhen
als exogenes Störfeld 376

29. Traumata und Schockfolgen

Fall 287 – Erhöhter Muskeltonus bei multiplen Traumata in der Kindheit.................377
Fall 288 – Telefonberatung nach schwerem Sturz 381
Fall 289 – Eine Enttraumatisierung mit Augenbewegungen.................384
Fall 290 – Enttraumatisierung im Alphazustand 387

30. Urologische Erkrankungen

Fall 291 – Vorgehen bei Prostatakarzinom.....391
Fall 292 – Chronische Prostatitis verschwindet unter Dreierkombination.................395
Fall 293 – Der Kreatininwert sinkt unter Lespedeza capitata.................397
Fall 294 – Blaseninkontinenz, Aufdeckung verschiedener Ursachen.................398

31. Vegetative Symptomatik

Fall 295 – Kalte Beine werden im Sekundenphänomen wieder warm 400
Fall 296 – Vier Monate alte Schmerzen gehen unter Therapie rasch zurück. Verdacht auf Diverticulitis.................402
Fall 297 – Vegetativer Symptomenkomplex bei Überforderung.................404
Fall 298 – Ursachen für schwere Erschöpfung 407

32. Venenerkrankungen

Fall 299 – Entzündete Hämorrhoide...............420

33. Vitaminmangel

Fall 300 – Vitamin B 12 Spiegel steigt rasant an
unter Intrinsic Faktor D 30............................423

Widmung

Nach nunmehr drei Jahren wird ein weiterer Band mit 100 interessanten Fällen aus meiner Praxis vorgelegt. Im Schamanismus ist man nicht nur der Energie dankbar, die die Welt zusammenhält, "im Innersten zusammenhält", wie Johann Wolfgang von Goethe im Faust sagt, sondern auch den Lehrern der Menschheit und den Menschen selbst. Da wir energetisch gesehen alle miteinander zusammenhängen, nicht nur, weil wir alle von Adam und Eva abstammen – das bitte nicht wörtlich, sondern nur symbolisch zu verstehen – weil wir alle "von einem Wesen sind", gibt es eine Verantwortung von jedem für jeden.

Einerseits fühle ich mich für meine Patienten verantwortlich, andererseits sind die Patienten auch für sich selbst verantwortlich, um den Weg aus Krankheit und misslichen Umständen herauszufinden.

Am besten wäre es um die Welt bestellt, wenn jeder versuchen würde, seinen Nachbarn möglichst glücklich zu machen.

Meine Patienten haben sich mir gegenüber meistenteils außerordentlich freundlich, hoffnungsvoll, und in ihren schwierigen Lagen vertrauensvoll gezeigt, sodass ich auch diesen dritten Band mit homöopathischen Fällen aus der Praxis, die gelegentlich abenteuerlich anmuten mögen, ihnen, meinen Patienten widme.

Da ich mich aber auch mit den homöopathischen Lehrern, den Lehrern von Kinesiologie, EMDR, Neuraltherapie, und Akupunktur, denen der naturheilkundlichen Fächer und jenen Lehrern, die mir das geistige Heilen nahe gebracht haben, innerlich verbunden fühle, ist dieses Buch allen gewidmet, die mir in Vorträgen, persönlichem Gespräch oder durch ihre Veröffentlichungen zu dem verholfen haben, was ich heute zu leisten vermag.

Schließlich gibt es noch viele Freunde und Freundinnen, die mein Werk unterstützt haben, die mich ermutigt haben, neue Wege zu beschreiten und mir den Rücken frei gehalten haben.

In großer Dankbarkeit allen Patienten und allen Lehrern, allen Helfern und Unterstützern der mentalen Ausrichtung in der Therapie sei dieses Opusculum (Werkchen) gewidmet.

Heinrich Zeeden,

Lübeck, den 15. 01. 2017.

14

Vorwort von Dr. med. Klaus Greulich

Als Mediziner im 21. Jahrhundert ist man Bestandteil mehrerer Spannungsfelder: Einer immer hoch technisierten Medizin mit immer genaueren diagnostischen Möglichkeiten auf der einen Seite und immer mehr kranken Menschen auf der anderen, deren Erkrankungen oder Leiden trotz dieser modernen High - tech - Medizin oft nicht hinreichend erklärt und geheilt werden können.

Erschwerend kommt hinzu, dass wir dem in unseren Breiten etablierten System der Schulmedizin fast grenzenlose Untergebenheit zollen und oftmals dabei vergessen haben, dass dieses System aufgrund seiner kausal-rational ausgerichteten Definition der Wissenschaftlichkeit seine diagnostischen und therapeutischen Möglichkeiten selbst begrenzt.

Andere, nicht durch diesen Wissenschaftsfilter passende Heilmethoden, werden oft belächelt oder sogar als Scharlatanerie versucht abzuwerten.

Hinzu kommt ein immenser Kostendruck im gängigen Medizinsystem und immer höheres Ertragsstreben der pharmazeutischen Industrie.

Der Mensch, um den es ja eigentlich geht, ein einzigartiges Wunderwerk, bleibt dabei oft auf der Strecke, wird – wenn er erkrankt – oft zum Fall oder Kostenfaktor.

Obwohl perfekt durchdiagnostiziert, mit modernsten Medikamenten aus den Krankenhäusern entlassen kommt er dann zum Hausarzt, weiß oft nicht einmal genau was er hat.

15

Häufig sind die erhobenen Parameter und Messwerte besser, Schmerzen gelindert und Entzündungen abgeklungen, aber geht es dem Mensch in seiner Gesamtheit gut? Ist er „geheilt" oder wenigstens auf dem Weg zur Heilung? Und was ist mit den eigentlichen Ursachen, weswegen sich die betreffende Krankheit überhaupt entwickeln und ausbreiten konnte?

Als Facharzt für Allgemeinmedizin in hausärztlich tätiger Praxis erlebe ich dieses Dilemma tagtäglich.

Inmitten eines riesigen Medizinapparates bleibt der Mensch mit seinen Anliegen und Problemen oft alleine. „Da kann man nichts mehr machen, damit müssen Sie leben" – solche unsäglichen Sätze fallen leider viel zu oft und der hierdurch geprägte und oft traumatisierte Patient schenkt dieser Aussage ergebenen Glauben, und fügt sich in sein ihm prophezeites Schicksal.

Unbestritten hat die moderne Medizin viele gute Errungenschaften hervor gebracht und kann heute Krankheiten lindern oder sogar heilen, was früher undenkbar war.

Doch stimmt es leider auch, dass wir trotz umfangreicher Diagnostik, auch vielen therapeutischen Möglichkeiten, immer mehr kranke Menschen haben und vor allem die sogenannten psychischen und psychosomatischen Erkrankungen immer mehr zunehmen.

Leider kann ich auch nicht leugnen, dass wir Mediziner zumeist aufgehört haben, hintergründige Fragen zu stellen und uns oft desillusioniert vom Arbeitsalltag in das fügen, was uns als gängiges Lehrwissen vermittelt wird.

Die Frage: Was macht einen Menschen krank bzw. was läuft falsch, bevor sich eine Krankheit überhaupt als solche entwickelt, hat in der modernen Medizin eher philosophischen Charakter, als dass man sich ernstlich um Antworten bemühen würde.

Und die darüber hinaus gehenden Fragen: Was verhindert, dass ein Mensch – oft trotz umfangreicher Therapie – gesund wird? Welche Heilhindernisse gilt es zu beseitigen und ist die gewählte Therapie für diesen Mensch die richtige, sprich bestmögliche, wird mit Argwohn als Systemzweifel verurteilt.

Der Begründer der klassischen Homöopathie, Samuel Hahnemann sagte einst: „Der Patient sagt dir die Diagnose". Doch haben wir die Zeit und die Fähigkeit, dem kranken Menschen zuzuhören nicht schon verloren, weil die Abläufe und auch wirtschaftlichen Zwänge in den Kliniken und Praxen ein echtes Zuhören gar nicht mehr zulassen?

Und wie verfahren wir mit Problemen, für die die moderne Medizin noch gar kein Bewußtsein entwickelt hat (Störfelder, Strahlenbelastungen, energetische Störungen des uns alle umgebenden Energiefeldes sowie genetische und vielleicht sogar karmische Belastungen) und erst recht keine Therapieoption anbietet?

Vor diesem Hintergrund freut es mich daher sehr, dass Heinrich Zeeden als „Hahnemanns Nachfolger" – auf jeden Fall aber würdiger Hüter seines auf Heilung ausgerichteten Grundgedankens – als promovierter Mediziner, der auch das gängige Medizinsystem aus jahrelanger beruflicher Erfahrung gut kennt, der klassischen Homöopathie eine erfrischende Lebendigkeit und Weiterentwicklung geschenkt hat.

17

In seinen Erlebnissen und Kasuistiken zeigt er immer wieder, dass es sich lohnt, Dinge zu hinterfragen, Glaubenssätze zu entlarven und an scheinbar Unveränderlichem zu rütteln. Es gibt immer einen Weg, auch wenn dieser sich nicht gleich dem Auge des Betrachters offenbart oder sogar erst in einem anderen System zu finden ist.

Die in der modernen Medizin unberücksichtigte energetisch-emotionale Dissonanz, welche mit einer Krankheit verbunden ist, ist für ihn der Ansatz zur Gesundung, und nicht die Bekämpfung der Krankheit als solche.

Durch seine Arbeit und schönen Erfolge erinnert er uns Mediziner daran, was ursprünglich unsere Motivation war, diesen Beruf auszuüben, nämlich den Menschen dabei zu helfen, gesund zu werden und dies zu bleiben.

Ich wünsche Heinrichs neuerlicher Fallsammlung viele interessierte Leser und eine Bereicherung für all jene, die auf der Suche nach ganzheitlicher Heilung sind.

Dr. med. Klaus Greulich

Ludwigshafen, 01.02. 2017

Geleitwort

Mit diesem 3. Band seiner „Abenteuer Homöopathie" hat Dr. Heinrich Zeeden die Darstellung seiner Homöo-Kinesiologie weiter ausgebaut. Sein innovatives System gewinnt an innerer Sicherheit hinzu, die therapeutischen Strategien erweisen sich in einer bemerkenswerten Fülle von Fällen als hochgradig effektiv, zielsicher und reproduzierbar.

Dr. Zeeden baut auf einer jahrzehntelangen klinischen Erfahrung in der Klassischen Homöopathie auf; geschult an den Methoden von Mathias Dorcsi und Otto Eichelberger bewegte er sich souverän im Gebiet der Verschreibung homöopathischer Einzelmittel zur schnellen und sicheren Heilung der Erkrankten, ganz im Sinne von Samuel Hahnemann. Nachdem Heinrich Zeeden aber seine neuartige homöopathische Methodik aufgebaut hat, verläßt er nicht den Boden der Erfahrungen, die er mit der Klassischen Homöopathie gewonnen hat. Die zentralen Bausteine Repertorisation – Arzneimittelbild – Potenzierung werden jedoch in einem wesentlich weiteren Sinn erfasst, der eine neue Dimension der Heilkunst erschließt.

Nach einer gründlichen Schulung in der Kinesiologie nach Dr. Klinghardt begann Dr. Zeeden die kinesiologischen Verfahren in die homöopathische Arbeit zu integrieren, wobei der Muskeltest sowohl der Diagnostik als auch der Arzneimittelfindung diente, während die Klopftechnik zur Applikation der ausgewählten Mittel benutzt wurde. Diese wechselseitige Integration von Homöopathie und Kinesiologie war nun aber noch nicht die eigentliche Revolution, denn zu dieser Kombination gelangten auch andere Therapeuten. Das bipolare Spannungsfeld zwischen Homöopathie und Kinesiologie enwickelte sich bei Heinrich Zeeden zu einem Generator für gänzlich neue Ideen und Impulse!

Der große Durchbruch gelang Dr. Zeeden, als er erkannte, dass die homöopathische Potenzierung nicht unbedingt von einer materiellen Substanz ausgehen muss, sondern dass auch immaterielle Energien und Prozesse homöopathisch potenziert werden können. Die Gründer der Homöopathie hatten ja schon begonnen, die sogenannten Imponderabilia wie Magnetismus, Sonnen- oder Mondlicht zu potenzieren. Spätestens seit Masaru Emoto wissen wir, dass Gedanken, Gefühle, Gebete und Rituale einen reproduzierbaren Abdruck in einem aufnahmebereiten Medium (wie Wasser) hinterlassen. Auf der Basis eines radionischen Verfahrens ist es Heinrich Zeeden gelungen, therapeutische Prozesse wie die Familienaufstellung, die Enttraumatisierung EMDR, energetische Strukturen wie die Meridiane und Chakras oder kosmische Entitäten wie Planeten und Sternbilder in homöopathischen Potenzierungen darzureichen.

Ebenso konnte Heinrich Zeeden durch die kinesiologischen Testverfahren die homöopathischen Arzneimittelbilder wesentlich erweitern, so dass bisher nicht bekannte und nicht einmal vorstellbare Indikationen für die Heilmittel festgestellt und verifiziert werden konnten. Dabei hat sich erwiesen, dass verschiedene Potenzierungen unter Umständen sehr unterschiedliche Indikationen abdecken können. An dieser Stelle ist ein dialektischer Umschlag von der Quantität in die Qualität erfolgt. Die Potenzstufe lässt sich damit nicht nur individuell austesten, sondern auch einem entsprechend differenzierten

Anwendungsbereich zuordnen.

Dank der radionischen Herstellungsmethode können jetzt auch extrem hohe Potenzierungen hergestellt werden, die von der D 100 Millionen bis zur „D unendlich" reichen.

In der Praxis stellt sich oftmals heraus, dass ein gut gewähltes homöopathisches Simile (das Arzneimittel, das die Totalität der individuellen Beschwerden des Patienten abdeckt) wider Erwarten wirkungslos bleibt; verabreicht man jedoch dasselbe Mittel in den Zeeden'schen Hochpotenzen, tritt der gewünschte Heileffekt tatsächlich ein. Die Homöopathie gewinnt dadurch erheblich an methodischer Sicherheit und Voraussagbarkeit.

Der entscheidende Quantensprung in der Zeeden'schen Homöopathie gelang mit der Einführung des Stirnstrichs anstelle der kinesiologischen Klopftechnik.

Mit dem Stirnstrich wird das homöopathische Mittel vom Mittelpunkt zwischen den Augenbrauen bis zum Zentrum des Haaransatzes manuell eingestrichen, wobei gleichzeitig der Name des Mittels samt Potenzierung ausgesprochen wird. Es erfolgt also simultan eine manuelle, optische und akustische Applikation des homöopathischen Mittels. Da die Sprache eine besonders dichte Synthese von Information und Energie darstellt, ist die verbale Repräsentation des Heilmittels eigentlich sogar die ursprünglichere Daseinsform des Heilmittels. Sprache ist lebendiger Prozess und steht damit über der geronnenen Substanz.

Die diversen Strichtechniken sind aus dem

manuell-energetischen Heilen seit Jahrtausenden bekannt (Heilmagnetismus nach Mesmer, Reiki usw.). Der Zeeden'sche Stirnstrich erfolgt auf der Mittellinie des Körpers, wo die chinesische Medizin das Lenkergefäß ansiedelt. Verglichen mit dem Ayurveda beginnt der Stirnstrich am 3. Auge und bewegt sich in Richtung des Kronenchakras. Dieselbe Mittellinie ist in vielen spirituellen Kulturen als zentraler Energiekanal bekannt, in der Metamorphischen Methode enthält sie das Lebens- und Schicksalsmuster eines Menschen.

Die Applikation eines homöopathischen Mittels durch den Stirnstrich löst in den meisten Fällen eine heilsame Sofortreaktion aus, das Sekundenphänomen nach Zeeden. Die Wirkung des Heilmittels wird dabei sowohl für den Patienten als auch für den Therapeuten unmittelbar erlebbar. Dieses Erleben kann rein körperlich sein, indem die krankhaften und belastenden Symptome in kurzer Zeit verschwinden und positive Körperempfindungen an ihre Stelle treten. Häufig tritt aber noch ein energetisches und spirituelles Erlebnis hinzu, indem innere Bilder oder übersinnliche Erfahrungen ausgelöst werden, die den Heilungsprozeß begleiten. Auf diese Weise kann die dynamische Stirnstrich-Homöopathie auch hochgradig belastende psychische Erkrankungen und mehrfache Traumatisierungen auflösen helfen. Darüber hinaus hat Heinrich Zeeden mit seinem Stirnstrich eine neue Welt des modernen Schamanismus eröffnet, eine neuartige geistige Heilweise, die auch im rein energetisch-spirituellen Bereich zu Heilungen führen kann, indem sie Blockaden und Besetzungen sowie Erfahrungen aus früheren Leben transformieren hilft. An dieser Stelle erfolgt mit klarer Konsequenz auch die Grenzüberschreitung in einen erweiterten Bewusstseinszustand durch die ALPHA-Techniken, so dass durch unmittelbare Visualisierung und Erfahrung die Themen und Ursachen der Probleme aufgesucht werden können.

Sobald ich die revolutionäre Homöo-Kinesiologie von Dr. Heinrich Zeeden kennengelernt hatte, habe ich meine homöopathische Praxis weitgehend auf seine Methoden umgestellt – mit den tiefgreifendsten und berührendsten Wirkungen, die ich bisher erleben durfte! Ich möchte sagen, dass die ursprünglich spirituelle Urkraft der homöopathischen Arzneimittel in der Zeeden'schen Anwendung zu ihrer vollen Entfaltung kommen kann.

In der Globuli-Form scheint mir dieser Heilimpuls nur in eingeschränkter Weise vorzuliegen, diese Einschränkung sehen wir in übermäßigen Erstverschlimmerungen oder ausbleibenden Heilreaktionen, vor allem aber auch darin, dass die allermeisten Arzneimittelbilder ausschließlich die negativen Eigenschaften eines Heilmittels beschreiben, die Schattenseiten einer Substanz sozusagen. Aus diesen Einschränkungen hat Heinrich Zeeden die homöopathischen Mittel regelrecht befreit und ihr spirituelles Potential entbunden.

Nachdem Mathias Dorcsi in seiner humanistischen Homöopathie den Menschen – und nicht die Symptome – in den Mittelpunkt der Therapie gestellt hat und das Gespräch zwischen Therapeut und Patient selbst schon zum Heilungsprozess geworden ist, vollendet der Stirnstrich die therapeutische Begegnung von Mensch zu Mensch. Die Technik (des Muskeltests) und die Substanz (des Arzneimittels) treten zurück, um einer neuen Form des heilenden Handauflegens Raum zu geben. Durch Heinrich Zeeden ist die Homöopathie das geworden, was in ihren Ursprungsprinzipien veranlagt war: die sanfteste, gründlichste und schnellste Methode zur Heilung des leidenden Menschen.

Dr. phil. Thomas Neß
Heilpraktiker & Philosoph

Dresden, den 07. Juli 2017

Einleitung

Wer sich für ganzheitliche Heilung interessiert, kommt an der Homöopathie und an der Kinesiologie kaum vorbei.

Mit Hilfe dieser beiden therapeutischen Ausrichtungen kann man die übrigen naturheilkundlichen Verfahren gewissermaßen unter ein Dach bringen, indem man von jedem Fach die Frage stellt, wie kommt es zum Einbruch einer Energie, die dann zur Krankheit führt.

In der Akupunktur wird das Ungleichgewicht der Meridiane genannt, in der Neuraltherapie die Narbenstörfelder, in der Psychotherapie die erlittenen Kränkungen und Traumata, in der Kinesiologie die fehlende Balance, und in der Homöopathie die fehlende Lebenskraft.

Im Schamanismus ist es die fehlende Kraft der Ahnen, die nicht bis zu uns herüberkommt, bei den Geistheilern werden defekte Chakren erkannt, die den Körper nicht mehr mit genügend Energie versorgen, und in der orthomolekularen Therapie werden fehlende Vitamine und Spurenelemente entsprechend ergänzt. In der Osteopathie nimmt man Hirnhautverziehungen an, die durch frühere Traumata ausgelöst worden sein mögen, die später, nach Jahren oder Jahrzehnten, zu Gelenkschmerzen aller Art führen.

Testet man nun genau alle diese Gegebenheiten mit ihren unterschiedlichen zugrunde liegenden Philosophien aus, kommt man zu erstaunlichen Ergebnissen. So ist es also möglich, Defekte in der Aura kinesiologisch aufzudecken, oder die Umkehr eines Spins zu erkennen. Veränderungen der

25

Oberflächenspannung an Gefäßen und Organen treten plötzlich zu Tage, Impffolgen und negative Felder können erkannt werden, und unsichtbare Strahlen, die eine Beschwerde oder eine Krankheit zur Folge haben, lassen sich aufdecken und werden am ‚kinesiologischen Arm' sichtbar. Mit der Systematik der Homöo - Kinesiologie lässt sich also ein ganzer Katalog von möglichen Ursachen aus den bekannten naturheilkundlichen Fächern bestimmen.

Alle Schwachpunkte werden möglichst mit homöopathischen Mitteln ausbalanciert, wobei ich nicht nur die klassische Homöopathie bemühe, sondern häufig mit Hochpotenzen arbeite, sowie mit Potenzen auf der Grundlage z. B. von Edelsteinen, Himmelskörpern, Organen, Chakren, Meridianen oder bewährten allopathischen Medikamenten. Reichen diese Mittel nicht aus, kommen noch psychotherapeutische Techniken wie EMDR (Enttraumatisierung nach Shapiro), Umschreibung der emotionalen Biografie (nach Clemens Kuby) u. v. m. in Frage.

Die Heilweise der Huna (Hawaii) und die Heilweise der Aborigines (Australien) werden in potenzierter Form eingesetzt, wenn die konventionellen homöopathischen Mittel aus der klassischen Homöopathie nicht ausreichen.

Mit diesen Möglichkeiten der Diagnose und Therapie ausgerüstet, gehe ich also sowohl an einfache wie schwierige Fälle heran, um sie auf der energetischen Ebene zu lösen.

Hierzu dient mir in der Praxis zunächst der Stirnstrich, eine energetische, schamanische Form der Energieübertragung, die später mit der Gabe von homöopathischen Globuli fortgesetzt wird, um den Ersteffekt so lange zu prolongieren, bis der Körper "seine Lektion gelernt" hat, wieder auf "eigenen Beinen steht" und die Gesundheit auch ohne homöopathische Energiezufuhr aufrecht erhalten kann. Das Verfahren ist beschrieben in meinem Buch „Systematik der Homöo-Kinesiologie".

Da in diesem Buch auch wieder neue und bisher noch nicht bekannte Wege beschritten werden (siehe Fall "Marcumar D 30" zum Beispiel) ist der Titel Abenteuer in der Homöopathie aus meiner Sicht berechtigt, im Sinne von verantwortungsvollem Beschreiten neuer Wege.

Heinrich Zeeden,
Lübeck, den 17. April 2017

1. Allergien, Überempfindlichkeiten und Unverträglichkeiten

Fall 201 – Allergisches Asthma nach 25 Jahren verschwunden

Am 17. 02. 2014 erscheint eine gute Bekannte, die etwa 50 Jahre alte Christa, die ich vor einigen Jahren in Indien bei einer Ayurvedakur kennen gelernt hatte.

Unter anderem klagte sie, dass sie unter Allergien leide. Die Nase läuft, die Augen jucken, und es gibt einen Druck auf der Brust als Vorstufe von Asthma bronchiale. Sie niese auch oft. Bisher habe sie im Frühjahr und Sommer immer einen antiasthmatischen Spray benötigt.

Für die **Allergie** finden wir die Standardmittel

Antikörperbildung D 30,
Thymus D 30,
Herzchakra D 30,
Cardiospermum D 30,
Mucosa D 30 und zusätzlich
Nux vomica D 30 (Niesen).

Am 21. Mai 2014 kommt eine interessante Nachricht von ihr, in der sie schreibt:

„In diesem Frühjahr habe ich zum ersten Mal seit 25 Jahren von meiner Pollenallergie fast nichts gemerkt. Das war zwar in den Jahren davor auch ab und zu der Fall, aber dazu musste ich meine Umgebung verlassen (z.B. nach Indien oder an die Nordsee fahren). Was ich gemerkt habe, war ein erträglicher Schnupfen und ab und zu haben meine Augen gejuckt. Allerdings war das insgesamt nicht sehr schlimm.

Was ich nicht gemerkt habe - und das grenzt für mich schon fast an ein Wunder - war mein allergisches Asthma. Ich habe in der ganzen Zeit 2 Sprühstöße meines Asthmasprays gebraucht. Normalerweise brauche ich mehrere Wochen 2 x 2 Sprühstöße täglich. In Anbetracht der Tatsache, dass dieses Jahr im Frühling das Wetter sehr "pollenfreundlich" war, ist das schon sehr bemerkenswert.

Lieber Heinrich, ich möchte mich auf diesem Weg ganz herzlich für Deine Therapie und Deine Zuwendung bedanken. Vielen herzlichen Dank!"

Über den Erfolg, aber auch über die Aufmerksamkeit, mir nach drei Monaten mitzuteilen, wie die Therapieergebnisse ausgefallen sind, habe ich mich sehr gefreut.

Anscheinend erweist sich der „Allergie-Standard" als tauglich und in der Lage, sowohl Symptome der Allergie als auch Symptome eines allergischen Asthma bronchiale aufzulösen.

Wie steht es aber mit der Langzeitwirkung? Zu diesem Thema schreibt Christa fast genau nach einem Jahr am 04. Mai 2015 Folgendes:

„Was die Allergie betrifft, so waren die Symptome dieses Jahr so ähnlich wie im letzten Jahr. Mein allergischer Husten hat mich eine Nacht so richtig geplagt und weil ich aufgrund der ansonsten sehr positiven Erfahrungen keinen Spray hatte, hatte ich eine "Höllennacht" (im Sitzen geschlafen bzw. eher nicht geschlafen). Das war allerdings nur eine Nacht und dann in zwei weiteren Nächten habe ich vorsichtshalber den Spray genommen, weil ich diesen Alptraum nicht noch einmal wiederholen wollte, aber ich glaube ich hätte es gar nicht gebraucht. Also Fazit Allergie: sehr zufriedenstellend."

Beurteilung des Falles:

Die Therapie vom Februar 2014 hat anscheinend eine gute Langzeitwirkung erbracht, denn im Mai 2014 und 2015 gab es bis auf ein einziges Ereignis keinerlei Beschwerden von Seiten des Asthma bronchiale. Die konventionelle Dosis mit Antihistamin Spray konnte somit über immerhin zwei Jahre (2014, 2015) weggelassen werden.

Die Dosierung der Globuli wurde so gehandhabt: Seit Januar 2015 nahm sie die Globuli nur 1 x pro Woche, in der „Akutphase" dann wieder 1 x täglich (5 bis 10 Globuli von allen Sorten).

Fall 202 – Medikamentenunverträglichkeit

Eine Domäne der Homöo - Kinesiologie ist das Austesten von Medikamenten. Dies bezieht sich auf homöopathische wie auf konventionelle Medikamente, aber auch auf die verschiedenen Therapiesysteme. Nicht selten erscheint ein Patient mit der Liste seiner Tabletten und meint, „Irgendetwas vertrage ich nicht, aber was wohl genau? Können wir das testen?"

In solchen Fällen werden immer zwei Parameter getestet: Die Wirksamkeit und die Verträglichkeit des Mittels. Falls ein Mittel nicht wirkt, sowohl von der Kinesiologie her als auch von der Symptomatik her, rate ich es abzusetzen. Je nach Symptomatik muss dann ein anderes Mittel gefunden werden, das sich als wirksam erweist.

Wird ein Mittel schlecht vertragen, verursacht es Übelkeit oder sogar Erbrechen, gibt es drei Möglichkeiten:

Entweder ich versuche das Mittel mit Hilfe von Nux vomica D 30 verträglicher zu machen, oder ich kann es, in Abhängigkeit von der Indikation für die Arznei, durch ein homöopathisches Mittel ersetzen oder es ganz absetzen.

In der Kinzigtalklinik in Bad Soden-Salmünster gab es immer wieder Beispiele für Unverträglichkeiten, die kinesiologisch aufgedeckt werden konnten. Auch ließ sich meistens eine Alternative finden, mit guter Wirksamkeit und guter Verträglichkeit.

Ein 76 Jahre alter Patient entwickelte am ersten Tag nach Aufnahme in unsere Kinzigtalklinik einen Schwindel, den er selbst von früher nie kannte. Seine eigene Vermutung war: Nebenwirkung eines Präparates, das bei uns umgesetzt worden war. Wir hatten das Schilddrüsenpräparat Eferox 125 auf Euthyrox 125 umgesetzt. Bei der Verträglichkeitsprüfung stellte sich heraus, dass er Eferox vertrug, Euthyrox aber nicht. Wir setzten daraufhin Euthyrox 125 ab und gaben ihm wieder Eferox 125. Danach trat der Schwindel nie wieder auf.

Durch den kinesiologischen Test und die einfach zu behebende Ursache des Schwindels konnte auf die ganze Schwindeldiagnostik verzichtet werden, der Patient konnte sich seinen Anwendungen widmen, statt sich Untersuchungen zu unterziehen, die in seinem Fall kein organisches Leiden zu Tage gefördert hätte.

Fall 203 – Heuschnupfen, motorische Nervosität, akustische Inhalation

Anamnese vom 12. 01. 2015

Der 11 Jahre alte Florian kommt am 12. 01. 2015 mit seiner Mutter Dorit zur Behandlung. Sie kommen bei Wind und Sturm, es ist regnerisch und feucht draußen.

Florian sitzt in der Praxis in einer frierenden Position: die Hände sind von den Ärmeln bedeckt, er sitzt etwas zusammen gekrümmt. Die Hände sind dabei aber nicht kalt oder eiskalt, sondern haben einen normalen Wärmegrad.

Bevor wir zu anderen Problemfeldern kommen, möchte ich das Kältegefühl beheben, da es sich bei ihm sehr ungemütlich anfühlt.

Er beschreibt auch, dass er gerne Obst essen würde, aber er hat nicht genügend Energie, um sich eine Orange zu schälen.

Am 14. Juni 2014 hatte ich ihm Globuli zur Behandlung seines **Heuschnupfens** das Allergie Programm,

Allergie Komplex Z

geschickt, und nun berichtete er, dass schon nach drei Tagen alles vorbei gewesen sei: Die verschwollenen Augen waren wieder frei, die verstopfte Nase war wieder durchgängig, und das Gefühl der Benommenheit, das ihn ebenfalls behindert hatte, war rasch vorüber. Seither gab es auch kein Rezidiv mehr. Inzwischen nimmt er hierfür gar keine Globuli mehr.

Als Prophylaxe rate ich ihm, weiterhin 14-tägig jeweils eine Dosis einzunehmen.

Frösteligkeit

Im kinesiologischen Test kommt Frösteligkeit mit sehr schwachem Arm. Stark gegen Silicea D 1000 und Orion sc D 30.

Noch bevor ich den Stirnstrich appliziere sagt er, das Frieren ist schon völlig verschwunden! Er hatte also bereits eine akustische Inhalation erhalten!

Erste Therapie für die **Frösteligkeit**:

Silicea D 1000,
Orion sc D 30.

Nach den beiden ersten Stirnstrichen ist ihm noch zusätzlich deutlich wärmer geworden, er bekommt Farbe im Gesicht, zum Schluss ist das Gesicht tatsächlich richtig gerötet.

Beidhändigkeit

Er berichtet, dass er Linkshänder sei. Er schreibt links, schießt beim Fußball mit links, schlägt aber rechts.

Seine Mutter ist ebenfalls Linkshänderin, schreibt links und wirft auch mit links.
Beim "Beidhändigkeitstest" mit Körperhaltungen haben beide die gleichen Bewegungen:
beide klatschen mit der linken Hand, beide haben bei den gefalteten Händen den linken Daumen oben, und beide verschränken die Arme wie Rechtshänder.

Für die **nicht ausgeglichene Seitendominanz** kommen von den drei getesteten Mitteln

Smaragd D 1000,
Corpus callosum D 30 und
Merkur Pl D 30, Letzteres am stärksten.

Zweite Therapie für die **Beidhändigkeit**:

Merkur Pl D 30, zwei Stirnstriche.

Rechtschreibung

Florian hat Schwierigkeiten, alles richtig zu schreiben. Lesen und Rechnen kann er hingegen gut. Hierfür teste ich Crotalus horridus, Potenzakkord.

Dritte Therapie für die **Rechtschreibung**:

Crotalus horridus D 6, D 12, D 30, zwei Stirnstriche.

Motorische Nervosität

Während ich vor ihm stehe und seine beiden Hände in meinen Händen halte, kann ich spüren, dass es immer wieder kleine Zuckungen gibt, die er selbst nur als allgemeines Kribbeln spürt. Versucht er, das Zucken zu unterdrücken, kommt es zu einer Summation und der ganze Körper zuckt und bewegt sich.

Für diese motorische Nervosität, die ich auf der Skala bei 2 bestimme, finde ich fünf Mittel. Schon nach dem Test und noch vor dem Stirnstrich teste ich die Zuckungen erneut und stelle fest, dass sie deutlich weniger geworden sind, etwa noch 25 % von dem, was vorher zu spüren war. Auf der Skala ungefähr zwischen 0 und 1.

Vierte Therapie für die **motorische Nervosität**:

Chamomilla D 1000,
Agaricus D 30,
Musculus D 30,
Zincum metallicum D 12,
Magnesium carb. D 30.

Nach zwei Stirnstrichen dieser fünf Mittel taste ich erneut nach seinen Zuckungen in der Hand. In einer ganzen Minute noch drei winzige Zuckungen, die nur bei starker Konzentration überhaupt noch zu spüren sind. Skala = 0,1.

Fünfte Therapie für die **Konzentration**:

Für eine ungenügende Konzentration finde ich die Mittel

Cerebrum D 30 und
Scheitelchakra D 30, die ihm mitgegeben werden.

Nach der Therapie ist sein Gesicht gerötet, er ist müde, es ist ihm weiterhin warm, und die Zuckungen scheinen auch deutlich geringer geworden zu sein.

Zusammenfassung

Einmal war ich erfreut über den Bericht, dass sein Heuschnupfen sich so rasch verflüchtigt hat, nachdem er im Juni 2014 die von mir empfohlenen Globuli eingenommen hatte (Allergie Programm, 8 Mittel).
Überraschend kam es gleich bei der ersten Therapie zu einer akustischen Inhalation, es wurde ihm warm, noch bevor ich ihm den Stirnstrich gegeben hatte.
Die rasche Reaktion der nervösen Muskelzuckungen auf zwei Stirnstriche war ebenfalls erfreulich.

Fall 204 – Erkältungsneigung und verstopfte Nase seit Geburt

Die Mutter einer erfolgreich therapierten Patientin brachte mir im Februar 2015 ihr zweites Kind mit in die Praxis, Uwe, einen 14 Jahre alten, etwas schweigsamen und nachdenklichen, aber sonst ruhigen und adäquat reagierenden jungen Mann, dessen Frisur an den Scheitel von John F. Kennedy erinnerte. Tatsächlich hatte er amerikanische Vorfahren.

Für seine 14 Jahre war er groß und kräftig, ich schätzte ihn auf 1,75 m. Er verhielt sich neutral, nicht gerade zugewandt, aber auch nicht abweisend. Eine abwartende Haltung, die unserer Situation durchaus angemessen war, da wir uns ja das erste Mal begegneten.

Nachdem er gesagt hatte, dass er gerne selbst alles erzählen würde, übernahm die anwesende Mutter das Wort und berichtete von seiner Geschichte.

Anamnese

Uwe habe seit Geburt immer wieder Infekte, immer seien die Mandeln angeschwollen, nur der Geduld der homöopathischen HNO Ärztin aus Gedern sei es zu verdanken, dass er noch nicht operiert worden sei. Immer sei seine Nase verstopft, schon seit Geburt, und auch in diesem Moment sei die Nase zu „80 % zu", also auf der Skala bei Skala = 8.

Schon als Kind hatte er eine chronische Bronchitis, hatte alle vier Jahre schwerste Asthma Anfälle, an denen er fast erstickt wäre, und auch

Lungenentzündungen hatte er durchgemacht. Zusätzlich sei jetzt auch noch eine Nahrungsmittelunverträglichkeit für Weizen, Zucker und Eiweiß festgestellt worden. Diese können kinesiologisch bestätigt werden. Er habe schon zahlreiche alternative Therapien hinter sich gebracht, Homöopathie, Bio Resonanztherapie, wegen Angina habe er auch schon Eigenbluttherapie erhalten. Wegen Bronchitis und Nebenhodeninfektion sei er klinisch behandelt worden.

Die Arbeitsfelder

Die Mutter wünscht einen Test für folgende Krankheitsbereiche, die ihr Sorgen machen und bisher zu zahlreichen Arztbesuchen geführt haben. Am wichtigsten seien ihr

die Infektanfälligkeit,
die Schwachstellen Nasennebenhöhlen,
die verstopfte Nase,
multiple Allergien, und die
Nahrungsmittelallergien.

Zusätzlich sollte ich Uwe auf Traumata prüfen, da sie Hinweise auf Traumata erkennen könnte.

Wegen einer bekannten Schilddrüsenunterfunktion nehme er tgl. 100 µg L-Thyroxin ein. Ob man das homöopathisch unterstützen könnte? Und schließlich sei er durch die väterlichen Vorfahren deutlich mit dem Herzen belastet, er habe Extrasystolen und die Ärzte hätten gemeint, er sei im weitesten Sinne gefährdet.

Sein Vater, Großvater und Urgroßvater väterlicherseits hätten alle Herzinfarkte erlitten. Bei dieser Konstellation könnte ihn das auch leicht treffen. Hier

37

bat sie mich um einen Vorschlag für eine Prophylaxe.

Kinesiologischer Test

Mittel für verstopfte Nase bei **Infektanfälligkeit**:

FSME Nosode D 30,
Thuja D 200,
Virus Nosode D 30,
Imipenem D 30,
Thymus D 30,
Herzchakra D 30,
Alle Meridiane D 30,
Merkur Pl D 30,
Tuberculinum KOCH alt D 200.

Mittel für **Muskelzittern**:

Gelsemium D 1000.

Mittel für **Nahrungsmittelunverträglichkeiten** (Weizen, weißer Zucker):

Polio Nosode D 30,
Bakterien Nosode D 30,
Mucosa D 30,
Colon suis D 30.

Mittel für Prophylaxe gegen **Herzkrankheiten**:

Kardio Komplex Z.

Mittel gegen **Schilddrüsenunterfunktion**:

Helleborus D 30,
Schilddrüse D 30,
Halschakra D 30.

Mittel für Auflösung von alten **Traumata**:

Trauma Komplex Z.

Tatsächlich fanden sich einige interessante Momente in diesem großen Mosaik von genetischer Belastung, Infektanfälligkeit seit Geburt, Zuckerunverträglichkeit und Herzbelastung ohne aktuelle Symptomatik.

Wie ich in einem früheren Fall schon erkennen konnte, gab es auch hier zwischen der Verträglichkeit von weißem Zucker und der Polio Nosode einen Zusammenhang, den wir therapeutisch nutzen konnten.

Demonstration

Ich gab Uwe also ein Päckchen weißen Zucker in die Hand, beim Test war der Arm sofort schwach.

Sagte ich gleichzeitig hierzu „Polio Nosode D 30", war der Arm sofort stark.

Das gleiche wiederholten wir auch ohne das Päckchen Zucker, indem ich einfach „Weißer Zucker" sagte, was den Arm schon schwächte, und wenn ich diesen Zucker „gegen Polio Nosode D 30" testete, wurde der Arm wieder stark. Ein Zeichen dafür, dass Antonie PEPPLER mit ihrer Beobachtung Recht hat, dass die Polio Nosode D 30 den weißen Zucker verträglich – eventuell sogar unschädlich – machen kann.

Ist Polio Nosode D 30 evtl. rechtsdrehend, wie Rechtsdrehung D 1000?

Beim Schilddrüsentest der in Therapie befindlichen Schilddrüsenunterfunktion bekomme ich bei dem

Stichwort „Schilddrüse testet" einen starken Arm. Im Test kommt das eingenommene L-Thyroxin als wirksam und verträglich.

Möchte ich verifizieren, dass es sich hier tatsächlich um eine Schilddrüsenunterfunktion handelt, die therapiert wird, teste ich

„Schilddrüse (SD) testet ohne Therapie" – hierbei bekomme ich sofort einen schwachen Arm.

Jetzt kann ich testen: SD testet ohne L-Thyroxin aber mit Helleborus D 30.

Bekomme ich jetzt wieder einen starken Arm, ist das ein Hinweis dafür, dass es sich erstens um eine SD-Unterfunktion (und nicht um eine SD-Überfunktion) handelt, und zweitens dafür, dass Helleborus D 30 dieser Unterfunktion entgegenwirkt und therapeutisch wirksam ist.

Zusätzlich testete ich noch die Wirksamkeit von Schilddrüse D 30 und Halschakra D 30.

Man kann jetzt im ‚Richtig-Falsch System' testen, wie weit die homöopathische Therapie die konventionelle Therapie ersetzen kann.

Hierzu geht man zu folgenden Aussagesätzen über:

Die SD testet bei Therapie mit 100 µg L-Thyroxin und einer Dreifachkombination von homöopathischen Mitteln – Arm stark. Dann testet man 75, 50, 25 und 0 µg L-Thyroxin mit den homöopathischen Mitteln. Hier erhielt ich die Antwort, dass wir in 3 Monatsschritten in neun Monaten von 100 auf 25 µg L-Thyroxin zurück gehen können, wenn wir die homöopathische Therapie parallel laufen lassen.

Grundsätzliche Erwägungen zur allopathischen und homöopathischen Therapie

Test hin oder her, eine verantwortungsvolle Therapie orientiert sich nicht nur am kinesiologischen Test, sondern auch an der Entwicklung der Laborwerte. Aus diesem Grund empfahl ich der Mutter, die SD-Werte alle drei Monate testen zu lassen und je nach der Entwicklung der Werte eine weitere Reduktion von L-Thyroxin durchzuführen oder das L-Thyroxin zu belassen.

Falls die homöopathische Therapie ausreichend anschlägt, kann man also schrittweise das L-Thyroxin reduzieren, falls die homöopathische Therapie nicht ausreicht, belässt man das L-Thyroxin so, wie es bisher auch gehandhabt wurde. Beim Schilddrüsenhormon gibt es wenig Risiko; es stellt so gut wie keine Gefährdung dar und kann ohne die geringsten Bedenken über Jahrzehnte gegeben werden.

Hier wäre das Umsteigen auf die homöopathische Arznei also eher ein kosmetischer Effekt nach dem Prinzip, so viel Allopathie wie nötig, so wenig wie möglich, ohne dass ein Risiko im Hintergrund zu erkennen wäre.

Prophylaxe

Bei der Frage nach einer Prophylaxe für einen Herzinfarkt, der sich vielleicht in fünfzig Jahren abzeichnen mag, kann man testen, „Es besteht ein Risiko für das Herz in fünfzig Jahren". Da es hier zu einem „Ja" kam, testete ich die gleiche Frage, wenn gleichzeitig Kardio Komplex Z gegeben wird. Hier kam anschließend ein „Nein", sodass es einen Hinweis gab, dass das Gesamtrisiko anscheinend durch ein homöopathisches Komplexmittel reduziert werden kann.

Für solche langen Zeiträume und bei einem Risiko, das auf Statistik, Genetik, der Lebensweise und unübersehbaren Risikofaktoren aus Ernährung, Arbeitsplatz und sozialem Umfeld, Umwelttoxizität, Strahlenbelastung, vielen anderen unwägbaren Momenten und mentalen Gegebenheiten besteht, lässt sich ohne Studiendesign keine Aussage machen, ob hier eine Prophylaxe nachweislich wirksam ist oder nicht.

Therapie

Nachdem wir also alle möglichen Überlegungen angestellt hatten, alle Tests nach und nach durchgeführt hatten, gab ich Uwe alle Mittel als Stirnstrich.

Er konnte sich danach sehr tief entspannen, und nachdem er wieder „aufgewacht" war, konnte ich seine Mutter so weit bremsen, dass ich einmal endlich selbst mit ihm sprechen konnte, was bisher kaum möglich war.

Er berichtete mit großem Erstaunen, aber auch mit Freude, dass seine Nase nun fast frei sei. Wenige Minuten später bat ich ihn, den Nasenstrom noch einmal auf der Skala fest zu legen. Er meinte: „fast ganz frei, Skala höchstens noch bei Skala = 1". Er war freudig entzückt, und ich dachte, jetzt kommen wir der Sache näher.

Betrachtungen über die Nasennebenhöhlen

Obwohl er ein guter Schüler ist, kommentierte die Mutter, dass noch „viel mehr in ihm stecke" – die Hoffnung aller Mütter, einerseits, andererseits war er durch die verstopften Nasennebenhöhlen natürlich auch im Denken gebremst, denn diese Lufthöhlen im Schädel verleihen unseren Gedanken die notwendige Leichtigkeit, um Visionen zu haben, aber auch um flott denken und assoziieren zu können.

Insofern empfand ich diese „freie Luft in der Nase" als einen wichtigen Baustein nicht nur für „weniger Erkältungsneigung", sondern auch für „besseres, leichteres Denkvermögen" und insofern kann er jetzt leichter aus sich rausholen, was alles in ihm stecken mag.

Auch die Mutter war über diese Erklärung sehr glücklich.

Ausblick

Bei diesem interessanten Fall von einem Jugendlichen, der das ganze Leben noch vor sich hat, der aber schon jetzt durch Schwächung der Gesundheit eine Minderung der Lebensqualität spürt, kam es zu zahlreichen interessanten Aspekten.
Die Therapie, das Sekundenphänomen nach Zeeden, die Überlegungen zur Prophylaxe, die Demonstration von Verträglichkeit von weißem Zucker und die Möglichkeit, eine allopathische Therapie teilweise durch homöopathische Therapie ersetzen zu können bildeten eine interessante Mixtur dieser ausführlichen und erkenntnisreichen Sitzung.
Ein ganzer Blumenstrauß von verschiedenen therapeutischen Möglichkeiten!

Fall 205 – Bessere Verträglichkeit der Chemotherapie durch Homöopathie bei M. Hodgkin

Am 25. Juni 2014 war ich in Westfalen in einer Heilpraxis zu Gast. Damals gab es einen sehr sympathischen Nachbarn, einen Bauern, der seine Felder teilweise noch mit seinen Pferden pflügte. Dieser Bauer, Xaver, hatte nun ein Lymphom bekommen und fragte in der Heilpraxis nach einer homöopathischen Zusatztherapie. Es wurden vier Chemotherapietermine anberaumt, anschließend eine Bestrahlung.

Die Infektionsprophylaxe

Unsere Hauptsorge war diese: Wie konnten wir Xaver bei verminderter immunologischer Kompetenz (unter Immunsuppression) so stärken, dass er sich nicht bei seinen Tieren im Stall eine Infektion holen würde?

Wir gaben als **Infektionsprophylaxe** diese Mittel:

Imipenem D 30, das wirkt gegen Bakterien, Viren und Pilze.
Thymus D 30, stabilisiert die immunologische Kompetenz.
Herzchakra D 30, versorgt den Thymus mit Energie.
Echinacea D 30, der Sonnenhut, stärkt das Immunsystem.
Virus Nosode D 30, stärkt das Immunsystem und schützt gegen Virusinfektionen.

Die Tumorbehandlung

Die Tumorbehandlung gestalteten wir so. Für den

Morbus Hodgkin gaben wir die Mittel Lymphknoten D 30, denn das befallende Organ, an dem sich die Pathologie abspielt, ist der Lymphknoten, RNS D 30, denn jede pathologische Zellteilung beginnt mit einer Unordnung der Ribonukleinsäure (RNS). Granat D 100 Mio. bringt die RNS wieder in Ordnung. Alle Meridiane D 30, so werden alle Meridiane wieder ins Gleichgewicht gebracht. Chemotherapie D 30, sowohl um den Charakter der Chemotherapie nachzuahmen, als auch um die Nebenwirkungen wie Schwindel, Übelkeit, Appetitlosigkeit und Haarausfall zu vermindern.

Die **Tumorbehandlung** bestand also aus diesen Mitteln:

Lymphknoten D 30,
RNS D 30,
Granat D 100 Mio.,
Alle Meridiane D 30 und
Chemotherapie D 30.

Wirkung der Mittel auf die Verträglichkeit der Chemotherapie

Unter den oben genannten Mitteln wurde die Chemotherapie gut vertragen, die Haare fielen ihm nicht aus, sie hörten lediglich auf zu wachsen, er fühlte sich insgesamt gut, aber die Chemotherapie war anstrengend und er war deutlich erschöpfter als vor der Therapie. Xaver fragte sogar, ob man die Chemotherapie nicht etwas beschleunigen könnte, damit er diese dann endlich bald hinter sich hätte.

Sehr erstaunlich. Diese Fragestellung war mir bisher noch nie untergekommen.

Die zweite Konsultation

Am 27. 02. 2015 trafen wir uns erneut, um die Therapie für eine Prophylaxe auszutesten.

Bei der Testung „Ursachen für das Hodgkin Lymphom" kamen einige schwache Punkte heraus, die keineswegs selbstverständlich waren.

Der kinesiologische Test

Das Verhältnis zum Vater war „oberflächlich". Der Vater kam mit schwachem Arm, stark bei Psycho Komplex Z.

Die genetische Belastung kam mit schwachem Arm, stark durch Diphtherinum D 200.

Bei toxischer Belastung erhielt ich einen schwachen Arm, ein Zeichen dafür, dass die Pockenimpfung über Generationen hinausreichend eine Schwächung des Immunsystems bewirkt hatte. Hierfür fand ich die Pocken Nosode D 30, Variola D 30 (oder Vaccinium D 30), und Sulfur D 1000.

Schließlich bekam ich auch bei „Impffolgen" einen schwachen Arm und testete jetzt mehrere in Frage kommende Impfungen durch. Hierbei kam die Tetanus Impfung mit schwachem Arm, stark gegen Tetanus Toxin D 30. Da er eine sehr starke Grundspannung in der Muskulatur hatte, gab ich ihm noch zusätzlich Cuprum metallicum D 1000 und Musculus D 30.
Hier gab es eine Beobachtung, die zu früheren Tetanus Patienten passte: Drei seiner mitgebrachten Röhrchen waren nicht mehr intakt, sondern ein Teil des Schraubverschlusses aus Plastik war abgeplatzt, da er die Röhrchen fester zugedreht hatte, als es der Deckel aushalten konnte. Diese abgeplatzen Deckel sah ich

bisher nur bei Patienten, die so stark unter Spannung stehen, dass sie das Gefühl für eine „regelrechte Spannung" verlieren und daher so lange den Deckel zudrehen, bis der Schraubverschluss platzt.

Einen dieser Patienten, der wörtlich sagte: „bei der zweiten Tetanusimpfung wäre ich fast gestorben" habe ich im ersten Band Abenteuer Homöopathie genau beschrieben (Fall 77).

Bei einer weiteren Patientin hatte ich im Mai 2015 erfahren, dass sie die Wasserhähne so stark zu dreht, dass die Mutter sie kaum wieder aufdrehen kann. Ebenfalls ein Fall von Tetanus Impfstoff - Unverträglichkeit, von Impffolge und in der Behandlung von Tetanus Toxin D 30.

Schließlich kam bei Xaver noch die Standard Rubrik bei allen malignen Prozessen: RNS kam mit schwachem Arm, stark gegen RNS D 30 und Viscum album D 100 Mio. (Mistel).

Die Tumorprophylaxe

So wurde also das Programm für die Hodgkin - Lymphom - Prophylaxe entsprechend seiner Biografie zusammengestellt:

Mittel für Prophylaxe bei Morbus Hodgkin:
Psycho Komplex Z,
Diphtherinum D 200,
Variola D 30,
Sulfur D 1000,
Tetanus Toxin D 30,
Cuprum metallicum D 1000,
Musculus D 30,
Viscum album D 100 Mio.

Für weitere Problemfelder fand ich diese Mittel:

Für die **Kälteempfindlichkeit**
Silicea D 1000,

für rasche **Erschöpfbarkeit**

Gold pur D 1000,

für **Lärmempfindlichkeit**

Sepia D 1000.

Überlegungen zum Fall

Die Frage, die ich mir immer gestellt habe, lautet: Wie kommt eine Krankheit überhaupt zustande, was sind die Ursachen, was die Auslöser, und welche Mixtur von Unverträglichkeiten in der Biografie bildet den Boden für Krankheiten aller Art.

Hier waren es mehrere Mosaiksteine, die zu der malignen Erkrankung in frühem Lebensalter geführt haben mochten – mein Patient war 1969 geboren, mithin erst 45 Jahre alt!

Falls die kinesiologische Testung stimmte, war es das schlechte Verhältnis zum Vater, eine genetische Belastung, eine Impffolge von Pockenimpfungen in den vorhergehenden Generationen und eine schlechte Verträglichkeit der Tetanus Impfung bei ihm selbst.

Ich freue mich auf den Tag, an dem auch der konventionellen Medizin das Handwerkszeug gegeben wird, mit dem wir eines Tages Impffolgen aller Art nachweisen können und damit Licht in einen großen dunklen Bereich bringen können, der für viele schwere

Krankheiten verantwortlich ist. Das Interesse der Hersteller dürfte an einem solchen Nachweis eher gering sein, denn sie befinden sich in einem fast rechtsfreien Raum, so lange Impfschäden nicht nachgewiesen werden können.

Ich halte die Impfungen mit der Eindämmung der großen furchterregenden Krankheiten wie Pocken, Kinderlähmung und Tetanus für einen Segen, würde mich aber freuen, wenn wir auch den Preis erkennen könnten, den wir – die Menschheit – dafür bezahlen müssen. Wird die Tragweite der Nachteile erkannt, wird spätestens dann in der Zukunft unter dem Schutz von Thuja D 200 geimpft werden, sodass deutlich weniger Impffolgen entstehen werden. Ein Gedanke, der heute noch Zukunftsmusik ist.

Fall 206 – Schilddrüsenpräparat – Unverträglichkeit

Anamnese vom 26. 06. 2015, Bad Reichenhall

Die 44 Jahre alte Nicola treffe ich am 26. 06. 2015 in Bad Reichenhall nach einem Kurs. Sie war in Bayern in der Rehabilitation gewesen, hatte dort Dr. Brückl getroffen, der ihr die Empfehlung gab, sich an mich zu wenden. Wegen der Nähe ihres Zuhauses zu Bad Reichenhall haben wir dort einen Termin vereinbart. Nicola ist schick gekleidet, wirkt jung und frisch, hat genaue Vorstellungen von dem, was sie ihrem Körper antun möchte und was nicht und kommt mit einer klaren Fragestellung. Dr. Brückl war mein langjähriger Oberarzt gewesen und bekleidete jetzt eine Chefarztstelle.

Eigenanamnese

2013 wurde bei ihr ein papilläres Schilddrüsenkarzinom festgestellt, die OP erfolgte an ihrem Geburtstag 2013. 10 Jahre hatte sie eine latente Schilddrüsenunterfunktion gehabt, der Hausarzt wollte aber nie eine Sonografie machen. Die Schilddrüsenwerte waren in dieser Zeit anscheinend alle weitgehend im Normbereich.

Nun klagte sie über „psychische Schwäche", sodass sie den Notarzt rief. In einer Schilddrüsen-Szintigrafie, einer Methode, bei der ein radioaktives Element (Jod-131) injiziert wird, das sich selektiv in der Schilddrüse anreichert, konnte gesehen werden, dass sie ein Karzinom hatte. Die Operation erfolgte postwendend in Rosenheim.

Rekurrensparese

Bei dieser Operation wurde der Nervus recurrens, der "zurücklaufende Nerv" verletzt, der die Stimmbänder innerviert. Nachdem sie wegen einer beiderseitigen Nervenverletzung zunächst ein ganzes Jahr lang stimmlos war – eine interessante Erfahrung, mit Trillerpfeife und Klatschen eine drei Jahre alte Tochter zu erziehen – konnte sie eine Seite so gut reaktivieren, dass man bei normalem Gesprächslevel keine Defizite ihrer Stimme hören konnte. Sie selbst spürt aber, dass der Luftstrom durch das schlaffe zweite Stimmbandsegel gebremst wird, das daher in seiner Belastbarkeit eingeschränkt ist.

Laborchemie

Das TSH, das Thyreoidea (= Schilddrüse) stimulierende Hormon, das von der Hypophyse gebildet wird, sollte nach Radiojodtherapie unter 0,01 liegen, liegt bei ihr aber bei 0,2, also zwanzigfach zu hoch.

T3 und T4 sind im mittleren Normbereich, liegen also optimal.

Das Calcium, eine Funktion der Nebenschilddrüse, liegt bei 2,20 mg/dl, gewissermaßen an der unteren Kante des Normbereiches, der sich zwischen 2,15 und 2,50 mg/dl befindet.

Klinik des Calciummangels

Wenn der Spiegel bei ihr unter 2,2 mg/dl sinkt, bekommt sie körperliche Symptome: Knochenschmerzen, Muskelverspannungen und Bauchschmerzen (Im Studium lernt man als Merkhilfe hierfür: Calciummangel macht Stein-, Bein- und Magenpein).

Die Polkörperchen (die Nebenschilddrüse) wurden während der Operation herausgenommen und später wieder eingesetzt in der Hoffnung, dass sie wieder Gefäßanschluss bekommen und dann ihre hormonelle Tätigkeit wieder aufnehmen und Parathormon produzieren.

Fragestellungen und Optimierung der hormonellen Situation

Wegen der Einnahme von Hormonen schläft sie schlecht.
Die Stimmbandparese einseitig sollte behoben werden.
Verträglichstes Schilddrüsen Hormonmittel heraussuchen und Dosis bestimmen.
Homöopathische Begleittherapie etablieren.
Ggf. Depressionen mit behandeln.

Für die **einseitige Stimmbandparese** finde ich die Mittel:

Causticum D 30,
Phosphor D 1000,
Stimmband D 30,
Halschakra D 30 und
Schilddrüse D 30.

Für die **Unterfunktion der Schilddrüse** finde ich:

Helleborus niger D 30.

Die Christrose ist zusätzlich ihre Lieblingsblume, wie sich später herausgestellt hat!

Für die **Nebenschilddrüse** finde ich die Mittel:

Nebenschilddrüse D 30,
Parathormon D 30 und
Narbenunterspritzung D 30.
Alle Mittel werden zunächst als Stirnstrich appliziert. Bei der Kontrolle zeigt sich, dass die „Energie angekommen ist".

Am 30. 06. 15 erfuhr ich per Email Folgendes: „Danke für den intensiven und lehrreichen Abend. Er hat mir sehr gut getan. Ich denke, ich bin auf dem richtigen Weg. Die Globuli gegen die Prüfungsangst meines Sohnes schlagen gut an. Das Homöopathie - Buch habe ich mir heute bestellt. Ich freue mich schon auf's Lesen. Ich habe bald wieder sehr viel mehr Zeit dafür und für andere schöne Sachen.

Zum Arzt komme ich leider erst am Montag nächster Woche. Dann werde ich mir das andere Schilddrüsen - Präparat verschreiben lassen. ... Ich sammle übrigens

Christrosen. Ich habe schon mehr als 10 Sorten um's Haus. Ich finde es im Zusammenhang mit Ihrer Empfehlung sehr passend und musste ein bisschen schmunzeln am Freitag. Es sind meine Lieblingsblumen im Winter und im Frühjahr."

Den weiteren Verlauf erfuhr ich durch eine weitere Mail vom 24. 07. 2015.
Nicola schrieb: „Seit ca. 14 Tagen habe ich die Hormone umgestellt auf L-Thyroxin und mir ging es morgens schon ab dem ersten Tag wesentlich besser. Meine Ärztin war ja nicht sehr überzeugt, der Apotheker aber schon. Morgens habe ich kein Kloßgefühl im Hals, keine Schweißausbrüche mehr und die Bauchschmerzen haben sich gebessert."

Überlegungen zum Fall

Es ist nicht selten, dass eines der wenigen gängigen Schilddrüsenpräparate schlecht oder gar nicht vertragen wird, und so war es nicht verwunderlich, dass nach dem Heraussuchen des optimalen Präparates auch die Beschwerden rasch zurück gingen.

Manche Krankheiten sind durch die Therapie bedingt, man nennt sie dann „künstlich erzeugte Krankheiten" oder mit dem lateinischen Ausdruck: „Pathologica factitia".

2. Augenerkrankungen

Fall 207 – Sehverbesserung im Sekundenphänomen bei Z. n. Lasertherapie

Am Dienstag, den 03. 02. 15, war ich abends bei meinem Freund Egon und seiner Frau Laura eingeladen. Nachdem wir über Indien, unsere Reisepläne für 2015 und die Hochzeiten von 2014 gesprochen hatten, kam Laura auf ihre Augenoperation zu sprechen, die sie vor ca. 3 Wochen durchgemacht hatte.

Augenanamnese

Auf beiden Augen wurde ein grauer Star in zunehmendem Ausmaß diagnostiziert, sodass sie jetzt, vor etwa drei Wochen, die rechte Linse hat austauschen lassen. Bei der Adaptation der Linse an die Umgebung kam es jedoch zu einer unbeabsichtigten und unwillkommenen Faltenbildung, die jetzt die Sehschärfe und die Sehfähigkeit behindert. Die Sehfähigkeit ist durch die Falte von ca. 100 % erwarteter Sehschärfe auf 60 % reduziert. Zusätzlich befürchtet Laura, wenn sie auf der linken Seite ebenfalls operiert wird, was in wenigen Wochen geplant ist, dass es auch hier zu einer Faltenbildung kommen könnte, was wieder eine weitere Laseroperation zur Folge haben würde, die aber frühestens drei Wochen nach der Linseneinsetzung erfolgen kann. Da die einzige ophthalmologische Option eine Laserbehandlung ist und sie diese jetzt noch nicht machen lassen kann, fragte sie, ob man hier auch homöopathisch eingreifen könnte.
Ich sagte zu, einen Versuch zu machen.

Das homöopathische Konzept – Homöo-Symptomologie

Weil es uns bei dem Therapiekonzept beiden ernst war, schlug ich vor, vor und nach der Therapie eine Prüfung der Sehfähigkeit durchzuführen, um zu ermitteln, ob es auch hier, im unwahrscheinlichsten Bereich des menschlichen Körpers, am Auge, rasche und messbare, also auch gut objektivierbare und nachvollziehbare Veränderungen geben könnte. Zusätzlich hoffte ich auf ein Sekundenphänomen nach Zeeden. Laura war mit dem Plan einverstanden, und so gingen wir in die Praxis ihres Mannes. In seinem Arbeitszimmer hing eine Sehtafel mit Zahlen, die in absteigender Reihenfolge in zehn untereinander angeordneten Zeilen immer kleiner wurden. In etwa vier Metern Entfernung, also an der gegenüberliegenden Wand, deckte Laura ihr linkes Auge ab, um nur mit dem rechten Auge sehen zu können.

Der erste Sehtest

Jetzt konnte sie also noch in der sechsten Reihe von oben alle Zahlen gut erkennen, in der siebten Reihe konnte sie nur noch jede zweite Zahl richtig benennen. In der achten Reihe gab es keine Zahl, die sie noch erkennen oder benennen konnte.
Sehschärfe: in der siebten Zeile 50 %.

Der kinesiologische Test und Therapie

Im kinesiologischen Test kam tatsächlich die Faltenbildung an der Linse mit schwachem Arm. Ich versuchte

„Faltenrückbildung D 30"

im Sinne der Homöo-Symptomologie. Dieses Mittel kam, und offensichtlich wurde auch kein weiteres Mittel benötigt. Nachdem ich dieses Mittel dreimal eingestrichen hatte, machten wir einen erneuten Sehtest.

Der erste Sehtest nach dem Stirnstrich

Die siebte Reihe konnte nun einwandfrei gelesen werden, hier ließ ich sie alle 9 Zahlen angeben, und in der achten Reihe konnte sie noch 50% der abgefragten Zahlen richtig benennen. Letztlich konnten wir also staunend feststellen, dass sich die Sehkraft in wenigen Minuten um ca. 10 % gebessert hatte.

Selbst wenn man berücksichtigt, dass 10 % nicht viel sind, ist es doch erstaunlich, dass es überhaupt in so kurzer Zeit eine Veränderung der Sehfähigkeit und der Sehschärfe geben konnte. Wir waren beide gleichermaßen von dem Ergebnis beeindruckt.

Therapie und Prophylaxe

Die Fortsetzung der Therapie mit „Faltenrückbildung D 30" wird nun aus zwei Indikationen heraus betrieben:

Für das rechte Auge geht es um die Reparatur einer Falte, die sich gebildet hatte.
Am linken Auge geht es um die Faltenbildungsprophylaxe, also darum, dass sich nach der Operation erst gar keine Falte bilden soll, die eine weitere Lasertherapie erforderlich machen würde.

Verlauf vom 23. 02. 2015.

Egon und Laura hatten zwei Wochen Urlaub genommen, in Südtirol eine sonnige Schneelandschaft erlebt und kamen gut erholt zurück. Egon hatte sich noch genügend Zeit für Laura genommen, um nachzuprüfen, wie gut ihr rechtes Auge nun geworden war, nachdem sie zwei Wochen das Mittel „Faltenrückbildung D 30" genommen hatte. Über das heraus gefundene Ergebnis war Egon erstaunt.

Der Sehtest zwei Wochen nach Mitteleinnahme

Während bei mir in einem Sekundenphänomen die Zeile 8 zu 50 % statt vorher der Zeile 7 zu 50% lesbar geworden war, was ich als einen wunderbaren Erfolg gewertet hatte, konnte Laura heute - ein klitzekleines Weltwunder - die Zeile 9 zu 80 % erkennen und lesen! Egon war sehr angetan, war auch begeistert und etwas enthusiastisch, und Laura fand das umwerfend gut und hofft nun, dass eine weitere Laserbehandlung nicht mehr erforderlich wird. Ob man die Falte am Irisrand noch erkennen kann, oder ob sie physisch verschwunden ist? Diese Frage wird vermutlich bei der nächsten augenärztlichen Konsultation geklärt werden können.

Es gab also eine weitere Sehverbesserung um 10 %, sodass sich seit Beginn der homöopathischen Therapie im Sinne der Homöo - Symptomologie eine Verbesserung von ca. 20 % Sehkraft und Sehschärfe ergeben hat. Eine wunderbare und auch fast unglaubliche Nachricht, die mich begeistert hat!!!

Die Frage an die Zukunft wäre, ob sich diese Resultate auch bei weiteren Patienten wiederholen lassen. Falls das zuträfe, wäre eine Einbindung der Homöopathie in die Augenheilkunde und in die Lasertherapie am Auge eine dringende und Erfolg versprechende Angelegenheit.

3. Befindlichkeitsstörungen

Fall 208 – Unfähigkeit, Gefühle verständlich und mutig ausdrücken zu können

Sandra berichtete mir am Valentinstag 2015, dass sie unter einer schwerwiegenden Unfähigkeit leiden würde, Gefühle nicht adäquat und verständlich ausdrücken zu können. Ihr fehle dazu dann immer das beste dazu passende Wort. Und um nur das zweitbeste oder drittbeste Wort zu nehmen, dafür sei sie viel zu sehr Perfektionistin. Außerdem habe sie einfach oft nicht den Mut, das zu sagen, was sie bewegt und was sie sagen möchte.

Ich schlug vor, eine Situation zu visualisieren, in der sie genau unter dieser Schwäche leidet.

Sie war wahrscheinlich drei Jahre alt, als die entsprechenden hinderlichen Glaubenssätze implantiert und tief in ihr kindliches Unterbewusstsein eingepflanzt wurden. Sie saß vermutlich in der Küche und weinte, weil ihr vieles nicht gefiel, weil sie vieles nicht erhielt, was sie sich wünschte oder weil sie die Liebe und Nähe der beiden Eltern weitgehend entbehren musste. In unserer Vorstellung sagten dann die Eltern zu ihr: „Liebes Kind, warum weinst du denn immer nur? Dann sag doch, was dich bedrückt! Oder hast du vielleicht gar keinen Grund zu weinen? Dann geh auf dein Zimmer, und wenn du ausgeweint hast, kannst du wieder zu uns kommen".

Ein dreijähriges Kind kann schon sehr viel ausdrücken, aber was passiert, wenn der Grund des Weinens die fehlende Liebe der Eltern ist? Dann kann das Kind das natürlich empfinden, aber nicht formulieren. Eine Aussage, wie „Ich bin traurig, weil ihr mich einfach nie in den Arm nehmt" käme ja einem Vorwurf gleich und würde bestimmt nicht zu dem gewünschten Ergebnis führen, sondern allenfalls zu dem Vorwurf: „Du undankbares Kind, alles tun wir für Dich, und dann sagst du noch, wir lieben dich nicht".

Eine solche Konfrontation ist in diesem Stadium der Abhängigkeit eines kleinen Kindes von den Eltern kaum vorstellbar.

In diesem Zusammenhang kann dann sehr leicht das Gefühl entstehen, dass ein Kind nicht das ausdrücken kann, was es bewegt und es dafür nicht die richtigen Worte finden kann.

So ein Gefühl konnte sich also bis zur Gegenwart erhalten haben.

Nachdem wir die Ursprungsszene entworfen hatten, kam die erste symbolische Handlung.

Wie würde eine Pflanze aussehen, die diese sprachliche Behinderung hätte? Klein, vertrocknet, hutzelig, keine tiefen Wurzeln. Eine solche Pflanze stellte sich also Sandra vor. Als nächstes erhielt sie die Aufgabe, diese Pflanze auszugraben und in einer Feuerschüssel zu verbrennen. Das gelang alles sehr gut, es blieb nur noch weiße Asche übrig. An Stelle der zu klein gebliebenen Pflanze setzte sie nun eine prächtige Sonnenblume ein, die im nächsten Jahr viele schöne Blüten trug.

Nun gingen wir zu den Eltern zurück und stellten uns vor, dass sie als kleines Mädchen nicht auf ihr Zimmer geschickt wurde, sondern auf den Schoß genommen und getröstet wurde.

Nach dieser Umschreibung der Geschichte – nur die emotionale Geschichte wird umgeschrieben, die reale Geschichte bleibt erhalten, wie sie abgelaufen war – konnte ich im kinesiologischen Test feststellen, dass ihr Eindruck, Gefühle nicht deutlich und verständlich ausdrücken zu können, verschwunden war.

Am nächsten Tag verstärkten wir unsere bisherige Therapie dadurch, dass wir uns über ihre „Sprachbehinderung" lustig machten. Schließlich fiel mir selbst ein Wort nicht ein, jedenfalls nicht das Beste, und nun konnte sie mir erklären, was zu tun sei: „Nimm einfach das zweit- oder drittbeste Wort, das reicht doch". Mit dieser Anweisung an mich, aber gleichzeitig auch an sich selbst, hat sie den letzten Stein der Behinderung beseitigt, und nun kann sie mutig und verständlich versuchen, alles auszudrücken, was sie bewegt.

Am Folgetag war das Gefühl, irgendetwas geht in der Sprache nicht, völlig verschwunden.

Auf der Bahnfahrt in ihre Heimatstadt visualisierte sie in Gedanken, dass sie einen Vortrag über Mollusken oder ähnliche im Wasser lebende Weichtiere halten sollte. Während sie in der Vergangenheit im realen Kontext des wirklich gehaltenen Vortrages am Anfang noch Hemmungen und Startschwierigkeiten gehabt hatte, ging es in der Visualisation so glatt und so leicht, dass sie den Eindruck hatte, dass ihre Worte geradezu aus ihr heraus sprudelten. Vor Glück konnte sie kaum an sich halten, denn das hinderliche Gefühl war jetzt endlich, im Februar 2015, nach ungefähr fünfzig Jahren endlich von ihr gewichen.

Sie hatte einen mentalen Test bei sich selbst gemacht, indem sie sich eine alte Situation vorgestellt hatte, in der es noch eine Hemmung gab, und hatte diese nun einmal in Gedanken nachgespielt und gefühlt, dass alles glatt ging und im Fluss war. Bei dem Bericht an mich, der von Begeisterung und von der Freude über die neue Kraft getragen wurde, meinte sie: „Naja, meine Worte kamen so wundervoll aus meinem Munde gesprudelt, dass Deine Wortschlange (aus deinem Munde) ganz neidisch geworden wäre!"

Ich konterte homöopathisch: „Naja, dann hätte ich meiner Wortschlange Lachesis D 30 gegeben, und Deiner Wortschlange Arsenicum album, aber in der Urtinktur". Ein Wortspiel, da Lachesis ja schon Schlangengift ist, das man kaum einer Schlange verabreichen würde, außer eben im Faschingsscherz. Wir hatten ja an dem Tag der Rückmeldung den Rosenmontag, und der gab dann den äußeren Rahmen für einen derben homöopathischen Scherz her. Mit Arsen Urtinktur würde man die andere Schlange ja vergiften und eventuell sogar töten.

Fall 209 – Gefühl, zu dicke Beine zu haben

Am 25. 03. 2015 machte ich ein Foto von unseren Beinen – wir saßen uns gegenüber auf zwei Liegen und balancierten einen Teller mit Früchten auf unseren Oberschenkeln. Das Vordach spendete Schatten, der Kokoswald leuchtete grün im nachmittäglichen

Sonnenlicht, die Raben krächzten und machten die Gegend um die Touristenvillen unsicher, und die Putzkolonnen sorgten für Ordnung in den Appartements. Die Welt schien also in bester Ordnung zu sein. Nattika Beach in Kerala in Südindien war ein Ort der Stille, der Ruhe und der Erholung. Um dem Foto einen würdigen Rahmen zu geben, legte Dagmar also einen Unterarm über den oberen Teil ihrer Oberschenkel, während ich das gleiche auf meiner Seite tat. So gab es eine Art viereckigen Rahmen, der den Früchteteller in der Mitte einrahmte.

Nachdem ich das Foto geschossen hatte und wir gemeinsam das schöne Bild betrachtet hatten, rannen Dagmar die Tränen über die Wangen, und ich bemerkte, dass ein Teil ihrer heilen Welt zusammenbrach. Woher die Tränen, woher die Trauer, woher der Stimmungseinbruch?

Dagmar sagte, dass sie in ihrem Leben so unsäglich viel Scham erlitten hätte wegen ihrer Beine, dass es eine Leidensgeschichte ganz eigener Art sei.

Sie weinte so bitterliche Tränen, dass ich erkennen konnte, dass der Leidensdruck sehr hoch war. So beschloss ich, dass wir abends noch ein katathymes Bilderleben machen wollten, um ihre emotionale Geschichte umzuschreiben. Dagmar war über diesen Vorschlag sehr erleichtert und wunderte sich gleichzeitig, dass ihr dieses Thema, das sie seit 50 Jahren mit vielen inneren Schmerzen mit herumschleppte, so enorm wichtig war und sie erkannte, dass trotz ihrer bisherigen Arbeit an dem Thema „Akzeptanz des eigenen Körpers, so, wie er ist" noch nicht alles abgeschlossen war.

Das katathyme Bilderleben

Nachdem wir uns mit Hilfe von wenigen Atemzügen tief entspannt hatten, konnte Dagmar vier Bilder entwickeln, die bei ihr den hinderlichen Glaubenssatz festigten, ihre Beine seien so dick, dass sie diese Beine niemandem zeigen dufte. Sie mussten also immer verhüllt oder versteckt sein. Daher waren die schlimmsten Situationen jene, in denen sie die Beine nicht verbergen konnte. Das war beim Schwimmen der Fall, wenn sie einen Badeanzug trug, oder bei einer Gelegenheit, wenn sie einen kurzen Rock trug. Ihr Schamgefühl wuchs in diesen Situationen ins Unermessliche und das innere Vernichtungsgefühl nahm unglaublich zu.

Erstes Bild – die Mutter an der Ostsee

Sie sieht, wie ihre Mutter aus dem Meer kommt. Sie setzt sich in einen Strandkorb neben den Vater und deckt ihre Beine zu. Der Vater sagt: „Warum deckst Du deine Beine zu? Es ist doch nicht zu heiß?" - Die Mutter antwortet: „Die Beine sind viel zu dick, die darf niemand sehen", und lässt das Handtuch auf den Beinen. - Der Vater: „Ich finde Deine Beine aber schön".

Dagmar, vier Jahre alt, ihr Bruder war jedenfalls noch nicht geboren, saß im Sand neben dem Strandkorb und spielte. Sie hörte dieses Gespräch Wort für Wort und betrachtete anschließend ihre eigenen Beine. Dabei dachte sie: „Ich habe auch viel zu dicke Beine und diese Beine darf auch niemand sehen!" Das war also der Beginn der mangelhaften Selbstakzeptanz, und der hinderliche Glaubenssatz und die Scham über ihre Beine war geboren. Sie hatte den hinderlichen Glaubenssatz „Meine Beine sind viel zu dick" Wort für

Wort von der Mutter übernommen.

Erste Therapie

Für die **Scham** gab ich das Mittel
Tuberculinum KOCH alt D 100 Mio.,

für **Ekel vor dem eigenen Körper**

Lac caninum D 30.

Die emotionale Umschreibung

Ich forderte sie auf, ein neues Bild zu generieren. Ich bat sie, sich vorzustellen, dass die Mutter das Handtuch von ihrem Beinen weg nimmt und zum Vater sagt, dass sie glaubt, dass sie sehr schöne Beine habe.

Dagmar stellt sich genau diese Bilderfolge vor und sagt laut: Ich höre wie meine Mutter sagt, sie habe schöne Beine. Ich betrachte meine eigenen Beine und sage zu mir: „Ja, ich habe auch so schöne Beine wie meine Mutter". Als sie das gesagt hat, glaubt sie ihren eigenen Worten nicht, denn so etwas hat sie von ihrer Mutter noch nie gehört und von ihren eigenen Beinen auch noch nie gedacht.

Zweite Therapie

Für diese **Unfähigkeit, die eigenen Beine schön zu finden**, gebe ich das Mittel

Ungläubigkeit D 30.

Zweites Bild, Schwimmbad

Vor allem im Schwimmbad war es besonders schlimm, dass alle Klassenkameraden, der Lehrer und andere Badbesucher ihre „fetten Beine" betrachten konnten. Diesen Blicken fühlte sie sich schutzlos ausgeliefert. Sie bedeckte also ihre Beine mit ihren Armen, so gut es ging, damit nur niemand ihre Beine betrachten konnte oder sogar Bemerkungen darüber machen sollte. Sie sagte in diesem Zusammenhang: „Ich kann meine Selbstverurteilung sehr genau und sehr stark spüren".

Dritte Therapie

Aus diesem Grunde gab ich ihr nun als Stirnstrich

„Selbstverurteilung D 30".

Nun geschah etwas Unvorhergesehenes. Am meisten staunte Dagmar selbst, was nun passierte.

Wie von selbst lösten sich ihre Arme von den Beinen und sie streckte sie frei auf dem Boden aus und sagte: „Da könnt Ihr mal sehen, was ich für Beine habe". Da alles völlig ohne Absicht geschehen war, war das Bild einfach aus dem Unbewussten heraus generiert worden, nachdem die Selbstverurteilung weggefallen war.

Ich selbst kommentierte dieses wunderschöne Bild in Gedanken mit den Worten: „Wie schön, dass die Homöo-Symptomologie so gut funktioniert. Wenn man ein negatives Gefühl hat, kann man es einfach wegpotenzieren".

Drittes Bild – die Turnhalle

Beim Turnen hatte sie immer lange Hosen angehabt, daher konnte niemand ihre „dicken Beine" sehen. Jetzt, da sie einen gewissen Freiheitsgrad erreicht hatte, bat ich sie, die Hosen in Gedanken auszuziehen und zu sehen, was passiert.

Vierte Therapie

Damit das Unternehmen **Beine zeigen im Turnunterricht** gelingen konnte, gab ich ihr an dieser Stelle Stirnstriche mit den Mitteln
Tuberculinum KOCH alt D 100 Mio.,
Lac caninum D 30,
hinderliche Glaubenssätze D 1000 und
Selbstverurteilung D 30.
Fortsetzung und Umschreibung des Bildes – Turnhalle:

Danach konnte sie die Hosen leicht und ohne Scham ausziehen und stellte sich vor die Turnlehrerin hin. Diese sagte – „Oh Dagmar, Du hast ja schöne Beine, warum habe ich die denn noch nie bemerkt?" Und Dagmar daraufhin: „Naja, bisher hatte ich immer lange Hosen an, da konnten Sie ja meine schönen Beine gar nicht sehen und bewundern".

Ich hörte ein neues Selbstwertgefühl heraus und bemerkte, dass es immer leichter für Dagmar war, sich auf die Schönheit ihrer Beine einzulassen.

Auch hier hatte sich ein Bild aus dem anderen ergeben, nachdem ich die zusätzliche homöopathische Therapie gegeben hatte.

Viertes Bild – Mauer im Dorf

Als sie etwa acht Jahre alt war, saß sie im Sommer mit einem kurzen Rock auf einem Mäuerchen in dem Dorf, in dem sie groß geworden war. Ein Schulkamerad, Markus mit Namen, kam auf sie zu und sagte zu ihr: „Du hast aber dicke Beine". Egal, ob er es als Kompliment oder in einem verächtlichen Ton gesprochen haben mochte, für Dagmar war klar, dass es ein schwerer Vorwurf gegen sie war und ihr eigenes ästhetisches Gefühl bestätigte. Und so beschloss sie damals, dass niemals mehr ihre Beine für andere Leute sichtbar werden durften. Seither hat sie ihre Beine immer, wenn irgendwie möglich, versteckt, um sich nicht für die Beine und ihre körperliche Unzulänglichkeit schämen zu müssen.

Nun war also wieder eine emotionale Umschreibung erforderlich.

Fünfte Therapie

Erneut gab ich Tuberculinum KOCH alt D 100 Mio., Lac caninum D 30, hinderliche Glaubenssätze D 1000 und Selbstverurteilung D 30. Danach bat ich Dagmar, sich vorzustellen, dass Markus sich bewundernd ihre Beine ansieht. Ich bat sie auch, sich einen schönen Text dafür auszudenken.

Daraufhin hörte ich sie die Worte sagen: Markus zu seinem Freund, indem er ihn anstupst: „Hallo Peter, hast du schon mal Dagmars Beine angesehen? Die hat ja so schöne Beine, so etwas habe ich ja noch nie gesehen". Und Dagmar ist ganz stolz auf ihre wunderschönen Beine.

Sechste Therapie

Nach Wiederholung der oben genannten Mittel einschließlich der „Selbstakzeptanz D 30" geschah etwas Erstaunliches und etwas Unerwartetes.

Es kam zu einem spürbaren Schrumpfprozess in beiden Oberschenkeln von Dagmar, in jenen Teilen also, die von ihr für besonders dick und unförmig gehalten wurden! Dieser Schrumpfungsprozess hielt ungefähr 10 Minuten an, und dann waren ihre Beine plötzlich „richtig". Die ehemals dicken Oberschenkel fühlten sich richtig und stimmig an, und erstmals in ihrem Leben konnte sie bewusst fühlen, dass sie wunderschöne Beine hatte, die sie nicht mehr für den Rest des Lebens verstecken musste, sondern auf die sie jetzt mit dem Gefühl der Eigenakzeptanz blicken konnte.

Sie selbst sagte, das wäre für sie eine der wichtigsten Sitzungen in ihrem Leben gewesen, denn ein unglaublich tief sitzender Leidensdruck sei jetzt von ihr abgefallen.

Fall 210 – Abschied vom Kindergartenkörbchen

Johanna, die Mutter von Silke, hatte ihrer Tochter ihr altes Kindergartenkörbchen mitgegeben, das sie mit 3, 4 und 5 Jahren zum Kindergarten mitgenommen hat, um darin ihr Frühstück aufzubewahren. Es war geflochten und hatte einen durchgehenden Henkel. Zur Zeit des Gebrauchs hatte die Mutter ein weiß – violettes Tuch an beiden Enden durch die Verflechtung geschoben, sodass die Brote gut verdeckt waren.
Nach der Lektüre von Kensingtons „Feng Shui für das

Alltagsgerümpel" machte Silke Ernst mit der Entsorgung und warf alles weg, was sie nicht mehr brauchen konnte.

Aber ausgerechnet bei diesem mit guten Erinnerungen besetzten Gegenstand aus Kindertagen fiel ihr das Wegwerfen besonders schwer. Daher bat sie mich, das Körbchen zu fotografieren, um es wenigstens als Foto gut bei sich aufgehoben zu wissen.

Ich machte einige Fotos vom Körbchen und auch von ihrem Gesicht. Bei der Betrachtung fiel auf, dass sie keineswegs glücklich erschien bei dem Gedanken, das Körbchen entsorgen zu wollen. Ich konnte gut erkennen, sie hing noch an dem alten geflochtenen Gegenstand und der Gedanke machte sie traurig, sich von einem so treuen „Wegbegleiter" zu trennen.

Erinnerung an einen alten Fall

Im September 2013 kam ein burschikoser Mann Anfang 60 zu einem Informationsvortrag zu einem meiner Kurse. Er berichtete, dass er sein Haus verkaufen wolle. Schon drei Personen hatten sich dafür interessiert, aber immer einige Tage vor Vertragsabschluss sprangen die Interessenten wieder ab. Jetzt wollte er von mir wissen, ob wir kinesiologisch die Ursache für die abgebrochenen Hausverkäufe herausfinden könnten.

Damals testete ich, dass er noch an seinem Haus hing und gab ihm für das Klammern Stramonium, den Stechapfel, als Stirnstrich. Als ich fragte, ob das Haus nun verkäuflich sei, kam ein „nein". Ich fragte nun, ob das Haus an seinem Besitzer hing. Hier kam ein „ja". Sollte ich das Haus wie einen Patienten behandeln? Ebenfalls ein „ja". Glaubt Heinrich Zeeden, dass man das so machen kann? Hier kam ein „nein". Also gab ich mir „hinderliche Glaubenssätze D 1000", danach konnte ich das Haus wie einen Patienten behandeln und gab dem Haus ebenfalls Stramonium D 30 in der Alphatechnik.

Als ich erneut fragte, ob das Haus nun verkäuflich sei, kam ein „ja". Einen Monat später erhielt ich die Email, dass der Kollege sein Haus verkauft hatte!

Aktueller Fall

Mit dieser bemerkenswerten Geschichte im Hinterkopf fragte ich also, ob das Körbchen schon entsorgt werden kann? Hier kam ein Nein. Nachdem ich der Besitzerin, Silke, und auch dem Körbchen Stramonium D 30 gegeben hatte, um den Klammergriff zu lösen, passierte etwas sehr Schönes: Silke hatte das Gefühl, als ob das Körbchen sich ausdehnen würde, so, als ob es sagen wollte, lass mich endlich los. Du brauchst mich ja eh nicht mehr.

Wir stellten das Geflecht vor die Türe und machten später Kontrollaufnahmen von Silke und dem Körbchen. Jetzt konnte man ein strahlendes Lächeln sehen, sie hatte das Körbchen innerlich los gelassen. Es gab keine Spur von Traurigkeit mehr. Wir hatten also die emotionale Entflechtung durch Stramonium D 30 erreicht, die Entsorgung nach Feng Shui konnte jetzt schmerzfrei erfolgen.

4. Besondere Methoden – Schamanismus

Fall 211 – Mentale Beeinflussung von leblosen Gegenständen, Laptop.

Am Abend des 11. April 2015 telefonierte ich mit einer sehr guten Freundin, weil wir uns noch vor meinem Urlaub nach Jordanien verabschieden und wissen wollten, was jeder den Tag über getrieben hatte.

Elke erzählte, dass sie bei ihrer Tochter Iris und ihrem zukünftigen Schwiegersohn Manfred mit weiteren Nachbarn zum Grillen eingeladen war; so hatte sie also einen angenehmen Nachmittag und Abend hinter sich gebracht. Später stellte sich heraus, dass ihr Laptop, vier Jahre alt, nicht mehr funktionierte. Die jungen Leute meinten, das läge sicherlich an einer Fehlverbindung zum WLAN, und da bräuchte man ein Kabel, dann ginge alles wieder. Manfred war Elektrotechniker und schloss das Kabel an, aber es ging immer noch nichts. So beschlossen alle, dass Elke ihren Sohn Uwe befragt, der ein IT – Experte ist und sich von Berufs wegen mit Elektronik beschäftigt. So war also der Stand gegen 23 Uhr 30.

Da wir beide schon interessante Erfahrungen gesammelt hatten, elektronische Geräte mental zu beeinflussen, fragte ich, ob sie sich erinnern könnte, wie ich im Kurs bei Bern (Schweiz) eine Teilnehmerin von Symptomen befreien konnte. Immer, wenn sie vor dem Laptop saß, bekam sie ein pelziges Gefühl auf der Zunge und Druck auf der Brust. (Fall 215).

Damals zeigte ich, dass man den Laptop durch ein schamanisches Manöver entstören kann. Tatsächlich verschwanden die Symptome bis zum Kursende, sodass sich erwiesen hatte, dass die Entstörung nicht nur für das Gerät geklappt hatte, wie es im kinesiologischen Test angezeigt worden war, sondern dass auch die vom Laptop generierten Symptome verschwanden und die Kursteilnehmerin von der Therapie profitiert hatte.

Hier nun dachte ich, läge der Fall ähnlich. Zunächst machten wir also rechtsdrehende Bewegungen über dem Laptop, und anschließend versuchten wir, ihn hoch zu fahren. Die Verbindung zum Internet war aber immer noch gestört, sodass unsere Bemühungen keinen Erfolg hatten. Wir mussten uns etwas anderes einfallen lassen. Der Fall lag also anders als damals in Hasle bei Bern.

Wir nahmen den Tensor und fragten, ob wir die Internetverbindung mit homöopathischen Mitteln wieder in Schwung bekommen würden. Wir erhielten ein „Ja".

Nun war die Frage, welche Mittel wir hier einsetzen sollten. Es war anscheinend nicht nötig, die Ursache der Störung herauszufinden, sondern es schien zu reichen, wenn wir die richtigen Mittel fanden und dann richtig applizierten.

Als erstes Mittel testeten wir „WLAN D 30". Tatsächlich, es kam, obwohl das vielleicht das erste Mal war in der Weltgeschichte, dass der Begriff WLAN potenziert wurde und mit Hilfe von rechtsdrehenden Bewegungen eingestrichen oder dem Gerät nahe gebracht wurden.

Als wir fragten, ob wir noch mehr Mittel benötigten, kam wieder ein „Ja". Das nächste Mittel, das wir testeten, war Elektroklapparatismus D 30. Es hörte sich schon sehr lustig an, aber energetisch schien es Sinn zu machen, und so applizierten wir eine weitere Runde mit rechtsdrehenden Fingerbewegungen, um das Gerät durch Frequenzen zu beeinflussen, nachdem wir uns von unseren Lachsalven erholt hatten.

Nach diesen zwei Mitteln testeten wir, dass die Internetverbindung wieder funktionieren würde. Wir konnten es uns beide kaum vorstellen, Elke vielleicht noch weniger als ich, aber irgendwie hofften wir wohl beide auf einen unerwarteten Erfolg, und so machte Elke das Experiment und fuhr den Rechner hoch.

Tatsächlich, nun ging wieder alles, sie bekam den Anschluss an das Internet und konnte mir als Beweis für die wieder eingetretene Funktion eine Mail schicken, was vorher ganz einfach unmöglich gewesen war.

Nach wenigen Minuten, schon nach Mitternacht, kam der erlösende Anruf: Jetzt, nach dem zweiten Versuch, war alles wieder in Ordnung, und die Frage, ob man sich nach vier Jahren einen neuen Laptop kaufen muss, trat in den Hintergrund. Die Verbindung zum Internet ließ sich jetzt also wieder herstellen.

Obwohl ich keine rationale Erklärung dafür finde, was genau geschehen war, als wir mit rechtsdrehenden Bewegungen und dem Murmeln von WLAN D 30 und Elektroklapparatismus D 30 den Laptop „infizierten", „stimulierten", eben eine Schwingung einbrachten, mit Hilfe einer schamanistischen Aktion, ist es doch sehr bemerkenswert, dass die leblose Materie auf mentale Einflüsse wie Sprache und Drehbewegungen so empfindlich reagiert, dass eine verloren gegangene oder verloren geglaubte Funktion wieder eintritt.

Da wir beide einen wichtigen Glaubenssatz miteinander teilten, „in diesem Leben ist schließlich alles möglich", konnten wir die Sitzung durchführen, ohne durch unsere Fröhlichkeit, Lustigkeit und die leisen inneren Zweifel gestört zu werden, sodass sich in der leblosen Materie etwas Wichtiges bewegte und in unserem Sinne regenerierte.

Was lernen wir daraus? Das Leben ist voller Wunder und Besonderheiten, die wir längst noch nicht alle verstehen können.

5. Darmerkrankungen, Colitis ulzerosa

Fall 212 – Colitis ulzerosa, Pockenimpfung

Eine Besonderheit stellte sich heraus, als ich eine 17 Jahre alte Colitis ulzerosa - Patientin kurz vor ihrem Kroatien Urlaub auf Wunsch der Mutter „rasch und dauerhaft ausheilen" sollte. Zunächst hielt ich diese Formulierung für eine Zumutung. Diese Colitis ulzerosa hatte als Ursache eine toxische Belastung. Unter „toxischer Belastung" wurde im kinesiologischen Sinne ausschließlich „Folge von Pockenimpfung" verstanden. Das Mädchen war aber gar nicht gegen Pocken geimpft worden. Woher kam nun die toxische Belastung? Die Mutter war geimpft worden, und von ihr schien sie (über die Nabelschnur oder genetisch vererbt?) die krankmachende Information bekommen zu haben. Diese Annahme konnte in einem Test deutlich bewiesen werden:
Mutter und Tochter waren beide am 18. 07. 06 in meiner Praxis. Bei der Tochter testete ich toxische Belastung mit schwachem Arm. Gab ich der Mutter

Sulfur D 200 in die Hand, testete die Tochter mit starkem Arm.

Wäre die toxische Belastung bei der Tochter selbst entstanden, z. B. durch eine Impfung, wäre kaum anzunehmen, dass Sulfur in der Hand der Mutter dies korrigieren könnte. Ist die Mutter aber die Ursache für die toxische Belastung bei der Tochter, ist es naheliegend, dass bei Ursachenbeseitigung die toxische Belastung bei der Tochter kompensiert wird.

Zusammenfassend kann man sagen, dass noch viel Forschungsarbeit zu leisten ist, bis die Bedeutung der Pockenimpfung als Ursache für chronische Erkrankungen ausreichend belegt ist. Dies liegt unter anderem daran, dass bis heute keine Methode zur Verfügung steht, einen Impfschaden zu beweisen oder zu widerlegen, da Nachweismethoden fehlen.

6. Diabetes mellitus Typ 1

Fall 213 – Epilepsie und Diabetes mellitus Typ 1

Anamnese vom 10. 09. 2015, Lübeck

Julia, 73 Jahre alt, kommt mit ihrem Mann auf Empfehlung einer Freundin, die bei mir gute Erfahrungen gemacht hat. Sie bringt ihre eigenen Teebeutel mit, sodass sie hier Tee trinken kann.

1995 kam sie von einem Urlaub aus England zurück. Unmittelbar danach hatte sie Sehstörungen, als sie über eine Brücke ging. Es wurde damals ein Diabetes mellitus Typ 1 und fast zur gleichen Zeit eine Epilepsie diagnostiziert. Für beide Krankheiten erhielt sie Mittel, die sie stabilisiert haben. Der HbA1C (ein Glykohämoglobin, d.h. eine Form des roten Blutfarbstoffs) schwankt anscheinend erheblich, sodass die Einstellung mit Insulin sehr unterschiedlich ausfällt.

Seit Anfang des Jahres 2015 gibt es eine Medikamentenumstellung für die Epilepsie, die aber zu zwei Anfällen im April und im Juli geführt hatte. Aus diesem Grunde möchte sie eine zusätzliche homöopathische Therapie gegen die Epilepsie erhalten. Sie spürt zwar die Aura vor einem Anfall, kann dann aber nicht gegensteuern. Sie berichtet von einer Schwellung in der linken Achselhöhle, die sie schon seit der Jugend kennt. Nach dem Abklingen solcher epileptischer Anfälle bleibt die Schwellung über einige Jahre weg, um dann für einige Zeit wieder zu kommen. Bisher wurde dieses Phänomen für eine Epstein Barr Virus Erkrankung gehalten. Da ich einen solchen Verlauf von viralen Erkrankungen nicht kenne, nehme ich eher an, dass es sich um ein Abflussproblem im Lymphbereich handelte.

Sie zeigt mir ihre beiden verformten Daumennägel, die aussehen, als ob man in den seitlichen Nagel hineingedrückt hätte, sodass in der Mitte ein Grat stehenbleibt. Ich vermute eine genetische Veranlagung, die sie anschließend bestätigt. Ihr Vater hätte eine ähnliche Verformung gehabt, nur in weniger starker Ausprägung.

Sie selbst erzählt im Rahmen einer Urlaubserfahrung, dass sie im Dunklen Angst hat. Hier denke ich an Stramonium. Der Ehemann erläutert: „Meine Frau steckt voller Ängste".

Sie hat oft morgens beim Erwachen dicke und geschwollene Augenlider. Hierbei sind nur die Oberlider betroffen. Ich vermute einen Zusammenhang mit einer oder beiden Nieren.

Bei der Familienanamnese stellt sich heraus, dass sie für schlechte Zeugnisse oder Arbeiten Ohrfeigen von beiden Eltern erhalten hat. Vor dem Vater hatte sie immer Angst. Daher kamen auch immer wieder Ängste bei Partnerschaften hoch, bei denen sie sich klein und unbedeutend fühlte.

Der kinesiologische Test

Für die **Epilepsie** finde ich die Mittel:
Cicuta virosa D 1000,
Cuprum metallicum D 1000 und
Cerebrum D 30,

für den **Diabetes mellitus Typ 1**

Sulfur D 1000 und
Variola D 30,

für die **Ängste aller Art**

Stramonium D 1000,
Aconit D 1000,
Argentum nitricum D 1000 und
Kalium phos. D unendlich,

für den **Vater**

Psycho Komplex Z,

für die **rechte Niere und die Oberlidschwellung** beiderseits

Renes D 30 und
Solidago D 12

und für die **Schwellung in der linken Achselhöhle**

Jaborandi D 30.

Therapie

Alle Mittel wurden als Stirnstrich im Liegen gegeben, anschließend ergab sich ein Heilschlaf. Dabei reagierte sie vorwiegend mit optischen Phänomenen, sah also Farben und Formen. Dabei war sie tief entspannt.

Kontrolltest

Nach der Phase der Entspannung testeten alle Schwachpunkte mit starkem Arm.

Überlegungen zum Fall

Falls es nun nicht mehr zu epileptischen Anfällen kommen sollte, ist es schwer zu beurteilen, ob das die Wirkung der Globuli oder die Wirkung der konventionellen Medizin ist. Mit dieser Unsicherheit kann ich gut leben.

Falls der HbA1C sich nun besser darstellen sollte als in der Vergangenheit, der Blutzucker also besser einstellbar wird, wäre zu vermuten, dass das dann die Wirkung von Sulfur und Variola sein dürfte. In diesem Fall wäre auch zu erwarten, dass die Spätfolgen an den kleinen Gefäßen und Nervenendigungen, an den Augen und an den Nieren später einsetzen sollten als ohne die bessere Einstellung. Insofern kann man die homöopathische Zusatztherapie auch als Prophylaxe für Spätschäden betrachten.

7. Elektromagnetische Felder als Ursache für Krankheiten und Symptome

Fall 214 – Computerabsturz bei Silicea Konstitution

Seit einem Kurs vom Jahr 2002, bei dem eine Teilnehmerin berichtete, dass sie mit dem PC nichts werden kann, weil sie nicht einmal so weit kommt, dass sie die Email Ebene öffnen kann, weil die Maus vorher stehen bleibt und streikt, seit dieser Zeit ist mir bewusst, dass es eine Interferenz zwischen dem Computer einerseits und dem Bediener andererseits geben kann.

Da es aus meiner Erfahrung heraus sehr viel mehr Frauen gibt, die kalte oder eiskalte Hände haben als Männer, scheint die Silicea Konstitution bei Frauen sehr viel häufiger aufzutreten.

Das führt dazu, dass Frauen mit dem Computer schlechter umgehen können als Männer, aber nicht, weil sie von der Technik nichts verstehen, oder die Programme weniger parat im Kopf haben, sondern weil der Computer abstürzt, also stehen bleibt, und dann beginnt, lange „nachzudenken" - sprich, Zeit benötigt, um seine Reparaturprogramme hoch zu fahren.

Bei einem Seminar über Homöo-Kinesiologie in Bad Reichenhall konnte ich bei einer Kollegin, Xenia (Xenos, griechisch, der Fremde, der Gastfreund), eine Silicea Konstitution feststellen. Bei meiner Nachfrage, wie sich denn ihr Computer verhält, gab sie an, dass es immer mal wieder Schwierigkeiten gibt und alles stehen bleibt. Aus diesem Grunde gab ich ihr also die Empfehlung, beim nächsten **Problem mit der**

Hardware des Computers doch einfach

Silicea D 1000

einzunehmen, als Globuli, oder Silicea mit Hilfe eines Stirnstriches einzustreichen.

Mit einem Lächeln nahm die Kollegin also diese Empfehlung zur Kenntnis, bis sie am 08. 01. 2015 wieder einmal vor dem Computer saß und wartete, bis er begann, sich zu regenerieren. Bei dieser Gelegenheit fiel ihr meine Empfehlung ein, und so strich sie sich Silicea D 1000 ein.

Die Reaktion kam prompt, alles kam wieder in Fluss, und so schrieb sie mir noch am gleichen Tag eine begeisterte und bestätigende Mail:

„In letzter Zeit hatte ich nämlich genau das Problem mit meinem PC... ich kenne das schon viele Jahre, es vergeht immer wieder, aber dieses Mal war es sehr heftig....
Dann hab ich mir selber heute morgen gleich mal Silicea verabreicht und siehe da, seither
funktioniert das Gerät einwandfrei...... suuuuuuuuper, danke..... da wäre ich nicht drauf
gekommen.... dabei bin ich seit meiner Geburt ein Silicea-Mangel-Mensch....“

Wie kommt es nun zu dieser merkwürdigen Resonanz zwischen Mensch und Arbeitsgerät?

Schaut man sich den Computer von innen an, sieht man, dass alle Informationen auf dem binären Zahlensystem beruhen. Das bedeutet, dass die Position eines Magnetkopfes darüber entscheidet, wie dieser Magnetkopf gewertet wird. Diesen Magnetkopf kann man nun magnetisieren oder entmagnetisieren. Diese Magnetköpfe haben als Grundelement Silizium in ihren Schaltköpfen und daher kann Silizium diese Magnetköpfe beeinflussen.

Setzt sich nun ein Silicea Patient vor einen Computer, kann man sich vorstellen, dass er eine ganze Welle Silicea - Frequenzen in den Computer schickt, der nun mit einer Oszillation von magnetisierten und entmagnetisierten Köpfen reagiert. Um hier wieder Ordnung zu schaffen, setzen selbstregulierende Programme ein, die aber ebenfalls von den Silizium Frequenzen betroffen sein können. Das kann dann dazu führen, dass nichts mehr geht und das Gerät erst ausgeschaltet werden muss, bevor ein neuer Versuch gestartet werden kann.

Als Scherz könnte man sich vorstellen, dass es einen Einfüllstutzen am Computer gibt, den man mit Silicea Globuli füllen könnte, um den Rechner wieder auf Vordermann zu bringen. Einfacher und effektiver ist es jedoch, wenn der davor sitzende Mensch Silicea einnimmt und so alles wieder in Ordnung bringen kann.

Ein wunderschönes Thema, das die Resonanz zwischen Mensch und „toter" Materie beleuchtet. Die Materie ist vielleicht gar nicht so tot, wie wir uns das gerne vorstellen.

Der Computer scheint jedenfalls sehr lebendig und reaktionsfähig zu sein.

Fall 215 – Herzdruck durch

einen linksdrehenden Laptop

Während eines Kurses, der im August 2014 in der Schweiz stattfand, kam eine Teilnehmerin mit einem seltenen Problem nach vorne, um es genau zu schildern.

Die ca. 50 Jahre alte Heilpraktikerin Katharina, sehr elegant gekleidet, berichtete, dass es Probleme mit ihrem Laptop gäbe. Wenn sie ihn öffnet, bekommt sie nach einiger Zeit, vielleicht nach einer Stunde, Druck auf dem Herzen und zusätzlich das Gefühl, als ob die Zunge pelzig wäre. Beides störte sie erheblich, und sie wusste nicht, wie sie das Problem lösen könnte. Da sie im Unterricht den Laptop zur Mitschrift benutzte, hatte sie auch im Moment des Vortrages den Druck auf der Brust und auch das pelzige Gefühl auf der Zunge.

Im kinesiologischen Test erschien es so, dass wir das Problem nicht homöopathisch lösen konnten. Aber wie dann? Ich fragte, ob wir es mit einer Rechtsdrehung D 1000 versuchen können, und es kam eine Zustimmung.

Ähnlich wie bei früheren Fällen (Kaffee, Stiefel, Armbanduhr) machte ich nun mit meinem rechten Zeigefinger rechtsdrehende Kreise über dem gesamten Laptop. Hierzu könnte ich genau so gut einen ‚Abaris Pfeil' verwenden. Nach Abschluss dieser schamanischen Drehbewegungen testeten wir den Laptop erneut kinesiologisch. Dieses Mal erhielten wir die Information, dass er nicht mehr linksdrehend, sondern jetzt rechtsdrehend sei.

Bei der Testung der Symptome Druck auf der Brust und pelzige Zunge erhielt ich die Information, dass energetisch jetzt alles regelrecht sei. Somit sollten sich die Symptome auflösen.

Nachdem wir also gegen 11 Uhr den Laptop rechtsdrehend gemacht hatten, kam die Teilnehmerin nach Kursende gegen 17 Uhr zu mir und berichtete, dass der Druck auf dem Herzen völlig verschwunden sei und die Zunge nur noch geringfügig pelzig sei. Sie hatte den Laptop die ganze Zeit (außer in der Mittagspause) in Gebrauch und somit war offensichtlich, dass nach Rechtsdrehung alle Symptome rückläufig waren.

Fall 216 – Bestätigung des Konstitutionsmittels durch Lieblingsfarbe und Schrift nach H. V. Müller

Wir hatten am 15. 06. 2015, bei einem privaten Untersuchungstermin in Bad Soden - Salmünster nur eine gute Stunde, die wir zum Testen nutzten. Eine Besonderheit war die Auffindung des Simillimums nach Lieblingsfarbe und Schrift nach Dr. H. V. Müller.

Zunächst gab die 50 Jahre alte Birgit an, immer wieder sehr unruhig zu werden, vor allem durch die Schwingungen von Eisenbahnen und Flugzeugen, die ihr Herz unruhig machten.

2007 hatte ich im Rahmen eines Alphakurses in Sindelfingen eine Patientin kennengelernt, Fiona, die auf seismische Aktivitäten reagierte und nachts nicht schlafen konnte, wenn die Erde leise vibrierte. Am Hohenzollerngraben in Baden - Württemberg gibt es tägliche vulkanische Aktivitäten, sodass die Erde dort nie ganz ruhig ist.

Damals hatten wir als heilendes Mittel Ferrum magneticum gefunden.

Da Birgit schlank ist und rosige Wangen besitzt, aussieht wie das blühende Leben, aber dennoch innerlich erschöpft ist, kam ein Eisensalz in Frage.

Hier also erinnerte ich mich an einen weiteren Fall mit Unruhe des Herzens, den ich mit Ferrum jodatum D 1000 lösen konnte (Abenteuer Homöopathie, Band 1, Fall 53).

Als ich die Unruhe gegen Ferrum jodatum testete, bekam ich einen außerordentlich starken Arm, und auch der Bezug von Ferrum jodatum zur Konstitution wurde kinesiologisch bestätigt.

Danach erst fragte ich wie zur Bestätigung die Lieblingsfarbe ab, die als Apricot angegeben wurde. Volltreffer, das war genau die Lieblingsfarbe von Ferrum jodatum! Und bei der Schriftprobe gab es eine Besonderheit, die Müller vorwiegend bei den Eisensalzen gefunden hatte, nämlich das Absetzen der einzelnen Buchstaben.

Auch diese Besonderheit der Schriftähnlichkeit konnte für das Eisensalz als besonders ähnliches Mittel verwendet werden.

Hier waren Dr. H. V. Müllers Erkenntnisse also die Bestätigung des Konstitutionsmittels Ferrum jodatum. Später stellte sich heraus, dass Ferrum magneticum D 30, später auch Ferrum magneticum D 60 noch besser wirkte als Ferrum jodatum.

Anschließend unterhielten wir uns über die Komposition eines Venenkomplexes, der nicht nur Birgit, sondern möglichst vielen Venen-Patienten helfen soll.

Für den **Venenkomplex** sahen wir folgende Mittel vor:

Vena saphena magna D 30,
Venenklappe D 30,
Aesculus D 12,
Buchweizen D 12,
Hafer D 12,
Crotalus horridus D 6, D 12, D 30.

Kinesiologisch schienen das die Mittel zu sein, die die Venenspannung am besten wieder herstellen konnten, wenn sie einmal verloren gegangen war. Zusätzlich hatte ich für Birgit als optimale Dosis 1 Globulus täglich herausgefunden für das Mittel

Lachesis D 30.

Unter dieser Therapie ließ die seismische Empfindlichkeit deutlich nach, allerdings ohne ganz zu verschwinden.

8. Entzündungen

Fall 217 – Hepatitis C – potenziertes Interferon

Einleitung

Die Hepatitis C, eine Leberentzündung, die durch das Hepatitis C Virus bedingt ist, wurde vor der

Entdeckung des Virus 1990 als Non A non B Hepatitis bezeichnet. Sie wird durch Blutprodukte übertragen, also bei Nadelstichen, Transfusionen, Geschlechtsverkehr und bei der Geburt. Eine Impfung war noch nicht in Sicht.

Ein Fünftel der Betroffenen entwickelt innerhalb von 20 Jahren eine Leberzirrhose. Die Hepatitis C wurde bisher mit Interferon-ᵛ (z.B. PEG-IFN-ᵛ) behandelt. Nach einer sechsmonatigen Therapie kommt es dabei in über 90 % der Fälle zu einer Ausheilung mit fehlendem Nachweis von HCV-RNA (Hepatitis-C-Virus Ribonukleinsäure).

Anamnese vom 04. 10. 2006

Am 04. Oktober 2006 treffe ich eine 1959 geborene Frau, die mir folgende Geschichte berichtet.

Anfang des Jahres 2006 hatte Hildegard einen Anruf einer alten Kameradin bekommen, sie habe bei sich eine Hepatitis C festgestellt (Leberentzündung). Daraufhin hatte auch Hildegard einen Test durchführen lassen, der im Ergebnis ebenfalls eine Hepatitis C, Genotyp 3 zu Tage förderte. Obwohl sie keinerlei Beschwerden hierdurch hatte, wurde ihr eine Interferon-Therapie vorgeschlagen. Aus medizinischer Sicht wird diese Therapie auch bei symptomlosen Patienten durchgeführt, um die Chance der Entwicklung zu einer Leberzirrhose zu verringern. Wegen potenzieller Nebenwirkungen hatte Hildegard das bisher abgelehnt.

Fragestellung

Ist eine Therapie der Hepatitis C unter Vermeidung einer Interferon Therapie möglich? Wie ist die

Verträglichkeit von Interferon?

Berufsanamnese

Sie arbeite in einem Thermalbad an der Kasse, hat sehr unregelmäßige Arbeitszeiten, insgesamt 45 % Arbeitszeit.

Vorgeschichte

Zwischen dem 15. und 19. Lebensjahr hatte sie regelmäßig Heroin injiziert, ist dann mit Hilfe der Familie, des Hausarztes und einer gesunden Motivation wieder ‚clean' geworden. In dieser Zeit mag sie sich auch die Hepatitis C zugezogen haben.

Labor

Die Universitätsklinik Ulm und ein Arzt in Weinheim haben über eine laparoskopische Biopsie und Blutuntersuchungen eine Hepatitis C, Genotyp 3, eine abgelaufene inaktive serokonvertierte Hepatitis B und eine Laktoseintoleranz festgestellt.
Werte vom 26. 01. 2006:
HCVPRN nachweisbar, Titer HCVQUR = 888 kIU/ml.
Der Normbereich liegt bei < 10 kIU/ml.

Vorgehen

Zunächst wird die Laktoseintoleranz beseitigt, damit die Globuli oder Tabletten später keine Probleme bereiten oder falsche Testergebnisse zeitigen, wenn ein Mittel zwar gut wirkt, aber der Arm wegen des Laktosegehaltes schwach wird.

Den ersten Fall dieser Art sah ich bei einer Patientin, die bei mir eine Raucherentwöhnung durchführte. Bei dieser Patientin, Gisela, kam der Arm bei dem Stichwort Nikotin schwach, aber er kam auch schwach bei dem wirksamen Mittel Tabacum D 30 Tablette (DHU). Da die Tablette aus Milchzucker bestand, gegen den sie eine Unverträglichkeit besaß, bezog sich der schwache Arm auf den Träger der Information, den Milchzucker. Als ich dann Nikotin gegen Tabacum D 30 in Tropfenform testete, erhielt ich einen starken Arm. So konnte ich die vermeintliche Unwirksamkeit eines Mittels von einer Milchzuckerunverträglichkeit unterscheiden.

Erster kinesiologischer Test

Regulation zunächst fast hyperton, sehr gut nach 3 Gläsern Wasser.
Da es keine Symptome gab, die auf die Hepatitis C zurückzuführen waren, kam entweder die Diagnose Hepatitis C oder einfach die Leber als Testobjekt in Frage. Beide Stichworte ergaben einen schwachen Arm, sodass wir uns für das Organ Leber entschieden.
Leber testet schwach, stark gegen Interferon.
Leber testet schwach, stark gegen Crotalus horridus D 12,
Leber testet schwach, stark gegen Interferon D 1000.

Entscheidungstest nach höchster Wirksamkeit:
Interferon D 1000 >> Interferon >> Crotalus D 12.
Verträglichkeit von Interferon: Arm schwach. Stark, wenn gleichzeitig Nux vomica D 12, 2 Tbl. täglich gegeben werden.
Wirksamkeit von Interferon: sehr gut.

Erster systematischer Test für Laktoseintoleranz

Schwermetalle, hier Amalgam schwach, genetische

Belastung, toxische Belastung, Hormone, negative Felder und hinderliche Glaubenssätze kommen schwach.

Erster therapeutischer, kinesiologischer Test für die Laktoseintoleranz

Amalgam schwach, stark gegen Mercurius solubilis D 30, genetische und toxische Belastung schwach, stark gegen Diphtherinum D 200 und Sulfur D 1000, Hormone schwach, stark gegen Sepia D 30, hinderliche Glaubenssätze schwach, stark gegen hinderliche Glaubenssätze D 1000. Negative Felder schwach, stark gegen Anacardium D 30. Stark, wenn die betreffende Person, die das negative Feld induziert hat, therapiert wird.

Therapie der negativen Felder

Eine Person, die in ihr Leben hineinregiert hat, dominant war, sich eingemischt hat, war ihre Mutter Mathilde. Im Alphazustand wird ersichtlich, dass Arsen hilfreich ist, das in einer Dosis von D 100 Mio. und D 100 Mrd. appliziert wird.

Erster kinesiologischer Nachtest

Negative Felder kommen jetzt mit starkem Arm. Die Mutter Mathilde kommt jetzt mit starkem Arm (vorher: schwach).

Erste Therapie für die Laktoseintoleranz

Mercurius solubilis D 30,
Diphtherinum D 200,
Sulfur D 1000,
Hinderliche Glaubenssätze D 1000 und

Sepia D 30
werden kumulativ zusammen manuell appliziert.

Erster kinesiologischer Nachtest

Laktoseintoleranz kommt jetzt stark, ebenso alle Teilursachen.

Zweiter systematischer Test für die Hepatitis C

Schwach kommen Psyche, Amalgam, Mikroorganismen, hier Viren, hier Hepatitis C Virus, negative Felder und hinderliche Glaubenssätze.

Zweiter kinesiologischer Test für Hepatitis C
Psyche schwach, stark gegen Arsen D 30 bis D 100 Mrd.,
Amalgam schwach, stark gegen Mercurius solubilis D 30,
Hepatitis C Viren schwach, stark gegen Interferon D 1000,
negative Felder schwach, stark gegen Arsen D 100 Mrd.,
hinderliche Glaubenssätze schwach, stark gegen hinderliche Glaubenssätze D 1000.

Zweite Therapie für die Hepatitis C

Arsen D 200, C 1000, D 100 Mio., je 5 Globuli oder Tropfen,
Mercurius solubilis D 30,
Interferon D 1000,
Hinderliche Glaubenssätze D 1000, je 5 Globuli.

Zweiter kinesiologischer Nachtest
Leber, Hepatitis C, alle Teilursachen kommen jetzt stark.

Nachanamnese

Früher hatte sie sieben Amalgamplomben, die jetzt durch Inlays ersetzt sind:
je 2 re. und li. oben, 2 re. unten, und 1 li. unten.

Dritter kinesiologischer Test für die Entscheidung, Arsen oder Sepia oder beides. Kinesiologisch muss beides gegeben werden.

Empfehlung, Rezeptur

Interferon D 1000, 5 Globuli. Dosisabstand: 1 bis 2 Wochen. Therapiedauer: 15 Monate. Hier: 5 Globuli 1 x pro Woche, 64 Wochen.
Der Patientin wurden ca. 250 Globuli mitgegeben.
Mercurius solubilis D 30, Globuli, tgl. 1 x 5 Globuli x 6 Wochen, dann 1 x 5 pro Woche für 6 Monate.
Sepia D 30, tgl. 1 x 5 Globuli x 6 Wochen, dann 1 x 5 pro Woche für 6 Monate.
Arsen D 30, tgl. 1 x 5 Globuli x 6 Wochen, dann 1 x 5 pro Woche für 6 Monate.

Laborempfehlung

Alle 3 bis 6 Monate Kontrolle der Hepatitis C Serologie mit Viruskonzentration!

Verlauf vom 19. 09. 2007 (ein knappes Jahr später)

Sie berichtet, sie verträgt immer noch keine Milchprodukte. Davon bekomme sie Durchfälle.

Jetzt klagt sie zusätzlich über Hitzewellen, die seit ihrer Menopause seit November 2006 aufgekommen sind. Nach der letzten Therapie hier im Oktober 2006 sei die Menopause eingetreten. Sie war damals 46 Jahre alt. Die Hitze kommt ca. 5 bis 10 x tgl.

Labor vom 30. 07. 07
In einem Befund vom 28. 11. 06 wird der PCR mit 274.000 angegeben, in einem Befund vom 30. 07. 07 wird der PCR mit 420,72 angegeben (mündliche Mitteilung). Die Grenze zwischen hoher und niedriger Viruslast sei bei 500. Gegenüber einem Vorbefund von 888 sei sie jetzt in einem deutlich besseren Bereich (Labor vom 26. 01. 06).
Toxoplasmosespiegel 16,1 (n = 7 – 8,8),
Epstein Barr Virus 580 U/ml (n < 20).
Hep C positiv, HCV – RNA – PCR = 420,72.

Leberanamnese
Nachdem sie Arsen D 30 abgesetzt hatte, bekam sie Durchfälle, nach Wiederaufnahme der Arsenmedikation ging alles wieder besser. An diesem Auslassversuch hatte sie gemerkt, dass es ihr mit Arsen deutlich besser ging als ohne Arsen.

Als sie Mercurius solubilis D 30 abgesetzt hatte, wurde sie unruhig und nervös. Nach Wiederaufnahme der Mercurius Medikation wurde sie wieder ausgeglichener. Auch hier konnte die Wirkung der homöopathischen Medikation durch einen Auslassversuch belegt werden.

Kinesiologische Testung für die Leber / Hepatitis C
Als Schwachpunkte erscheinen nicht mehr wie im Oktober 2006 Psyche, Schwermetalle oder Mikroorganismen, sondern jetzt erscheint Beidhändigkeit schwach, stark gegen
Corpus callosum D 30, und Leber schwach, stark gegen Hepar suis D 30.

Systematische Testung für die Hitzewellen
Als Schwachpunkte kommen negative Felder, stark gegen Anacardium D 30, stark gegen Lachesis D

300.000.

Als Konstitutionsmittel kommt Mandragora D 12, als Organ stützende Mittel kommen Uterus D 30 und Ovar D 30.

Systematische Testung für Laktoseunverträglichkeit
Schwermetalle schwach, stark gegen Silber pur D 100 Mio., stark gegen Mercurius solubilis D 30, Organschwäche schwach, stark gegen Pankreas D 30, Beidhändigkeit schwach, stark gegen Corpus callosum D 30.

Laborparameter
Hepatitis C schwach, stark gegen Crotalus D 12, stark gegen Interferon D 1000, stark gegen Hepatitis C Nosode D 30.

Titertestungen
Borrelientiter testet stark, Toxoplasmosetiter testet stark, Epstein Barr Virus Titer testet schwach, Hepatitis C Titer testet schwach.

Bedeutung: Borrelien und Toxoplasmose spielen keine pathologische Rolle, Epstein Barr Virus und Hepatitis sind pathologisch und sind damit behandlungsbedürftig.

Als weiteres Mittel kommt Arsenicum album D 30.

Beidhändigkeitsanamnese
Sie fühlt sich als Rechtshänderin. Die Arme verschränkt sie wie eine Rechtshänderin, die Finger wie eine Linkshänderin. Der Klatschtest fällt ebenfalls wie beim Linkshänder aus.
Bedeutung: Wahrscheinlich liegt eine latente

Beidhändigkeit vor.

Empfehlung
Mandragora D 12,
Anacardium D 30,
Uterus D 30,
Ovar D 30,
Crotalus D 12,
Interferon D 1000,
Hepatitis C Nosode D 30,
Corpus callosum D 30,
Hepar suis D 30,
Mercurius solubilis D 30,
Pankreas D 30 und
Arsenicum album D 30 1 x 1 Dosis
(1 Tbl. oder 5 Globuli) täglich für 6 Wochen, dann 1 x
pro Woche für 6 Monate einnehmen.

Überlegungen zum Fall

Dieses war der erste Fall, in dem ich das Mittel
Interferon potenziert gegeben habe.

Die deutliche Abnahme der Viruslast um mehr als 50 %
(von 888 auf 420) brachte sie von einem Status der
hohen Viruslast in einen Status der geringen Viruslast.

Somit konnte die gefürchtete (und auch oft wegen
Unverträglichkeiten abgebrochene)
Interferonbehandlung umgangen werden.

Da es keine weiteren Therapieversuche außer dem
homöopathischen Ansatz gab, kann man annehmen,
dass Interferon D 1000 ein wirksames Mittel gegen
Hepatitis C ist und dann eingesetzt werden kann, wenn
eine Unverträglichkeit des Interferon angenommen
werden kann oder sich nach einem Therapieversuch

erwiesen hat.

Dieser Fall ist vermutlich der erste in der Literatur, in dem eine Hepatitis C mit einem potenzierten Interferon behandelt wird. Die Remedia Apotheke in A-7000 Eisenstadt vertreibt seit 2016 Interferon in 74 Potenzen. Die Entwicklung der Laborwerte lässt vermuten, dass diese Therapie wirksam ist.

Die Therapie der Lactoseunverträglichkeit mit Arsenicum album wirkte nur teilweise; es gab eine Erleichterung der Symptome, aber keine Ausheilung.

In diesem Fall gab es dann auch das erste Mal die kinesiologische Bestimmung von Antikörpertitern, wie Toxoplasmose Titer, Borrelien Titer, Hepatitis C Virus Titer und Epstein Barr Virus Titer.

Fall 218 – ein Fall von ausgeheilter Colitis ulcerosa

Da ich in Büdingen am dortigen Gymnasium mehrere Lehrerinnen in Behandlung hatte, die von der homöopathischen Therapie erheblich profitiert hatten, empfahl eine Deutschlehrerin ihrer Schülerin Petra, sich wegen einer quälenden Darmentzündung, einer Colitis ulcerosa, an mich zu wenden.

Am 29. 08. 2012 schrieb mir die damals 17 Jahre alte Schülerin Petra ihre Geschichte, bevor wir uns im Oktober 2012 erstmals trafen.

Erste schriftliche Anamnese vom 29. 08. 2012

Mein Name ist Petra und ich bin eine Schülerin von Frau Grimmelshausen.

Im November letzten Jahres (2011) begann ich fast täglich über Bauchschmerzen und Durchfälle zu klagen. An Weihnachten bestand mein Stuhl das erste Mal ausschließlich aus Blut, weshalb ich noch an demselben Tag in der Oberwaldklinik in Grebenhain mit einer Enddarmspiegelung untersucht wurde. Der Arzt stellte nichts Schlimmes fest. Als die Beschwerden jedoch nicht besser wurden, hatte ich Ende Januar eine Coloskopie mit dem Ergebnis einer sehr starken Entzündung der Darmschleimhaut. Daraufhin verschrieb mir der Arzt Kortison und Claversal. Das Kortison löste dann jedoch auch noch eine Magenschleimhautentzündung aus, weshalb ich dann auch noch Medikamente gegen Magenschleimhautentzündungen einnehmen sollte. Nach ca. 6 Wochen durfte ich das Kortison absetzten und sollte nur noch nach Bedarf Claversal einnehmen. Die Beschwerden wurden jedoch nicht besser. Bei meiner zweiten Coloskopie Ende Mai 2012 stellte man fest, dass die Entzündung immer noch da sei jedoch weiter Richtung Enddarm gerutscht sei. Beiläufig las ich auf einer Überweisung, dass ich anscheinend Colitis ulcerosa hatte, worüber ich schon im Internet nachgelesen hatte. Meine Beschwerden sind seit diesem Zeitpunkt immer nur in den Ferien besser. Vor ca. 2 Monaten wurde mir bei meinem Hausarzt Blut abgenommen und das Ergebnis zeigte, dass ich sehr hohe Leberwerte, niedrige Eisenwerte und Blutarmut hatte. Da ich von Medikamenten nicht sehr begeistert bin, habe ich im Internet nachgeschaut, ob andere Menschen mit dieser Krankheit einen anderen Weg gefunden haben, ihre Beschwerden loszuwerden. Dabei stieß ich auf einen Artikel, in dem Weihrauchtabletten gegen Entzündungen und auch Colitis ulcerosa helfen sollten. Seitdem nehme ich keine Medikamente mehr, außer die Weihrauchtabletten. Durch den Weihrauch wurde mein

Stuhl fester, zumindest ab und zu. Jedoch befindet sich so gut wie jeden Tag Blut in meinem Stuhl. Ich habe immer noch Durchfälle und Bauchschmerzen. Meine Leber-, Eisen- und Entzündungswerte sind jedoch wieder völlig normal. Ich hoffe sehr, dass Sie mir helfen können."

Per Email stellte ich noch einige Fragen zur Familienstruktur, die sie mir alle noch am gleichen Tag beantwortete.

Zweite schriftliche Anamnese vom 29. 08. 2012

„Meine Eltern sind seit ich ein Jahr alt bin geschieden, d.h. seit dieser Zeit lebt meine Mama mit meinem Stiefvater zusammen, der 2 Kinder mit in die Ehe brachte, meine 21 Jahre alte Schwester und meinen 18 jährigen Bruder. Beide sind wie richtige Geschwister für mich und wir verstehen uns gut. Meinen Vater habe ich immer regelmäßig gesehen und unser Verhältnis war sehr liebevoll. Er gab mir immer das Gefühl etwas Besonderes zu sein und er war immer stolz auf mich. Nachdem er 2007 nach München zog, ist er bald gestorben. Ich war damals 14 Jahre alt. Er hatte Geburtstag und wollte den Tag mit mir verbringen, starb aber an diesem Tag in seiner Wohnung an einem Zuckerschock (er hatte seit 14 Jahren Zuckerkrankheit) und kam nie bei mir an. Er hat mir sehr viel bedeutet und er fehlt mir sehr oft.

Das Verhältnis zu meiner Mutter ist manchmal gut aber öfters nicht so gut. Sie schreit oft, wenn sie wütend ist, womit ich nicht klar komme. Außerdem habe ich das Gefühl, dass sie mich manchmal nicht versteht.

Sie macht sich auch oft Sorgen, wenn es mir aufgrund der Krankheit nicht gut geht, das zeigt sie jedoch auf einem seltsamen Weg. Ich freue mich drauf, nach meinem Abitur alleine zu leben, denn es ist oft anstrengend mit meiner Mutter zu leben. Dieser Meinung ist auch mein Stiefvater, dessen Verhältnis zu mir gut bis sehr gut ist. Er ist jedoch auch ein sturer Mensch und wenn ich mal launisch bin, dann "bestraft" er mich mit Ausgrenzung, indem er nicht mit mir redet. Oft gibt er mir die Schuld an allem. Das tut mir sehr weh und es ist schlimm für mich, wenn er nicht mit mir redet. Außerdem wirft er mir oft dieselben Sachen vor und das immer und immer wieder. Dennoch gibt es auch viele Momente, in denen wir sehr liebevoll miteinander umgehen, wir umarmen uns oft oder machen zusammen Mittagsschlaf.

Die Mutter meines Vaters ist schon sehr früh gestorben, d.h. ich kenne sie nicht wirklich, meinen Opa jedoch habe ich sehr ins Herz geschlossen. Er hat alles für mich gemacht und das sehr liebevoll. Leider ist er gestorben als ich 11 Jahre alt war. Das machte mich traurig. Die Eltern meiner Mutter leben noch und unser Verhältnis ist gut. Ich besuche sie ca. einmal in der Woche und sie schauen bei meinen Fußballspielen zu. Jedoch hat meine Oma etwas von der anstrengenden Art meiner Mutter."
Am 30. 08. 2012 schickte ich ihr dann die Mittel, die mir geeignet erschienen, eine **Colitis ulcerosa** dauerhaft auszuheilen:

Alle Meridiane D 30,
Argentum nitricum D 1000,
Arsenicum album D 100 Mio.,
Auradeformatioin D 30,
Aurainterferenz D 100 Mio.,
Caladium D 100 Mio.,
Colon D 30,
Familienaufstellung D 1000,

Goldenes Ei D 30,
Lapacho D 1000,
Milzchakra D 30,
Mucosa D 30,
Natrium chloratum D 100 Mio.,
Opium C 1000 und
Thymus D 30.

**Verlauf vom 13. 08. 13 (Frau Grimmelshausen) –
nach einem knappen Jahr**

Am 13. 08. 2013 schrieb mir ihre Deutschlehrerin, was
sie über Petra in Erfahrung bringen konnte.

„Zum Ende möchte ich noch Ihrer Bitte entsprechen
und Ihnen von Petra erzählen: Sie haben ihr sehr gut
helfen können. Für mich zeigte sich das auch daran,
dass sie nicht mehr ständig während meines
Unterrichts auf die Toilette musste. Kurz vor dem
schriftlichen Abitur Ende Februar 2012 berichtete sie
mir, dass sie nicht wisse, was Sie, Dr. Zeeden,
gemacht hätten, auf jeden Fall habe sie keine
Darmprobleme mehr, worüber sie sehr froh sei. Sie
fühlte sich kurz vor dem Abitur sehr entspannt und
locker.
Bei mir in Deutsch hat sie dann auch eine sehr
gelungene Klausur geschrieben. (...) Beim Abiball
Ende Juni 2012 habe ich Petra dann zum letzten Mal
gesehen. Sie sah wunderschön aus, war aber sehr
traurig, weil ihre Mutter und ihr Stiefvater sich trennen
werden. Da sie ja bereits ihren leiblichen Vater vor
einigen Jahren verloren hat und sich mit ihrem
Stiefvater sehr gut versteht, ist das sehr schlimm. Sie
wollte für ein halbes Jahr nach Kalifornien und ihr
graute schon davor, bei ihrer Rückkehr eine völlig
geänderte familiäre Situation vorzufinden. Hoffentlich
entwickelt sie für ihr weiteres Leben eine positive

Perspektive".

Verlauf vom 27. 08. 2013

Petra selbst schrieb mir eine Mail am 27. 08. 2013 mit diesem Inhalt:
„Meiner Darmentzündung geht es sehr gut, aber meine Eltern haben sich vor kurzem getrennt und meine Mutter ist ausgezogen. In 2 Wochen werde ich für 12 Wochen nach Amerika gehen, dennoch geht es mir im Moment seelisch nicht so gut."

Verlauf vom 30. 04. 2015

Eine Mail vom 30. 04. 2015 bestätigt das gute und dauerhafte Ergebnis der Colitis-Behandlung. Kurz und bündig, fast lapidar schreibt sie: „Zuerst möchte ich Ihnen berichten, dass die Mittel gegen meine Colitis ulcerosa und die Warzen am Fuß hervorragend geholfen haben. Vielen Dank dafür!"

Beurteilung vom 01. 05. 2015

Der Behandlungsbeginn war am 30. 08. 12, die letzte Nachricht bekam ich am 30. 04. 15. Zwei dreiviertel Jahre ist die junge Dame Petra nun symptom- und schmerzfrei.

Eine anscheinend ausgeheilte Colitis ulcerosa!

Fall 219 – Fieberhafter Infekt unklarer Genese

Am 11. 01. 2015, einem Sonntag, erreicht mich eine Email mit der Überschrift „dringende Hilfe für meinen Schatz". Ludwig ist gemeint, der Ehemann von Nicola, die mich bei einem Homöo - Kinesiologie Kurs in Lübeck im Jahre 2014 kennengelernt hat.

Sie schreibt über die Beine von ihrem Mann folgendes:

„Heute bitte ich um deine Hilfe für meinen Ludwig. Er liegt schon seit einer Woche im Bett, mit einer kleinen Unterbrechung.

Einen Tag hat er 40°C Fieber, dann ist er wieder fieberfrei, am nächsten Tag wieder 40°C, danach wieder fieberfrei. Er schwitzt zwischendurch stark. Der Hausarzt konnte an der Lunge nichts hören weil er ja dann nicht richtig atmen kann. Die Werte einer Blutentnahme findest du im Anhang. Die Blutsenkungsgeschwindigkeit ist hoch, das C - reaktive Protein ist hoch, das Hämoglobin ist niedrig, ebenso der Hämatokrit Wert, sogar das Kreatinin ist weit unterhalb der Normgrenze.

Erst war der linke Unterschenkel heiß und gerötet wie bei einem Erysipel.
Jetzt ist der rechte Fuß ganz, ganz dick, fast zum Platzen und heiß. Kann das von kleinen Rissen zwischen den Zehen kommen?

Ich mache Wickel mit Kanne Brottrunk, heute morgen wirkt Ludwig etwas entspannter.

Jetzt habe ich einen Stirnstrich gemacht nach deinem Fall 93 und vorher getestet.

Das Hämoglobin war vor vier Jahren schon so niedrig, deswegen nickt er wohl immer wieder ein und isst wenig. Gott sei Dank kann ich das über die Magensonde ausgleichen.

Er kann mir halt nicht sagen was ihm fehlt."

Das also war die verzweifelt klingende Email. Kann sie den Mann noch zu Hause behalten, ihn selbst versorgen, oder muss sie ihn in die Tagespflege geben? Das waren die Sorgen, die sie beschäftigten.

Im Fall 93 (Abenteuer Homöopathie, Band 1) ging es um eine schwere Entzündung am Fuß in der Nähe des kleinen Zehen, die sich innerhalb einer einzigen Minute normalisiert hatte. Für Interessierte gebe ich hier die Stelle wieder, die Nicola gelesen hatte und deren Therapie sie nachgeahmt hatte.

Zitat Fall 93:

„Wie kann man die Durchblutung verstärken, um den Leukozytenstrom hierher zu kanalisieren? Arteriae, Arteriolae oder Kapillaren kamen in Frage. Wir entschieden uns für Kapillaren D 30. Wie kann man den Immunstatus vor Ort verbessern? Steigerung der Immunkompetenz durch Thymus D 30. Wie bekommen wir die Schwellung weg, wie forcieren wir den Abtransport? Mit Ultima Ratio D 30 (steht für Lymphaktivierung) und Lymphdrainage D 30. Welches Simile setzen wir ein? Hepar sulfuris D 1000.

Mit dieser einfachen Fünferkombination gaben wir jetzt den Stirnstrich.

Nach ca. 20 Sekunden tastete ich noch einmal nach der Temperatur, sie war bereits deutlich gesunken, nach 60 Sekunden war der heiße Entzündungsherd „gelöscht", die Temperatur war nur wenig höher als die der Umgebung. Subjektiv hatte Volker das Gefühl, „als ob ein kalter Wind gegen die Schwellung blase". Als er dann derb tastete, bemerkte er, dass auch der

Schmerz verschwunden war."

Ende Zitat Fall 93. Zurück zum aktuellen Fall.

Hierunter kam es aber noch nicht zur Lösung des Problems bei Ludwig, daher die Frage an mich, wie ich weiter vorgehen würde.

Ein nicht zu unterschätzendes Problem war, dass ich nicht wusste, was der Patient im weit entfernten Westfalen hatte. Es gab keine Diagnose. Es gab keinen medizinischen Befund, nur den Bericht der Ehefrau. Das bedeutete bei aller Sorgfalt auch eine große Unsicherheit.

Nun stellte ich also diese Überlegungen an.

Es gab ein schnell wechselndes Fieber, eine wechselnde Schwellung beider Beine. Einmal war das rechte, einmal das linke Bein geschwollen. Der Unterschenkel war heiß und rot, die Blutsenkungsgeschwindigkeit hoch, entsprechend einer akuten Entzündung. Ein Erysipel war die wahrscheinlichste Ursache, da Nicola von kleinen Rissen zwischen den Zehen gesprochen hatte.
Von Schmerzen hatte sie nichts geschrieben. Erysipele, also bakteriell gerötete Hautstellen, sind häufig wenig schmerzhaft.

Ich entschloss mich also zur Annahme: **Verdacht auf Erysipel**.

Für die **Entstauung** würde ich

Lymphkomplex Z geben,

für die **Entzündung** die Mittel:

C3, C4 Komplement D 30,
Bakterien Nosode D 30,
Imipenem D 30,
Aconit D 1000 und
Belladonna D 30.

Mit dieser Empfehlung schloss ich meinen Antwortbrief. Genau genommen war ich nicht sehr glücklich mit meiner Therapie eines mir unbekannten Patienten mit einer unbekannten Krankheit, der wegen eines Hirnschlages nicht sprechen und somit auch sein eigenes Beschwerdebild nicht beschreiben konnte. Den Hinweis, daß es sich hier zusätzlich um einen Hirnschlag handelte, hatte mir Nicola völlig unterschlagen. Um so mehr freute ich mich, schon am Folgetag, dem 12. Januar 2015 eine positive Nachricht zu erhalten. Nicola schrieb in einer Email Folgendes.

„Lieber Heinrich, noch eine Information an dich. Imipenem, Belladonna und Bakterien Nosode D 30 hatte ich eingeschwungen. Nach einer Stunde war der Fuß schlank. Ich musste nachschauen ob ich nicht rechts und links verwechselt hatte. Ich konnte es gar nicht glauben. Der Unterschenkel war wieder dünn!

Nur am Abend war der "Haxen" wieder dicker, nachdem Ludwig nachmittags
dann im Rollstuhl saß. Mit Deinen wunderbaren weiteren Mitteln wird es ganz bestimmt rasch zur Besserung/Heilung kommen. Das war doch auch schon wie ein Sekundenphänomen.... Liebe Grüße Nicola".

Unglaublich, da waren also die Entzündung und die Schwellung rasch zurück gegangen, sodass Nicola nicht sicher war, ob sie auch das richtige Bein besichtigt hatte bei der Kontrolle nach einer Stunde.

Im Prinzip hatte ich mit der Therapie eine konventionelle Antibiotika-Therapie nachgeahmt, eine Lymphdrainage in Gang gesetzt und die Entzündung mit den klassischen Mitteln Aconit und Belladonna und dem neuen Mittel C3, C4 Komplement D 30 zum Rückzug bewegt.

Eine einfache Strategie, die hier bei einem Erysipel oder einem ähnlichen Entzündungsgeschehen sehr schnell gewirkt hat.

Fall 220 – Ein Fall von Borrelieninfektion

Am 28. Juli 2015 erscheint ein großer schlanker Mann von 55 Jahren, der die Blüte seines Lebens noch vor sich hat, wie er meint. Gustav kommt mit seiner Lebensgefährtin Hilma, die ich von einem Kurs in Bad Soden-Salmünster her kenne.

Anamnese vom 28. 07. 2015

Vor zwei Jahren hatte er sich mit einer Borreliose infiziert und leidet seither unter Gelenkschmerzen, Herzrhythmusstörungen und einer schweren Erschöpfung.

Die Gelenkschmerzen befinden sich vor allem in beiden Handgelenken. Die Handgelenke schmerzen unter Belastung. Als Beispiel nimmt er das Buch „Abenteuer Homöopathie, Band 2", 550 Gramm schwer, auf seine linke Handfläche, wie ein Kellner sein Tablett, und schon nach wenigen Sekunden beginnt das Handgelenk zu schmerzen, hier bei Skala

= 3.

Die allgemeine Erschöpfung ist so schwer, dass er sich oft schon kurz nach Mittag hinlegen muss, da er sich nicht mehr aufrecht halten kann. Er ist selbständiger Kaminfeger und arbeitet auch gerne in diesem Beruf, aber die Müdigkeit ist ihm sehr zuwider.

Seit der Borrelien-Infektion leidet er auch unter Attacken von Herzrhythmusstörungen, die ohne Vorwarnung auftreten, in Ruhe wie auch bei Belastung, und dann ca. 10 Minuten bis zu drei Stunden anhalten.

Setzen diese Störungen ein, muss er sich sofort hinlegen, da ihm im Stehen sofort übel wird. Schwindel hingegen wird auf Nachfragen nicht angegeben.

Seine Ärzte haben ihm versichert, dass „sein ganzer Körper voll von Borrelien wäre, jedes Organ wäre infiziert und betroffen".

Diese Beschwerden würde er gerne alle los werden.

Der kinesiologische Test

Bei **Mikroorganismen** kamen Viren schwach, hier benötigte ich drei Nosoden, um die Viren zu stabilisieren, nämlich

Virus Nosode D 30,
Epstein Barr Nosode D 30 und
Borrelien Nosode D 30,
Imipenem D 30, im Sinne eines potenzierten Antibiotikums, hier auch Virostatikums, Thymus D 30 und
Herzchakra D 30, für eine verbesserte Abwehr.

Für die **Entzündung** kamen die Mittel
C3, C4 Komplement D 30 und

Belladonna D 30,

für das **Herz** dann

Herzmuskel D 30 (hat nicht die gleichen Eigenschaften
wie Musculus D 30),
Sinusknoten D 30,
Sinusrhythmus D 30 und

für die **Gelenke**

Pankreas D 30.
Schließlich erhielt ich noch Resonanz auf

Propolis D 1000 für die Verbesserung der
Oberflächenspannung und
Rechtsdrehung D 100 Mio. zur Stabilisierung.

Therapie

Alle Mittel wurden als Stirnstrich gegeben,
anschließend wurde die Entspannung durch eine tiefe
und gleichmäßige Atmung verstärkt, sodass er eine
Stunde in den Heilschlaf gehen konnte.

Wirkung

Danach berichtete er, er fühle sich ausgezeichnet, wie
ausgeschlafen, und auch als er das Buch auf die linke
Handfläche nahm, spürte er „kaum einen Schmerz",
der bei Skala = 0 bis 1 lag. Wörtlich sagte er: „Ich
spüre fast gar nichts, alles ist viel besser".
Sein Pulsschlag war vorher regelmäßig bei 58 pro
Minute, das war genau so geblieben.

Überlegungen zum Fall

Auffallend war, dass es nicht ausreichend war, nur eine Nosode zu geben, die Virus Nosode, oder die Borrelien Nosode, sondern auch noch die Epstein Barr Nosode in der D 30.

Fall 221 – Hepatitis seit postpartalen Transfusionen, persistierende Durchfälle

Die 1942 geborene Hildegard kommt am 31. 08. 2015 auf Empfehlung von Freundinnen zu mir.

Sie berichtet ihre lange Lebensgeschichte, die von einer Reihe erheblicher Schwierigkeiten durchsetzt ist.

Ihr leiblicher Vater war 1944 vor Metz gefallen, und da die Mutter später wieder heiratete, hatte sie noch zwei Halbgeschwister.

Die Mutter wollte ursprünglich wohl überhaupt keine Kinder haben, hat dann zunächst fünf Fehlgeburten gehabt, bevor sie Kinder bekam.

Hildegard ist, wie ihr verstorbener Großvater, Linkshänderin. Der Großvater war bei der Fremdenlegion. In der Schule wurde sie viel geschlagen und an den Ohren gezogen, „damit sie rechts schreibt".

Seit 20 Jahren ist sie in homöopathischer Behandlung. Erst, als die Homöopathin nicht weiter kam und Störfelder oder Therapiehindernisse annahm, stagnierte die homöopathische Therapie. Sie selbst kennt und beherrscht mehrere biologische Testverfahren.

Seit zwei bis drei Jahren leidet sie unter nächtlichen Wadenkrämpfen, die unter Magnesium nicht zurückgegangen sind.

Seit Jahrzehnten hat sie Durchfälle. Diese können begonnen haben, als sie in einer Lungenheilanstalt war, weil sie 1969 Tuberkulose gehabt hatte. Hier hatte sie erstmals flüssig erbrochen und ihr war sterbenselend zumute. Neun Monate hatte sie regelmäßig Penicillinspritzen erhalten.

Nach der Geburt ihrer Tochter 1963, dem ersten Kind, wäre sie fast verblutet, weil die Placenta nicht heraus kam. Damals hatte sie mehrere Transfusionen erhalten. „Seither ist sie immer kränklich".

Sie legt auch einige Labordaten vor. Alle drei Leberwerte sind erhöht: GammaGT = 59, GPT = 155, GOT = 86. Ein Pankreaswert ist erhöht: Amylase = 110 (n = 28 – 100), die Lipase war nicht bestimmt worden. Auch die Hepatitis-Antikörper sind nicht bestimmt worden.

Sie berichtet über Empfindlichkeit gegenüber Wein. Nach Weingenuss bekommt sie Kopfschmerzen.

Sie leidet unter imperativem Harndrang. Der Kopf juckt immer mal wieder, und die Augen brennen.

Sie hat alle Zähne verloren. Oft hat sie Hüftschmerzen, aber nicht beim Gehen oder bei Belastung, sondern nur im Liegen. Beim Aufstehen aus dem Sitzen hat sie leichte Rückenschmerzen. Zweimal hatte sie Magengeschwüre gehabt, immer während der

Schwangerschaft.

Sie leidet unter Bauchschmerzen. Bei einer Coloskopie wurde ein Polyp entfernt, und es wurde eine Bauchdeckenoperation durchgeführt. Beides hat nicht dazu beigetragen, die Bauchschmerzen zu vermindern.

Ihr Stiefvater hat getrunken und starb in einer Ausnüchterungszelle in der Schweiz.

Berufsanamnese

Sie wollte Säuglingsschwester werden. Mit 18 Jahren erhielt sie aber keine Lehrstelle, weil sie neuapostolisch war und in einer katholischen Gegend wohnte. Daher ging sie in die Fabrik, heiratete dann mit 20 Jahren und war später in der Betreuung von sozial schwachen Kindern tätig.

Kinesiologischer Test

Vater im Krieg gefallen:

Zeugung D 100 Mio.,

Zustand nach **Tuberkulose**:

Tuberculinum KOCH alt D 200,
Thuja D 200,

Hepatitis, Leberwerte erhöht:

Hepatitis Nosode D 30,
Leber Komplex Z,
Pankreas D 30,
Mucosa D 30,

Krämpfe:

Cuprum metallicum D 1000,
Musculus D 30,
Hüftschmerzen nachts mit Ausstrahlung ins rechte
Bein:

Gelenkstandard Z,
Musculus D 30,
Ligamentum D 30,
Rechtsdrehung D 1000,

Imperativer Harndrang:

Vesica urinaria D 30,
Merkur Pl D 30.

Therapie

Alle Mittel wurden als Stirnstrich gegeben.

Überlegungen zum Fall

Die lebenslänglichen Durchfälle und Bauchschmerzen
lassen sich am ehesten auf die vorliegende Hepatitis
(wahrscheinlich non A non B, heute Hepatitis C)
zurückführen, die aber offensichtlich weder erkannt
noch behandelt wurde. Diese kann sie in den
sechziger Jahren leicht durch die Transfusionen
bekommen haben. Hierzu würde noch der Juckreiz am
Kopf passen, wenn das Bilirubin im Rahmen der
Hepatitis steigt. Bilirubin löst Juckreiz aus. Auch die
leicht erhöhte Amylase würde zur Hepatitis passen.

Die Tuberkulose kann leicht ihr Immunsystem
geschädigt haben, sodass es nicht zu einer spontanen
Ausheilung der Leberentzündung gekommen sein wird.

Entsprechend habe ich die beiden Nosoden Tuberculinum KOCH alt D 200 und Hepatitis A und B Nosode D 30 gefunden.

Der Verlauf wird zeigen, ob die gegebenen Mittel ausgereicht haben, um zu einer Ausheilung der Hepatitis beizutragen.

Diagnostisch wären noch das Bilirubin, die Lipase und die Hepatitis Antikörper zu bestimmen.

Verlauf vom 14. 12. 2015

Am 14. 12. 2015 erhalte ich fernmündlich die Auskunft, dass Hildegard nur noch einmal in der Frühe einen durchfälligen Stuhl hat, sonst sei er immer geformt und fest. Ein großer Fortschritt. Die Müdigkeit, ein Hauptsymptom der Hepatitis C, ist jedoch noch nicht ganz überwunden. Es gibt zusätzlich auch noch nächtliche Wadenkrämpfe und die Hüften schmerzen vor allem bei Wetterwechsel.

Nach unserer Konsultation wurden die Hepatitis Antikörper bestimmt und sie waren haushoch. Der Hausarzt weiß jetzt wenigstens, weshalb sie seit 53 Jahren helle Durchfälle hat.
Sie hat sich wahrscheinlich durch Transfusionen nach der Geburt der Tochter eine Hepatitis C zugezogen.

Weiterer Verlauf vom 18. 04. 2016

Am 18. 04. 16 erschien Hildegard das dritte Mal in meiner Praxis.

Zwischenzeitlich hatte der Hausarzt sonografisch eine große Pankreaszyste gesehen, die auf den Ausgang des Gallenganges drückt. Möglicherweise kommt es hierdurch zu gelegentlichem Juckreiz, vor allem im Kopfbereich. Eine Gelbfärbung der Augen hatte sie aber nie beobachtet.

Die Zyste wurde vom 11. bis 21. Januar 2016 homöopathisch mit Crotalus horridus D 6, D 12, D 30 behandelt. Seither kam das Mittel nicht mehr und die Zyste ist nun energetisch stumm, im ‚Richtig-Falsch System' kommt die Aussage, die Zyste schrumpft.

Sie klagt immer noch über morgendliche Durchfälle, die nach Monaten der Besserung jetzt wieder stärker werden, über Übelkeit und über Müdigkeit.
Diese Symptome werden als **"Hepatitisfolgen"** getestet und erfordern

Sulfur D 1000 und
Lycopodium D 100.000, zusätzlich
Alle Meridiane D 30.

Sie berichtete, dass sie bei einer Ärztin regelmäßig japanisches Heilströmen macht. Hierbei findet sich immer eine Gruppe von Patienten zusammen, die diese Technik durchführt. Beim Meridianströmen des Gallenblasenmeridians verspürt sie immer eine deutliche Erleichterung.

Alles sei bei ihr auf der rechten Seite schwach, die linke Seite sei prima.

Schließlich stört es sie, dass sie nachts dreimal aufstehen muss, um Wasser zu lassen. Sie ist jetzt 74 Jahre alt, da hat sie gewissermaßen Anspruch auf eine leichte Herzmuskelschwäche. Als ich hierfür Strophanthin nenne, leuchten ihre Augen auf, denn sie hat sich nun auch auf Rezept Strophanthin Kapseln, 3

mg, von einer Apotheke am Bodensee schicken lassen und freut sich, dass wir – sie selbst durch Literaturstudium und ich durch medizinische Erfahrung – zu einem ähnlichen Ergebnis gekommen sind.
Hier teste ich für ihre Herzmuskelschwäche, dass

Strophanthin D 30

und 3 mg in etwa gleich wirken, nicht aber Strophanthin D 4, das sie jahrelang sporadisch genommen hatte.
Neben der Stärkung des Herzmuskels scheint aber auch der **Rückstrom der Flüssigkeiten** durch die Venen und durch die Lymphgefäße unterstützungswürdig zu sein, sodass kinesiologisch auch
Venen Komplex Z und
Lymph Komplex Z erscheint.

Alles zusammen könnte dann die Blase nachts entlasten, die als Organ und in der Funktion kinesiologisch völlig in Ordnung ist.

Schließlich klagt sie noch über **Hüftschmerzen** rechtsseitig. Hierfür finde ich den

Gelenkstandard Z,
Ligamentum D 30,
Musculus D 30 und
Rechtsdrehung D 1000, zusätzlich
Natrium sulfuricum D 30.

Die **Wadenkrämpfe** sind unter

Cuprum metallicum D 1000 und
Musculus D 30

nahezu vollständig verschwunden.

Dem Hausarzt hatte sie gesagt, dass sie gerne zweimal im Jahr eine Sonografie hätte und eine Blutabnahme, aber alles Medizinische über die Homöopathie abwickeln möchte.

Vorgeschichte

Als sie eine schwere Borreliose durchgemacht hatte und ihre homöopathische Internistin sie ins Krankenhaus zu den Antibiotika-Infusionen schicken wollte, protestierte sie, fragte die Ärztin direkt, was sie selbst an ihrer Stelle machen würde und erhielt die Antwort: Basenbäder und Weglassen von allen tierischen Eiweißen.

Das machte Hildegard für drei Monate, jeden Tag zwei Stunden Basenbad, morgens von 5 bis 7 Uhr, wenn die anderen noch schliefen, und war nach drei Monaten Borrelien frei. Der Laborarzt vom Zentralinstitut in Lübeck war daran interessiert, wie sie das denn vollbracht hätte, die Borrelien los zu werden, und staunte, als er von der Basen-Therapie hörte.

9. Gefäßerkrankungen, Embolien, AVK

Fall 222 – Multiple kleine Lungenembolien – wirkt Marcumar D 30?

Am 24. Juni 2014 erscheint erstmals Verena in meiner Praxis. Sie hat den Weg über die Empfehlung einer Lübecker Bekannten zu mir gefunden. Die 64 Jahre alte Psychologin berichtet, dass sie nach 60 bis 90 Minuten Sport im Fitness Center blaue Lippen bekommt. Wenn sie in den Spiegel schaut, erschrickt sie. Ihre Kolleginnen meinten, sie müsse unbedingt damit zum Arzt gehen. Diese Lippenzyanose dauerte circa eine Stunde, bevor sie wieder verschwand.

Der Hausarzt reagierte gelassen, kalte Füße oder blaue Lippen, das sei eben ihr Markenzeichen. Und Spiegel? Zudecken oder nicht rein sehen. Lungenaufnahme? Kardiologe? Pulmonologe? Überflüssig. Er hält das alles für eine Lappalie.

Eine Blutgasanalyse ergab normale Werte, aber die Laborwerte von 2008 waren pathologisch: Die Lipase lag am 19. 08. 2008 über 600, aber bei der Kontrolle am 25. 08. 08 mitsamt der Amylase im Normbereich. Dafür war dann aber die Kreatininkinase (CK) mit 333 sehr hoch. Diese wurde seither nicht mehr kontrolliert. Eine erhöhte CK findet man bei Muskelerkrankungen.

Die Glomeruläre Filtrationsrate, ein wichtiger Nierenwert (GFR) war leicht erniedrigt, das Gesamt Cholesterin mit 250 mg% erhöht.

Genau genommen gab es keine richtungweisenden Befunde im Labor, das Röntgenbild der Lunge war normal, das Belastungs - EKG war ebenfalls normal (alle Befunde wurden vorgelegt!), sodass es noch keine Diagnose gab.

Ihre Mutter war an einer Embolie gestorben, sie selbst hat zahlreiche Thrombosen in den Unterschenkeln gehabt und 2009 auch eine Lungenembolie.

Aus den negativen Befunden und aus der Familiengeschichte mit Lungenembolien ist die einzige

Erklärung für Luftnot nach längeren Anstrengungen die, dass es im Rahmen der stattgefundenen Lungenembolien Bezirke in der Lunge gibt, die nicht mehr durchblutet sind und, ähnlich wie eine alte Eisenbahnlinie, stillgelegt erscheinen.

Insofern hat sie eine gute Kompensationsfähigkeit, die aber bei längeren Anstrengungen versagt und dann zu einem Sauerstoffabfall führt und die blauen Lippen verursacht.

Möchte man die Diagnose erzwingen, würde man nach einer Fitnessstunde die Blutgasanalyse machen. Wenn der Sauerstoffpartialdruck dann abgefallen ist, wäre das ein Hinweis auf Lungenembolien.

Eine Lungenszintigrafie würde ggf. ebenfalls Hinweise für abgelaufene Embolien liefern.

Familienanamnese

Sie klagte noch darüber, dass sie weniger belastbar sei und rasch ermüden würde. Das sei wohl das Alter. Ich fragte nach der Familie, und da erzählte sie vom plötzlichen Tode ihres Mannes und dessen Hinterlassenschaften, die für sie sehr belastend waren. Neben dem eigenen Beruf noch zwei GmbHs abzuwickeln war eine maximale Herausforderung.

Als sie vom Tode ihres Mannes sprach, traten Tränen in ihre Augen. Das würde sich wohl nie ändern, meinte sie.

Die Ermüdbarkeit, der Tod des Mannes und die Sorgen um den Sohn kamen jeweils mit schwachem Arm.

Therapie für die Ermüdbarkeit
Hierfür gab ich per Stirnstrich die Mittel

Psycho Komplex Z,
Kalium phoshoricum D unendlich,
Cimicifuga D 30 und
hinderliche Glaubenssätze D 1000.

Danach gab es eine Entspannung wie im Heilschlaf.

Therapie für die angenommenen multiplen Lungenembolien

Marcumar D 30 als Stirnstrich.

Nachtest

Alle belastenden Momente kamen jetzt mit starkem Arm. Die Ermüdbarkeit war energetisch nicht mehr nachweisbar, der Tod des Mannes, die Sorgen um den Sohn und auch blaue Lippen nach einer Stunde Sport kamen mit starkem Arm.

Mentaler Test
Zum Schluss erzählte sie noch, dass ihr Mann einfach umgekippt sei und tot war. Das konnte sie jetzt mit fester Stimme und ohne Begleitung von feuchten Augen erzählen. Sie selbst registrierte diese Veränderung und war darüber wahrscheinlich froh.

Ausblick
Für die angenommenen Lungenembolien gab ich Marcumar D 30 als Prophylaxe, langfristig über Jahre, die persönlichen belastenden Momente behandelte ich mit homöopathischen psychisch wirkenden Mitteln und mit Hinderliche Glaubenssätze D 1000.

Verlauf vom 29. 04. 2015

Wir trafen uns erneut am 29. April 2015, um die Vergangenheit gründlich aufzuarbeiten. Bei dieser Gelegenheit erzählte sie zum Schluss der Sitzung, dass die blauen Lippen ca. drei bis vier Monate nach unserer letzten Sitzung bis heute völlig verschwunden seien, sodass sie sehr froh ist, sich auf die etwas ungewöhnliche Therapie mit Marcumar D 30 eingelassen zu haben. Kinesiologisch hatte sich der Verdacht auf alte multiple Lungenemoblien bestätigen lassen und diese Situation wurde versuchsweise mit Marcumar D 30 behandelt. Marcumar in konventioneller Dosierung hätte vermutlich die gleichen Ergebnisse erzielt. Der Hausarzt war jedoch indolent und tat dieses Symptom als unwichtig ab, sodass es keine weitere diagnostische Klärung gab, die den Weg zu einer Therapie gebahnt hätte.

Hiermit bestätigte sich in meiner Praxis erstmals anhand von Symptomen, die zunächst über ein Jahr bestanden und dann unter homöopathischer Therapie verschwanden, dass Marcumar D 30 ein wirksames Mittel ist, das bei entsprechender Indikation eingesetzt werden kann.

Fall 223 – Arterielle Verschlusskrankheit (AVK) mit Lymphschwellung – Sekundenphänomen

Anamnese vom 27. 02. 2015

2015 erhielt ich erstmals die Möglichkeit, in einer Praxis in der Nähe von Münster zu arbeiten. Am 27. Februar 2015 bestellte die Heilpraktikerin Hildegard

119

einige Patienten für mich ein, die wir dann gemeinsam behandelten. Unter diesen Patienten befand sich auch ein Skeptiker, Oskar, der mit seiner Frau erschien.

Der 63 Jahre alte, rüstig erscheinende Mann benutzte einen Stock zum Gehen und es war leicht zu erkennen, dass ihm das Gehen schwer fiel. Er hatte Schmerzen, und der linke Fuß war so stark geschwollen, dass die Sandale, die er links trug, sich um den Fuß spannte.

Vorgeschichte

Anfang 2014 wurde eine „Arterienverkalkung im linken Bein" festgestellt. Oskar hatte Schmerzen im linken Fuß, der sich auch kälter anfühlte als der rechte. Die Schmerzen wurden immer stärker.

Im Clemens Krankenhaus in Münster wurden in der Gefäßchirurgie zwei Bypässe im linken Bein gelegt, die Zehen 4 und 5 amputiert. Nach acht Wochen Krankenhausaufenthalt konnte er entlassen werden. Dreimal verschlossen sich die Bypässe wieder, hierdurch wurden mehrere Notoperationen erforderlich, eine auch mit Amputation des großen Zehen linksseitig.

Seit zwei Wochen, also seit dem 14. Februar 2015, kam es nun zu Fersenschmerzen linksseitig mit Eitersekretion. Seither kann er nur mit erheblichen Schmerzen und einem Gehstock gehen. Die Schmerzen werden unter Schmerzmedikation noch auf der Intensitätsskala mit Skala = 3 beziffert.

Befund: Vier Wunden, drei Zehenamputationen, Waden-Dekubitus linksseitig, Fersen-Dekubitus linksseitig.

Medikation: Antibiotika, Analgetika.

Kinesiologischer Test für die linke Ferse (Schmerz)

C3, C4 Komplement D 30,
Harnsäure D 200,
Arteriae D 30,
Kapillaren D 30,
alle Meridiane D 30,
Sauerstoffversorgung D 30,
Lapacho D 1000.,
Propolis D 1000,
Yucca D 1000,
Rechtsdrehung D 1000,
Lymphkomplex Z.

Erste Therapie

Alle Mittel werden einmalig als Stirnstrich eingegeben.

Wirkung

Nach der Therapie kann er schmerzfrei auftreten. Oskar ist hochzufrieden. Interessanterweise ist auch die vorbestehende Schwellung am Fußrücken sichtbar zurück gegangen in der kurzen Zeit der Behandlung.

Der Rückgang der Schwellung wird deutlich sichtbar, da der Sandalenriemen vorher komplett auf dem Fuß auflag, und nach der Therapie gab es einen Zentimeter „Luft", die nur auf den Rückgang der Schwellung zurückzuführen ist. Die Schnalle der Sandale war vorher stramm, jetzt war sie locker, ebenfalls ein Zeichen für den objektiven Rückgang der Schwellung am Fuß. Hier würde man hinsichtlich der Schwellung und beim Schmerzrückgang ein Sekundenphänomen nach Zeeden annehmen.

Immerhin gab es in der Vergangenheit ähnlich schnelle Rückbildungen von Schwellungen, die schon jahrelang bestanden hatten, sodass dies nicht die erste Beobachtung von diesem erstaunlichen Phänomen war.

Verlauf vom 02. 05. 2015

Am 02. 05. 15 schrieb mir die behandelnde Heilpraktikerin Hildegard über den Verlauf bei Oskar.

„In den letzten Wochen bin ich fast jeden Mittwoch bei Oskar gewesen. Nach dem Termin am 27.02. bei Dir, war er kurze Zeit später für 10 Tage im Krankenhaus. Der behandelnde Kollege hatte empfohlen eine VAC Pumpe auf die Ferse zu setzten (VAC = Vakuumverband).

Oskar hat fleißig die homöopathischen Präparate genommen und die Ferse hat sich unter der "Doppeltherapie" super entwickelt. Auch die anderen Wunden sahen am Mittwoch den 22. 04. 15 so gut aus, dass ich ihm empfohlen habe Deine Präparate jetzt langsam zu reduzieren. Es waren ja jetzt schon fast 8 Wochen der täglichen Einnahme vergangen.
Ich hatte ihm empfohlen, Montags, Mittwochs und Freitags alle homöopathischen Präparate zu nehmen. Er hat es so gemacht, und jetzt kommt der Grund meines   Berichtes:

Nach einer Woche, am Mittwoch, den 29. 04.15, als ich zu ihm kam, war der Verband der Wunde - an der dorsalen Seite des Unterschenkels - total durchnässt. Er sagte, es hätte am Montag angefangen, und die Krankenschwester, die die Verbände macht, hat gesagt, es sei nicht so schlimm, hatte aber auch keine Idee, wo es herkommt.

Als ich den Verband abgemacht habe, war die Haut um die eigentlichen Verletzungen herum mazeriert, durch die Feuchtigkeit, ich habe es mit einer sterilen Kompresse abgewischt und nach kürzester Zeit bildeten sich auf der Haut "Wasserperlen", es sah so aus, als ob ein Sportler Schweißperlen auf der Stirn hat. Innerhalb der 3/4 Stunde, die der Verband auf war, weil ich die Wunden mit Licht, Laser und Farbe bestrahlt habe, musste ich dreimal abwischen.

Ich habe mich gefragt, wo kommt es her? Mir ist aufgefallen, dass der komplette Unterschenkel, Fuß und die zwei Zehen (Drei sind leider amputiert worden) deutlich geschwollen waren. Ich habe meine Vermutung geäußert, dass es sein kann, dass wir die Präparate von Dr. Zeeden zu früh reduziert haben. Aus diesem Grunde habe ich seine Frau gebeten, ihm die Präparate direkt zu geben. Er sagte, dass er sie eigentlich immer abends nimmt, worauf hin ich gesagt habe, dass ich es gut fände, wenn er sie jetzt und heute Abend nimmt. Und dann wieder wie immer jeden Abend.
Die Krankenschwester bekam etwas Panik und äußerte den Wunsch, dass Oskar sich zeitnah im Clemens Krankenhaus vorstellen solle.

Glaubst Du auch, dass es die fehlende "Lymph-Unterstützung" war, die das ausgelöst hat? Gestern habe ich noch eine SMS an Oskar geschickt und gefragt wie es aussieht. Die Wunde war am Freitag schon wieder trocken. Freude auf allen Seiten."

Kommentar zu der ungewöhnlichen Entwicklung der Wunden und der Schwellung am linken Fuß von Oskar.

Meine Antwort: „Ich bin begeistert, dass sich alles so wunderbar ergeben hat, dass die Wunden alle rasch zu geheilt und trocken waren und es endlich einen Lichtblick in der Geschichte gab, die schon seit einem Jahr sehr unruhig verlaufen war. Ich vermute, die Globuli müssen dann wahrscheinlich doch ein halbes Jahr täglich gegeben werden, bis sich alles so stabilisiert, dass man sie reduzieren kann. Bei der manuellen Lymphdrainage gibt man ja auch über Jahre diese Therapie, weil sich da zunächst kausal nichts Besonderes tut, es keine Regeneration der Lymphgefäße gibt (5% der Patienten scheinen hinsichtlich der Lymphgefäße regenerierbar zu sein, 95% anscheinend nicht, habe ich in einer Statistik über die Regeneration von Lymphgefäßen gelesen).

Und dann die blitzschnelle Reaktion, dass alles rasch wieder zuheilt.

Ich denke, dass der Abfluss weiterhin gestört ist und nur durch die homöopathischen Mittel aufrecht erhalten wird, ohne dass in der „Tiefe" schon eine Besserung oder Gefäßrekonstruktion erfolgt ist. Der nächste Schritt wäre jetzt, die **Abflussbahnen zu stützen**, mit

Lymphwege D 30,
„Regeneration der Abflussgefäße D 30" und
„Stoffwechseloptimierung D 30" und Ähnliches.

So einen krassen Fall wie Du beschreibst habe ich zwar noch nicht erlebt, aber es gibt eben immer wieder Neues.

Auf die Dauer schaden die Globuli zwar nicht, aber unsere Absicht ist ja eine „restitutio ad integrum", eine Ausheilung, und nicht eine lebenslängliche Gabe von noch so guten Globuli.

Insofern war dein Auslassversuch sicherlich richtig, wenn auch zu früh, und nach 8 Wochen würde man das ja sicherlich noch einmal versuchen, von der täglichen Gabe auf jeden 2. Tag zu gehen, um zu sehen, ob es klappt oder ob man noch abwarten muss."

Nach einem Jahr, im Februar 2016, waren alle offenen Stellen endlich vollständig zugeheilt, die Schmerzen waren weitgehend verschwunden, die Schwellungen nicht mehr tastbar, und das Endergebnis war sehr zufriedenstellend.

10. Gelenkentzündungen, chronische Polyarthritis

Fall 224 – Chronische Polyarthritis

Am 12. 05. 15 gibt es einen ersten Anruf der 1968 geborenen Natalie, die auf Anraten ihres praktizierenden Homöopathen neben einem Hausarzt und zwei Rheumatologen auch mich in die Therapie der chronischen Polyarthritis einbezieht. Wir vereinbaren einen Termin im Mai 2015.

Am 18. 05. 15 erhalte ich einen erneuten Anruf mit dem Unterton von Panik in der Stimme. Ich überlege, was passiert sein könnte. Der Hausarzt hatte vor einer Woche Blut abgenommen und einen Anstieg der weißen Blutkörperchen von 14.000 auf 18.000 gefunden. Sie bekam plötzlich Angst, es wäre etwas nicht in Ordnung, oder sie hätte eine schwere Krankheit und wusste plötzlich nicht mehr, wohin mit der Unsicherheit.

Da eine Momentaufnahme eines Blutbildes nie sehr aussagekräftig ist, sondern im Zusammenhang mit der Vergangenheit interpretiert werden sollte, fehlte mir die Entwicklung der Leukozyten in den letzten Monaten. Wir einigten uns auf ein Differenzialblutbild, um mehr Klarheit zu erhalten. Noch am gleichen Tag ließ sie sich erneut Blut abnehmen, die Leukozyten waren auf 11.000 gefallen.

Am 22. Mai 2015 lerne ich Natalie in Lübeck kennen. Sie kommt mit dem Auto, ist munter und fröhlich, hat einen sehr ausgeprägten Humor, wir verstehen uns auf Anhieb. Sie ist ängstlich hinsichtlich aller Medikamente, die sie einnimmt. Vor ihrem inneren Auge erscheinen als erstes die Nebenwirkungen, die sie unbedingt vermeiden möchte.

Die chronische Polyarthritis

Mit 16 Jahren bekam sie oft Rückenschmerzen, Nackenschmerzen und Kopfschmerzen. Diese traten vor allem ein bis zwei Tage vor der Periode auf, um dann schlagartig zu verschwinden. Auch zum Eisprung gab es Rückenschmerzen. Sie humpelte dann zwei Tage. Das ging auch in ihrem Büro so, wo sie arbeitete. Die Kollegin fragte immer, wenn sie humpelte, aha, jetzt ist es wohl wieder so weit? In der Tat war es so, dass sie „tierische" Schmerzen hatte, aber jedes Mal in einem anderen Gelenk. Mal war es der Rücken, mal die Hüfte, mal das Knie und mal zog es in den Füßen. (Wandernde Gelenkschmerzen,

Pulsatilla).

Bis dahin waren alle Schmerzen immer wieder rückläufig und traten dann sporadisch auf, um spontan zurück zu gehen. Vor 13 Jahren änderte sich dann aber alles. Sie bekam im linken Handgelenk eine Sehnenscheidenentzündung. Diese wurde mit einer intraartikulären Cortison-Injektion behandelt. Seither hat sie dort keine Schmerzen mehr! Es entzündete sich das linke Handgelenk und der linke Ellenbogen. Seither haben sich auch Morgensteifigkeit und Schmerzen in den Fingergelenken eingestellt.

2002 stellte der Hausarzt ein erhöhtes C-reaktives Protein (CRP) fest, ein Entzündungszeichen, und einen erhöhten Rheumafaktor von 26. Ein erster hinzugezogener Rheumatologe stellte dann mit Hilfe von Röntgenbildern die Diagnose „chronische Polyarthritis", empfahl aber nichts zu unternehmen.

Eine zweite Rheumatologin bestätigte 2012 die Diagnose, und empfahl MTX (Metothrexat). Zunächst bekam sie 15, später 17,5, dann 20 mg MTX einmal pro Woche. Hierunter kam es nach einem Jahr zu einer allmählichen Besserung. 2012 lag der Rheumafaktor bei 330, und das CRP bei 30. Ein Jahr lang humpelte sie, bis das MTX endlich eine Wirkung zeigte.

Von Januar bis August 2014 ging es ihr „super gut", das MTX entfaltete seine Wirkung. Danach stürzte sie auf die Hände, und seither hat sie dauerhaft Schmerzen. Das MTX wirkte plötzlich nicht mehr, die Schmerzen wurden chronisch und konnten nur durch Cortison gemildert werden.

Als die Rheumatologin ungeduldig wurde und

vorschlug, 22,5 mg MTX pro Woche zu geben, protestierte sie und blieb bei 20 mg, die sie auch schon schlecht vertrug.

Zwei Basistherapien gleichzeitig

Im April 2014 erhielt sie zusätzlich zum MTX das Mittel Leflunomid (das normalerweise nicht mit MTX zusammen gegeben werden soll). Nach einer Woche der täglichen Einnahme war sie schmerzfrei! Aber die Nebenwirkungen waren so massiv, dass sie das Mittel nach dieser kurzen Zeit schon wieder absetzen musste. Sie bekam eine Stomatitis, eine Entzündung der Mundschleimhaut, die sich anfühlte, als ob sie zu viel Ananas gegessen hätte. Außerdem bekam sie Kribbeln in der Zunge und auf den Lippen.

Ängste

Da sie immer wieder sporadisch einen Irishochstand hatte, das heißt, ich konnte die Sklera, „das Weiße im Auge" unterhalb der Iris sehen, dachte ich an frühere Traumata.

Ich fragte sie, seit wann sie Ängste hätte. Sie meinte, seit der Geburt des Sohnes Dennis. Seit 16 Jahren hätte sie verstärkt Angst, der Junge könnte etwas haben. Sie fragte sich: „Was passiert mit dem Kind?". Nachts wachte sie auf und hatte das Gefühl zu sterben.

Die Mutter

Auf die Frage, wie das Verhältnis zu ihrer Mutter sei, machte sie erst multiple Mundbewegungen, die alle besagten, schwierig, schwer zu sagen, unbefriedigend, wie soll ich das nur ausdrücken? Sie meinte dann:

„Nicht so gut". Früher war die Mutter ihr „Ein und alles", aber seit einer schweren Kränkung vor 4 Jahren, als die Mutter umzog und ihr nichts davon erzählte, hatte sie das Gefühl, sie hätte sich aus dem Staub gemacht. Jetzt sieht sie ihre Mutter zu Familienfeiertagen, wahrscheinlich zu ihren Geburtstagen, aber keiner spricht ein Wort.

Früher dachte sie, wenn die Mutter stirbt, sterbe ich auch. Die Mutter hat auch eine chronische Polyarthritis, verweigert aber jegliche Behandlung und entsprechend sehen ihre Finger aus, die alle in verschiedenen Winkeln auseinander stehen. Eigene Wahrnehmung: „Wenn die Mutter eine rheumatische Erkrankung hat, habe ich auch Rheuma". Das wäre dann ein hinderlicher Glaubenssatz, der noch aufgeklärt und aufgelöst werden sollte.

Die Mutter ist 83 Jahre alt, sehr diktatorisch, lässt sich nichts sagen und alles geht nach ihrem Willen. Sie ist schnell gekränkt. Ihr Mann bekommt alles ab, denn alles, was er sagt, ist falsch und unrichtig. Und er ist an allem Schuld. Da sie seit 35 Jahren getrennte Schlafzimmer haben, gibt es eine Art Konkurrenz. Als der Sohn von Natalie einmal zu Ostern kam, sagte die Großmutter zu ihm: Dieses Jahr gibt es keine Ostereier, dafür ist Opa zuständig, und der hat sich um nichts gekümmert. Sie versucht also allen ein schlechtes Gewissen zu vermitteln und arbeitet nie in der direkten Linie, sondern über zweite und dritte Personen. Immer schwingt eine Drohung mit: „Reg mich nicht auf, sonst kann ich nicht schlafen". Sie ist sauer auf ihre Töchter, dass sie nicht zu ihr, sondern zum Vater gehalten haben. Einmal hatte sie in ihrer Wut in einer halben Stunde alle Sünden des Vaters gnadenlos aufgezählt. Sie scheint sehr nachtragend zu sein.

Ihr Verhältnis zum Vater ist gut. Er kann ihr sein Herz ausschütten.

Die Menses

Früher hatte sie alle 3 Monate ihre Periode, später dann alle 4 bis 6 Wochen, aber immer in unregelmäßigen Abständen. Zwei Tage vor den Menses immer mit starken Rücken- oder Gelenkschmerzen.

Die Psyche

Sie kann nicht nein sagen, kann sich nur schwer abgrenzen. Andere schütten ihr das Herz aus, aber sie hat niemanden, der sich nach ihr erkundigt, außer ihren Mann. Sie ist weichherzig und durchzogen von multiplen Ängsten. Sie hat Angst, Türklinken zu berühren, aber nur zu Hause. Sonst hat sie damit kaum Probleme. Als sie einmal eine Türklinke beim Arzt anfasste, die noch blutig war, bekam sie Panik und wusch sich „stundenlang" die Hände.

Zwänge

Zuhause muss sie zwanghaft alle Türklinken abwischen, sonst kann sie sie nicht berühren. Wenn sie sich vorstellt, sie könnte die Klinken nicht abwischen, „würde sie wahnsinnig". Auf der Skala wäre das die 50.

Traumata

Als sie 12 Jahre alt war, sagte ihre Schwester zu ihr: „Wenn Mutter stirbt, bist DU dran schuld". Das hat sie viele Jahre lang belastet.

Als sie einmal Weinstein probierte von einer Flasche aus dem Gut eines Nachbarn, der einen Weinberg hatte, sagte ihre Schwester zu ihr: „Das ist ja Gift". Seither hat sie panische Angst vor Gift (Arsen). Als sie Rattengift in ihrem Garten entdeckte, wurde sie wieder panisch, brachte das Gift weg unter Überwindung größter Widerstände und Vorsichtsmaßnahmen hinsichtlich der Sauberkeit. Früher hatte sie alles zurecht gerückt, bis alles „am richtigen Platz war". Die Fransen des Teppichs mussten alle parallel liegen.

Kinesiologischer Test

Im Test fanden wir folgende Mittel:

Für die chronische **Polyarthritis**:

Gelenk Standard Z,
Imipenem D 30,
Ligamentum D 30,
Musculus D 30,
Rechtsdrehung D 1000,
Toxoplasmose Nosode D 30,
Pankreas D 30,
alle Meridiane D 30,

Für **psychische Komponenten und Ängstlichkeit**:
Pulsatilla D 1000,
Lachesis D 300.000,
Aconit D 1000,
Argentum nitricum D 1000,

Als homöopathische Schmerztherapie:
Cortison D 30,
Leflunomid D 30,
Pulsatilla D 1000.

Therapie

Zunächst gab ich diese Mittel alle per Stirnstrich.

Danach kontrollierten wir den linken Unterarm, der zu Beginn der Sitzung deutlich, also mittelstark geschwollen war. Wir fanden ihn völlig abgeschwollen, und im Vergleich zum rechten Arm genau gleich „dick" und von der gleich lockeren Konsistenz.

Wir wiederholten den mentalen Test. Wie fühlt es sich an, wenn sie daran gehindert wird, zu Hause die Klinken abzuwischen? Seltsam, es gab keine Regung in ihrem Gesicht, und sie selbst war sehr erstaunt darüber, dass es ihr nur noch wenig ausmachte, vielleicht bei Skala = 5, schlug ich vor. Jedenfalls war von „Wahnsinn" oder einer ähnlich heftigen Reaktion nicht mehr die Rede.

Überlegungen zum Fall chronische Polyarthritis

Nachdem ich schon vor Jahren die Theorie gebildet hatte, es könnte die Toxoplasmose sein, die die Hauptursache der chronischen Polyarthritis wäre, konnte auf dem Labor vom 18. 05. 2015 immerhin ein Grenzwert für den Toxoplasmose Antikörperspiegel gefunden werden. 7,2 bis 8,8 war pathologisch, unter 7,2 war normal. Sie hatte genau 7,2 (ohne Einheiten).

Hiermit schien sich also zu bestätigen, dass bei chronischer Polyarthritis (cP) gehäuft ein erhöhter

Toxoplasmose Antikörperspiegel gefunden wird.

Von Seiten der klassischen Homöopathie ergab sich Pulsatilla als ein sehr gutes Simile mit dem Leitsymptom „wandernde Gelenkschmerzen" und das Konstitutionsmittel Pulsatilla mit der Tendenz zu weinen, einer großen Freundlichkeit und Empathie und der Unfähigkeit, sich gut abgrenzen zu können. Hier wäre Schutzkomplex Z angebracht.

Nach dem Stirnstrich gab es ein Sekundenphänomen bei der Abschwellung des linken Unterarmes.

Wie kann man die schwierige Persönlichkeit der Mutter beeinflussen? Alle sitzen schweigend um den Kaffeetisch, niemand getraut sich ein Wort zu sprechen, weil keiner die Kritik der Mutter hören möchte. Diese herrscht über ihre schweigende Gesellschaft. Da es sich bei den versteckten Drohungen um Machtspielchen handelt, ist die Wahrscheinlichkeit groß, dass sie einen konstitutionellen Bezug zu Lachesis oder Arsen hat. Daher empfahl ich „für die Mutter und für sich selbst" Lachesis D 300.000 einzunehmen, entsprechend dem Satz: „In einer Beziehung ist es egal, wer das Mittel nimmt".

Schließlich die Bakteriophobie, die Angst vor Ansteckung, vor Bakterien, vor Gift vor allem. Hier sollte Arsenicum album D 100 Mio., enthalten im Psychokomplex Z, eine tiefgreifende Änderung bewirken, die sich schon hier in der Sitzung im mentalen Test angebahnt hat.

Verlauf vom 20. 06. 2015

Genau vier Wochen nach der Erstbehandlung vom 22.

05. 2015 erhalte ich diese Mail von Natalie:

"...Es ist nun schon vier Wochen her, dass ich bei Ihnen war. Es geht mir gut. Die Schmerzen sind zu 90 % zurück gegangen. Wahnsinn. Vorletzte Woche habe ich bei meinem Hausarzt ein Blutbild machen lassen. Der CRP Wert war bei 0,8. Der Leukozytenwert bei 8.000. Das Cortison habe ich von 5 mg auf 2,5 mg pro Tag reduziert. Ich bin so froh, dass mein Hausarzt mir empfohlen hat, zu Ihnen zu fahren. Der Besuch bei Ihnen war "super". Ich kann das gar nicht beschreiben. Meine Gelenke sind irgendwie freier und ich beiße auch meine Zähne nicht mehr so zusammen." Dieser Fall einer chronischen Polyarthritis mit einem langsam progressiven Verlauf scheint gut auf Homöopathie anzusprechen.

11. Gelenkschmerzen – Arthrose

Fall 225 - Hilferuf wegen Schmerzen in der linken Fußbeuge Vorfuß / Unterschenkel

Am 20. 05. 14 erhalte ich einen Anruf von meiner alten Freundin Sieglinde, mit der ich 1992 durch Nepal gewandert bin. Wir waren in Kontakt geblieben, und da es immer wieder medizinische Baustellen gab, sahen wir uns sporadisch zu medizinischen Konsultationen.

Sie klagte über unerträgliche Schmerzen im Bereich des linken Sprunggelenkes, an der Vorderseite. Bei Druck kommt ein heftiger Schmerz auf, den sie auf der Skala mit 10 beziffert. Seit einem halben Jahr seien die Schmerzen in diesem Bereich allmählich zunehmend, die bisher eingenommenen, gelenkbezogenen Mittel (6 verschiedene Mittel) hatten nicht geholfen.

Die auf das **Gelenk** bezogenen Mittel waren:
Alle Meridiane D 30,
Harnsäure D 200,
Rhus tox D 30,
Hirnhautverziehung D 30,
Atlas Komplex Z und
Beinlängendifferenz D 30.

Am 20. 05. 14 kam dann der oben erwähnte Anruf, die Schmerzen seien so schlimm, dass sie kaum gehen kann, die Skala wechselte zwischen 8 und 10. Jetzt steht sie auch noch unter Druck, weil ihre Tochter in 10 Tagen heiratet. Dann möchte sie wieder fit sein, schmerzfrei gehen können und möglichst auch noch tanzen können. Der 30. 05. 14 stünde gewissermaßen bei ihr vor der Türe. Sie sei verzweifelt, weil ihr der Fuß nun einen Strich durch ihre Rechnung zu machen drohte.

Unter der Vorstellung, dass es ein Zahnstörherd ist, der die Schmerzen auslöst, schlage ich eine Stirnstrichtherapie am Telefon vor mit

Kieferostitis D 30,
Rosenquarz D 1000 und
C3, C4 Komplement D 30.

Nach 5 Minuten etwas Erleichterung beim Gehen, auf Druck ist merkwürdigerweise kaum noch Schmerz spürbar, was vorher sehr leicht ging, da es einen neuralgischen Punkt in Gelenknähe gab. Dieser ist nun verschwunden.

Kieferostitis D 30 hat sie zu Hause vorrätig. Ich schlage vor, abends noch drei Mal 5 bis 10 Globuli einzunehmen. Postalisch wird C3, C4 Komplement D 30 geschickt.

Am nächsten Morgen kommt die Mail mit folgendem Inhalt an:

„...Nach der heutigen Dosis gleich um 6.00 Uhr kann ich schmerzfrei gehen!!!!!! Da ist Dir wieder ein kleines Wunder geglückt. Tausend Dank!!!!"

Anscheinend war es der Zahn, der die Sprunggelenkschmerzen ausgelöst hatte.

Verlauf vom 03. 05. 2015:

Am 03. Mai 2015 erhalte ich die Nachricht, dass der Fuß für die Hochzeit noch gut gehalten hat, dass dann die Schmerzen aber wieder kamen. Erst, als im September 2014 ein Fersensporn mit Laser zertrümmert worden war, kam es zu einer einigermaßen stabilen Situation im Fuß. Auch nach dieser Prozedur kommen immer wieder Schmerzen im Fuß auf.

Fall 226 – eine telefonische Beratung für das Kniegelenk

Am Samstag, den 06. 12. 14 rief mich meine Schwester Maria abends an, sie habe starke Schmerzen im linken Knie, an der Innenseite, und dass sie dringend Hilfe benötige.

Vor 10 Jahren sei hier einmal ein kleiner Innenmeniskusriss entdeckt und operativ genäht worden. Die einzige OP und Narkose, die sie bisher überhaupt hatte – sie ist Jahrgang 1952, mithin 62 Jahre alt.

Seit dieser OP sei das Knie nie wieder auffällig geworden.

Jetzt habe sie seit heute wieder starke Schmerzen, wenn sie aufsteht oder auch nur geht.

In diese Situation gab ich die Mittel für ein **Gelenk**:

Gelenkstandard Z,
Musculus D 30,
Ligamentum D 30 und
Rechtsdrehung D 1000.

Nach einem einmaligen Stirnstrich waren die Schmerzen wie weggeblasen, und sie konnte anschließend ohne Schmerzen noch zwei Stunden im Schneidersitz sitzen. Am nächsten Tag, Sonntag, war sie fünf Minuten schmerzfrei, dann begannen die Knieschmerzen erneut linksseitig.

Wir wiederholten den Stirnstrich, kamen aber nicht in die Schmerzlosigkeit.

Am Montag dann wieder Schmerzfreiheit, Einnahme der Globuli ab Dienstag, und heute, Samstag, 13. 12. 14, bekomme ich die Nachricht, seit Dienstag ist das Knie wieder völlig schmerzfrei, wie in den letzten zehn Jahren.

Verlauf

Bis zum 24. 08. 2015 sind keine Schmerzen mehr im linken Knie aufgetreten.

Fall 227 – Homöopathie oder TEP linke Hüfte?

Hannelore und Holger reisen viel und gerne mit Manfred und Justina durch die Welt. Am 16. Januar 2016 ist dann endlich Australien dran.

Justina und Manfred hatten mich und meine Frau auf eine große 333 Jahre Geburtstagsparty in Düsseldorf eingeladen. Wir kannten uns schon seit Studienzeiten. Hannelores Ehemann Holger war krank. Um ihn an der Geburtstagsparty teilnehmen zu lassen, machte Hannelore kleine Interviews mit Teilnehmern der Party. So gab es auch Interviews mit Manfred und mit mir. Die beiden Ehepaare kannten sich von einer Chinareise her. Seither sind sie Freunde und bereisen gemeinsam ferne Länder, so auch Kuba und Tansania. Jener Hannelore also erzählte ich, dass ich inzwischen Energiemediziner geworden bin. Sie berichtete von ihrer Freundin Dorit, die sich noch dieses Jahr eine neue Hüfte linksseitig einsetzen lassen möchte, da sie nun seit 4 Jahren unter dauerhaften, starken Schmerzen leidet. Sie stellte mir also ihre Freundin Dorit vor und ich erkundigte mich nach ihren gegenwärtigen Beschwerden. Ob sie jetzt in diesem Moment auch Schmerzen habe? Nein, sie habe für den heutigen Abend eine ordentliche Schmerztablette genommen. Also sei sie schmerzfrei? Nein, das natürlich nicht, auf der Skala 0 bis 10 etwa bei 3, also „noch gut auszuhalten" für ihre Verhältnisse.

Sie begann mit den Erklärungen, die sie von ihrem Orthopäden übernommen hatte:

Sie habe eine Hüftgelenksdysplasie, und da sei es ja klar, dass sie irgendwann eine Hüftarthrose linksseitig bekommen müsste, das verstehe ja genau genommen jeder. Außerdem gäbe es eine leichte Wirbelsäulenverbiegung, und zusätzlich sei die Gelenkschmiere völlig aufgebraucht, und der Gelenkspalt habe sich auch verabschiedet, und jetzt sei sie am Ende, und eine Hüftprothese sei dran. Und das, obwohl sie noch nie operiert worden sei und vor jeder Operation entsetzliche Angst habe.

Ich hatte den Eindruck, dass diese Erklärungen, die sie vorbrachte, den Charakter von hinderlichen Glaubenssätzen angenommen hatten, so vehement verteidigte sie die orthopädische Strategie.

Sollte ich, oder sollte ich nicht?

Ich bot ihr also an, ihr einige Stirnstriche zu geben, um zu sehen, ob die Schmerzen an der Arthrose klebten, oder ob sie sich davon ablösen lassen würden.

Tatsächlich benötigte sie noch zu den Gelenkmitteln „Hinderliche Glaubenssätze D 1000", um die Barrieren zu überwinden, die sie allmählich mental aufgebaut hatte.

Da es im Diskoraum zu laut war, zogen wir uns für die Therapie in den Würstchen-, Spanferkel- und Getränkeraum zurück, in dem etwa ein Drittel der Festgäste standen und sich unterhielten. Werktags wurden hier Autos repariert, denn wir befanden uns in einem großen Autohaus mit allen Plakaten an den Wänden, die für ein solches Haus passen.

Nach einem einzigen Stirnstrich mit den fünf Mitteln:

Gelenkstandard Z,
Musculus D 30,

Ligamentum D 30 und
Rechtsdrehung D 1000, einschließlich
Hinderliche Glaubenssätze D 1000

fragte ich, ob sie etwas gespürt hätte. Nein, sie hatte nichts gespürt, keine Wärme, kein Kribbeln.

Der Arm war nun bei der linken Hüfte stark, und ich fragte, ob sie noch die gleichen Schmerzen wie vorher hätte. Sie trat von einem Bein auf das andere, machte einen Schritt vor und einen zurück und sagte „Ich traue es mich gar nicht zu sagen, aber wenn ich es sagen sollte, würde ich sagen, die Schmerzen sind weg." Dann korrigierte sie sich, „naja, aber die Hüfte spüre ich natürlich noch, dann also Skala = 1". Der Druck auf der Hüfte zählt aber auf der Schmerzskala nicht als „1", sondern als „0", sodass wir uns hinsichtlich der nicht mehr spürbaren Schmerzen auf die Skala = 0 einigten. Auch nach einer Viertelstunde gab es noch keine Änderung.

Ich versuchte ihr zu erklären, dass aus meiner Sicht die Hirnhautverziehung im Bereich der Wirbelsäule, die örtliche Übersäuerung und die regionale Entzündung die Ursachen von Schmerzen seien und weniger die Arthrose, die im Röntgenbild zwar sehr schön sichtbar sei, aber aus meiner Sicht nicht die Ursache der Schmerzen sein konnte.

Sie ließ sich nun die Sache durch den Kopf gehen. Es bleibt abzuwarten, ob sie sich zu einem homöopathischen Versuch durchringen kann oder doch lieber gleich die „gründliche Therapie" mit einer Totalendoprothese in Angriff nimmt.

Verlauf

Da der Kontakt leider nach dem 333-Jahres Fest abgerissen war, kam es trotz einer freundlichen Nachfrage nicht mehr zu einer Korrespondenz. Hier bleibt also offen, welche Option gewählt wurde.

Fall 228 – Schulterschmerzen linksseitig – Herz, Gelenk oder Psyche?

Beate kenne ich schon seit mehreren Jahren. Sie ist Heilpraktikerin und hatte Kurse bei mir besucht und auch schon hospitiert. Einige enttraumatisierende Sitzungen liegen ebenfalls hinter uns, sodass wir uns in der Vergangenheit gut eingearbeitet haben.

Im Februar 2015 erscheint sie, um sich Klarheit über einige körperliche Misshelligkeiten zu verschaffen. Da ihre Mutter heute Geburtstag hat, konnte sie nur eine Stunde bleiben und so blieben einige Punkte der mitgebrachten Liste unbearbeitet.

Die linke Schulter: Zusammenspiel von Gelenk, Herz und Psyche.
Beate berichtet, dass sie in ihrer linken Schulter erhebliche Schmerzen spürt. Diese treten auf, wenn sie den Hund an der Leine hält. Die Schmerzen ziehen dann vom oberen linken Brustkorb über das Schultergelenk den ganzen Arm hinunter, oft bis an die Spitze des vierten Fingers links, sodass sie den Eindruck hat, sie müsse sich in der Nagelspitze kratzen.

Einerseits sind Muskelverspannungen in beiden

Schultern gut spürbar. Dies wäre ein Hinweis auf den Gelenkbezug. Warum aber schmerzt vor allem die linke und nicht die rechte Schulter? Und das bei Rechtshändigkeit!

Im emotionalen Bereich geht es ihr auch nicht gut. Sie hat einen ihrer beiden Hunde weggegeben. Es geht ihm dort, bei einer nahen Verwandten, zwar sehr gut, aber er fehlt ihr, und wenn sie daran denkt, dass sie diesen wunderbaren und „perfekten" Hund wie sie sich ausdrückt, weggeben musste, spürt sie einen Stich im Herz.

Die emotionale Trauer über den Verlust des Hundes scheint also ebenfalls in die Schulter einzustrahlen.

Nicht weit von dieser Überlegung entfernt fragte ich mich, ob Schmerzen, die vom Herzen ausgehend in den linken Arm ausstrahlen, auch eine funktionelle Angina pectoris sein können. Die pektanginösen Schmerzen strahlen häufig in den linken Arm aus.

Die Schmerzintensität auf der Skala

Wir haben also das physische Herz, eine traurige Emotion (das emotionale Herz) und das Schultergelenk. Zusammen verursachen sie Schmerzen, die beim Anheben des Armes bis 90° bei Skala = 1, als „sehr gut erträglich" bis zum Anheben des linken Armes bei 150° bei Skala = 9, als „äußerst heftig" eingeteilt werden. Oft kommt es zu einer weiteren Dehnung, sodass die Schmerzen auf der Skala 10 erreichen, „Die Schmerzen sind unerträglich".

Der kinesiologische Test und die Therapie

Beim Test der linken **Schulter** finde ich für den Anteil

„physisches Herz" das Mittel

Naja tripudians D 30 und
Kardio Komplex Z.

Für den Anteil **„psychisches Herz"** finde ich die Mittel

Psycho Komplex Z und

für die unbewältigte Trauer

Natrium chloratum D unendlich.

Für den Anteil **„Gelenk"** finde ich schließlich die Mittel
Gelenkstandard Z,
Musculus D 30,
Ligamentum D 30 und
Rechtsdrehung D 1000.

Alle gefundenen Mittel werden als einmaliger Stirnstrich gegeben.

Wirkung auf die Schulter

Etwa 30 bis 60 Sekunden nach der Therapie, wird der Schultertest wiederholt. Dieses Mal gibt Beate die Schmerzintensität bei 90° mit Skala = 0, bei 150° mit Skala = 3 an. „Sehr viel besser". Am Ende der Sitzung war der Arm weiterhin bei Skala = 3, wenn sie ihn bis 150° anhob.

Wirkung auf das Herz

Nach dieser Therapie kam es zu einer deutlich veränderten Wahrnehmung an dem Nagel des vierten Fingers linksseitig. Dieser stichelte jetzt nicht mehr, sondern juckte eher, sodass die Gefühlsintensität hier abnahm. Die Ausstrahlung in den linken Arm beim Anheben der Schulter wurde jetzt auch nicht mehr gespürt, sondern die verbliebenen Schmerzen bezogen sich nur noch auf das Schultergelenk. Das Herz war entlastet. Naja tripudians, die indische Königskobra, hatte möglicherweise eine koronare Entlastung gebracht.

Wirkung auf die Psyche

Die Trauer um den weggegebenen Hund war an ihrem Gesicht gut abzulesen gewesen.
Sie berichtete, wenn sie daran denkt, dass sie diesen Hund weggegeben hat, sticht es ihr ins Herz. Nach der Therapie bat ich sie, in ihrer Vorstellung noch einmal diese Szene aufzurufen. Sie tat es, und der Stich kam nicht mehr. Es gab noch ein Druckgefühl, aber der stechende Schmerz war nicht mehr zu spüren.

Weitere therapeutische Interventionen

Pulsbeschleunigung
- leichte Schilddrüsenüberfunktion

Der Puls liegt bei ihr regelmäßig bei 90 pro Minute. Als ich sagte, wahrscheinlich Schilddrüsenüberfunktion, meinte sie, das könne ja bei ihrem Gewicht kaum sein. Aus dem Lehrbuch hatte sie entnommen, dass eine Schilddrüsenüberfunktion immer mit einer Gewichtsabnahme einhergeht, aber nie mit erheblichem Übergewicht. Aus meiner Sicht ist das jedoch die wahrscheinlichste Diagnose. Hierzu würden auch leichte Durchfälle passen, von denen sie auf Befragen berichtete. Im kinesiologischen Test kommt der **Puls** mit schwachem Arm, die **Schilddrüse** mit schwachem Arm, stark gegen
Arsenicum jodatum D 30,

Halschakra D 30 und
Schilddrüse D 30.

Alle drei Mittel werden eingestrichen. Danach kommen
Schilddrüse und Puls mit starkem Arm.

Neigung zu Muskelkrämpfen

Die Schultern sind gespannt, bei Bewegungen wie
beim Schürzengriff kommt es zu schmerzhaften
Muskelverkrampfungen.

Wir lösen diese auf, mit den Mitteln:

Magnesium carbonicum D 30,
Rhus tox D 30,
Musculus D 30 und
Cuprum metallicum D 1000.

Mit deutlich weniger Schmerzen fährt sie nun zu dem
Geburtstag.

**Fall 229 – Sekundenphänomen bei rheumatischem
          Finger**

Am Abend des 05. März 2015, kurz vor meinem Abflug
nach Kerala, fragte mich die 60 Jahre alte Nachbarin
Jasmin, was sie bei einem einzelnen geschwollenen
Finger machen könnte.

Als Rheumatologe interessiere ich mich immer für
Gelenkschmerzen, Schwellungen und
Funktionseinschränkungen. Der Zeigefinger rechts war
geschwollen, hatte eine deutliche Umfangvermehrung
von ca. 5 Millimetern gegenüber den Fingern der

anderen Hand und den anderen Fingern der gleichen Hand. Zusätzlich spannte es bei der Beugung und die Beugung war auch nicht vollständig. Bei Druck auf das PIP-Gelenk, das „proximale Interphalangealgelenk", also das handnahe Fingergelenk, gab Jasmin einen deutlichen Schmerz an, der je nach Lokalisation und Druckstärke schwankte, sodass wir auf eine Skaleneinteilung der Schmerzintensität verzichteten.

Als ich um den ganzen Finger griff, um mir einen Eindruck der Temperatur zu verschaffen, konnte ich feststellen, dass es eine allgemeine Überwärmung gab. Der Zeigefinger war also etwa 3°C wärmer als die anderen Finger. Jasmin spürte das daran, dass sie meine Hand einmal als neutral, und beim entzündeten Fingergelenk als kühl empfand. Falls man sehr einfach dachte, würde man die Beschwerden in zwei Kategorien einteilen: Einmal imponierte die Schwellung des Fingers, zum anderen war das Gelenk betroffen, das schmerzte, das in der Bewegung eingeschränkt und das überwärmt war. Die klassischen Symptome einer Entzündung waren alle vorhanden: Schmerz, Rötung, Wärme und eingeschränkte Funktion, dolor, rubor, calor und functio laesa.

Für die **Schwellung** testete ich den

Lymph Komplex Z aus,

für die **Gelenkschmerzen** den

Gelenkstandard Z.

Nachdem ich also diese beiden Mittel zweimal eingestrichen hatte, kam es dazu, dass Jasmin bemerkte, dass jetzt in dem der Hand nahen Bereich des Zeigefinders nicht nur die Spannung nachgelassen hatte und die Schwellung zurück gegangen war, sondern dass in dieser kurzen Zeit von ca. einer Minute, auch die Vene wieder sichtbar geworden war, die vorher im Rahmen der Schwellung unsichtbar war. Die Spannung hatte nachgelassen, der Finger konnte wieder vollständig gebeugt werden und der Schmerz war nicht mehr zu spüren. Es war alles sehr beeindruckend, was sich hier im Rahmen der Nachbarschaftshilfe abspielte. Am 01. 04. 2015 bestätigte mir Jasmin, dass der Finger seither keinerlei Schmerzen mehr bereitete, auch wenn er noch minimal dicker sei als die Nachbarfinger.

Fall 230 – Hüftschmerzen seit der Geburt von Zwillingen

Sekundenphänomen

2014 hatten wir uns kennen gelernt, weil wir das Thema Kinderlosigkeit auflösen wollten. Am 03. 06. 2015 erzählte sie mir ihre Geschichte. Nach unserer Behandlung im Juni 2014 war es rasch zu einer intakten Schwangerschaft gekommen. Am 18. 02. 2015 kam es dann nach einer langen Liegezeit von 14 Wochen im Krankenhaus zur Geburt ihrer beiden Zwillinge, über die sie und auch ihr Mann sehr glücklich sind.

Seit der Geburt humpelt Vitalia, weil sie Schmerzen in der linken Hüfte und im linken Sprunggelenk spürt. In Ruhe, beim Stehen und im Gehen schätzt sie die Schmerzen auf der Intensitätsskala auf 3 bis 4. Zusätzlich gibt es ein Steifigkeitsgefühl in beiden genannten Gelenken.

Der Orthopäde hatte eine angeborene Hüftdysplasie festgestellt und meinte, davon könnten die Schmerzen herrühren. Vor der Geburt ihrer Zwillinge hatte sie Halbmarathonlauf gemacht, also Läufe über 20 km, bei denen sie nie Schmerzen gehabt hatte.

Kinesiologischer Test

Bei der allgemeinen Testung erhielten wir die Antwort, die Hüftschmerzen haben etwas mit der Geburt der Zwillinge zu tun, es gäbe aber keinen Zusammenhang mit der Orthopädie oder der Hüftdysplasie.

Zunächst kam das **Konstitutionsmittel und Simile**, Natrium sulfuricum D 100 Mio., danach noch Auraaufbau D 30 und Rechtsdrehung D 1000.

Nach dem Stirnstrich mit diesen drei Mitteln kam es zu einer völligen Schmerzfreiheit im linken Sprunggelenk, hier gab es also ein Sekundenphänomen nach Zeeden, und das nach 3 Monaten der Beschwerden.

In der linken Hüfte wanderte der Schmerz von der linken Leiste in Richtung linke Taille und „verteilte sich", sodass er als weniger stechend empfunden wurde. Auch die Steifigkeit war völlig weg.

Danach gab ich die Mittel:

Pulsatilla D 1000 für die **wandernden Gelenkschmerzen** und
Harnsäure D 200 für die potenzielle **Steifigkeit des linken Sprunggelenkes**.

Danach waren die Schmerzen abklingend. Aber erst

nach der Gabe von Gelenkstandard Z für die **Hüfte** waren die Schmerzen deutlich weniger, zwischen Skala = 0 und 1.

Zweites Thema, Kränkungen und Verletzungen

Während dieser Zeit des Liegens im Krankenhaus hatte sie Geburtstag. An diesem Tag kam die von ihr deutlich ungeliebte Stationsschwester um halb sechs Uhr früh und sagte: „Heute haben Sie Geburtstag. Da werden wir erst mal kräftig zustechen". Keine sehr angenehme Begrüßung. Kein Glückwunsch, keine Aufmerksamkeit, keine Liebkosung, kein Händedruck.

Als sie sich an diese Situation zurück erinnerte, war das Abneigungsgefühl zur Stationsschwester bei Skala = 8.

Therapie

Danach gab ich die Mittel:

Tuberculinum KOCH alt D 200 für die **Scham**,
Acidum nitricum D 1000 für die **Abneigung** gegen die Schwester und
Psycho Komplex Z für die multiplen **Kränkungen**.

Wirkung

Nach einer Phase tiefer Entspannung auf der Sonnenterrasse machten wir erneut den mentalen Test.

Ich schilderte ihr noch einmal das unerfreuliche Aufwecken und die Ankündigung der Blutentnahme. Dieses Mal konnte sie in ihrer Mitte bleiben und die Kränkung machte ihr nichts mehr aus, sie ruhte in sich.

Auch kinesiologisch konnte ich bei dem Thema Kränkung durch die Schwester einen starken Arm erhalten.

Überlegungen zum Fall

Viele interessante Ursachen für Gelenkschmerzen habe ich schon gesehen. Aber eine Geburt? Kann eine Geburt bei einer jungen, kräftigen Frau Hüft- und Knöchelschmerzen auslösen, die in Ruhe und bei Belastung gleichermaßen gespürt werden und in der Kombination mit einer Steifigkeit zu einem leicht humpelnden Gangbild führen?

Natrium sulfuricum, das „feurige Natrium" wie es von Philip M. Baily in seiner „psychologischen Homöopathie" genannt wird, kam in der höchsten Potenz, die mir bis dahin bei Natrium sulfuricum untergekommen war. Natrium sulfuricum wird bei rheumatischen Beschwerden gegeben, die bei Kälte auftreten und bei frierenden Personen vorkommen. Diese Menschen neigen auch zur Melancholie.

Bei dem langen Leiden des Liegens, der Abhängigkeit von anderen Personen, von der Gleichgültigkeit und Kälte der behandelnden Stationsschwester und dem dringenden Wunsch, den beiden Zwillingen unbedingt einen glücklichen Lebensstart zu verleihen hatte sie alles ausgehalten.

Erst nach der Geburt hatten sich dann die Hüft- und Knöchelschmerzen eingestellt und ihrem inneren Humpeln einen äußeren Aspekt verliehen. Vielleicht waren auch Pulsatilla D 1000 und das Mittel für Therapieresistenz, Rechtsdrehung D 1000, daran beteiligt, dass es in kurzer Zeit zur völligen Schmerzfreiheit kam.

Insgesamt scheint es jedoch kein mechanisches Hindernis gewesen zu sein, das die Hüfte blockierte, sondern eher eine psychische Blockade, die sich hier nach außen hin sichtbar machte und ausgeheilt werden wollte. Im Oktober 2015 sahen wir uns wieder. Bis zu diesem Zeitpunkt waren die Hüft- und Knöchelschmerzen nicht mehr aufgetreten. Die Therapie war erfolgreich und nachhaltig.

12. Haarausfall

Fall 231 – Kreisrunder Haarausfall

Anamnese vom 18. 01. 2015

Die noch recht jugendlich wirkende Frau um die fünfzig, Cornelia, erscheint nach einem Kurs mit der Frage, wie sie ihre kreisrunden haarlosen Stellen am Kopf los werden könnte.

Der Haarausfall besteht seit mehreren Jahren, im Bereich rechts frontal ist der Defekt halbmondförmig und etwa 6 x 2 cm groß an der breitesten Stelle.

Im Hinterhauptbereich gibt es zwei weitere haarlose Bereiche, die ca. 2 x 3 cm Fläche haben.

Als zweite Problematik gibt sie eine Dupuytren'sche Kontraktur der rechten Handfläche an, die durch einen Sohn oder Enkel der Familie Huneke mit Procain behandelt wird. Hierunter kam es zu etwas weicherem Gewebe, und die Kontraktur spannte nicht mehr so sehr.

Schließlich gibt es noch einen dritten Symptomenkomplex: Zwei kleine Knötchen, sehr gut verschieblich, kugelig rund und innen recht fest, die wie eingeschlossene Stecknadelköpfe wirken am 3. und 4. PIP der Finger 3 und 4 der linken Hand (PIP = proximales Interphalangealgelenk = das Fingergelenk, das der Hand am nächsten ist).

Am ehesten konnte es sich hier um kleine Ganglien handeln, mit geleeartiger Flüssigkeit gefüllte Zysten, die von den Sehnen ausgehen. Wegen der Verschieblichkeit kommen Rheumaknötchen oder Gichtknoten kaum in Frage, zumal es keine Hinweise auf eine rheumatische oder gichtige Disposition gab.

Bisherige Therapie

Bei einer ersten Konsultation im November 2014 hatte ich den Eindruck gehabt, dass der Haarausfall von einer Hyperthyreose herrühren könnte. Die Mittel Halschakra D 30, Schilddrüse D 30 und Arsenicum jodatum D 30 hatten jedoch keine Wirkung gezeigt.

Überlegungen

In der Vergangenheit hatte ich einmal 2005 einen Fall mit Dupuytren'scher Kontraktur in Behandlung und fand damals als einziges Mittel Ultima Ratio. Da es nach dem Kurs in Ingolstadt keine weiteren Berührungspunkte mehr gab, bekam ich keine Rückmeldung, ob sich die Kontraktur in irgendeiner Form verändert hat.

Da es sich bei einer Dupuytren'schen Kontraktur um eine Verfestigung im Sehnenbereich handelt, kommt grundsätzlich Silicea in Frage.

Bei Ganglien hatte ich immer einen sehr guten Erfolg, wenn ich es erreichte, Zeel (Firma Heel) in das feste Ganglion zu injizieren. Da die Zyste meistens sehr straff ist und man nur mit einer sehr dünnen Nadel die Zyste durchbohren kann, kostet es einen erheblichen Kraftaufwand, hier auch nur einen Zehntelmilliliter zu injizieren.

War das gelungen, gingen die Ganglien alle weg.

In einem Buch über bewährte Indikationen von Mathias Dorcsi finde ich die beiden Mittel Ruta graveolens D 4 oder D 30 und Formica rufa D 30, die Waldameise.

Der Haarausfall entstand, kurz nachdem die Schwiegermutter gestorben war und sich zwischen den Schwägerinnen tiefe Abgründe auftaten, die zu schwerwiegenden Vorwürfen und Zerwürfnissen geführt haben.

Weitere Prüfungen

Bei Silicea tastet man nach der Temperatur der Hände und der Füße. Hier waren die Hände kalt. Cornelia berichtete, dass sie abends immer eine Wärmflasche für die Füße benötigt, da sie sonst nicht einschlafen kann.
Die Nägel sind eher spröde. Die Haare sind ebenfalls Gebilde, die in den Bereich von Silicea fallen.
Schließlich gibt es auch noch genügend Unsicherheit im persönlichen Bereich, sodass ich mich für Silizium entscheide.
Da die haarlosen Bereiche größer werden, wenn es familiäre Spannungen gibt, gebe ich hierfür noch das Mittel Psycho Komplex Z. Zusätzlich gebe ich Schutz Komplex Z, das einerseits eine Schutzfunktion hat und negative Gedanken fern hält, andererseits ein Mittel

enthält, das geeignet ist, das Interesse an Machtspielchen abzumildern.

Kinesiologischer Test

Beim Test finde ich für alle drei Bereiche, den Haarausfall, die Dupuytren'sche Kontraktur und die Ganglienknoten an den Fingergelenken das Mittel Silicea. Hier kommt es am besten in der D 30.
Bei familiärer Spannung finde ich Psycho Komplex Z und Schutz Komplex Z.
Zusätzlich kam noch die Empfehlung für Selen, am besten bei 100 µg tgl., also nicht in ‚homöopathisierter' Form.

Therapie

Silicea D 30,
Psycho Komplex Z und
Schutz Komplex Z

wird zunächst als Stirnstrich gegeben.
Zu Hause kann es dann tgl. für 6 Wochen, anschließend seltener eingesetzt werden.

Nach einem Jahr erhielt ich einen Verlaufsbericht. Die Haarlosigkeit ist völlig verschwunden.

13. Hauterkrankungen

Fall 232 – Ekzem, bedingt durch Varikosis

Bei einem Informationsvortrag über einen Kurs, den ich 2014 in Halle abhielt, berichtete eine Teilnehmerin am

08. Mai 2014 über ihre Beschwerden. Die gut aussehende Frau war etwa 40 Jahre alt. Seit zwei Jahren habe Laura ein Ekzem am rechten Unterschenkel. Es sind viele kleine rötliche Bläschen zu sehen, die insgesamt eine etwas wellige Oberfläche bilden. Ausdehnung etwa 3 x 6 cm. In der Mitte dieser rötlichen Erhebungen verläuft eine lange, dünne Narbe. Hanno kommentiert: Das könnte ein Narbenstörfeld sein. Bevor ich zur Testung schreite, untersuche ich noch die Temperatur des Unterschenkels. Hier finde ich eine auffallende Besonderheit.

Tastbefund

Narbe und Ekzem befinden sich im unteren Drittel des rechten Unterschenkels im Bereich des Schienenbeines. Etwas oberhalb und seitlich taste ich eine stark überwärmte Hautstelle, eine etwa 6 x 4 cm Fläche. Diese Hautstelle ist sehr warm, obwohl an der Oberfläche keine venöse Zeichnung zu sehen ist. Da man solche starken Überwärmungen nur bei Entzündungen findet oder dann, wenn die Venen mit ihrem körperwarmen Blut die Oberfläche „aufheizen", konnte ich daraus ersehen, dass es sich hier um eine Varikosis unter der Hautoberfläche handeln konnte.

Kinesiologischer Test

Das Ekzem kommt mit schwachem Arm. Die Narbe kommt mit starkem Arm.
Bedeutung: die Narbe ist kein Störfeld und keine Ursache für das Ekzem.

Varikosis kommt mit schwachem Arm. Ekzem testet gegen Varikosis und kommt mit starkem Arm.
Bedeutung: es gibt einen Zusammenhang zwischen

der Varikosis und dem Ekzem.

Beispiele aus der Medizin

Ein offenes Bein, ein Ulcus cruris, ist auch eine crux medicorum, ein Kreuz für die Ärzte, denn ein offenes Bein lässt sich auch heute immer noch sehr schwer und langwierig behandeln, und kaum ist es zu, muss man befürchten, dass es sich von Neuem öffnet. Die Ursache ist eine schlechte Durchblutung, sowohl vom arteriellen Ast her gesehen, wie auch vom Abtransport, den Venen her betrachtet. Erst eine bessere Durchblutung kann dann zur Schließung des Hautdefektes führen.

Therapeutischer Test

Beim Test sehe ich, dass das Ekzem schwach kommt, aber stark, wenn ich Vena saphena magna D 30 gebe. Zusätzlich kommen diese Mittel stark gegen das Ekzem:

Arsenicum album D 100 Mio., das Simile für die Haut, C3, C4 Komplement D 30, steht für Entzündung, alle Meridiane D 30, steht für das energetische Gleichgewicht im Körper, und
Cutis D 30, für die gesunde Haut.

Therapie

Per Stirnstrich gebe ich eine Dosis:

Vena saphena magna D 30,
Arsencium album D 100 Mio.,
C3, C4 Komplement D 30,
alle Meridiane D 30 und
Cutis D 30.

156

Kontrolle des Befundes

Trotz schlechter Beleuchtung scheint es so, dass das Ekzem bereits nach wenigen Minuten etwas abgeblasst ist. Die vormals sehr warme Region der Haut ist bald nur noch minimal überwärmt, sodass ich den Eindruck gewinne, dass sich die Varikosis unter der Oberfläche „in die Tiefe zurückgezogen" hat. Diese Veränderungen wurden etwa 15 Minuten nach der Therapie wahrgenommen.

Verlauf vom 14. 05. 2014

Laura schreibt in einer Mail vom 14. 05. 2014, „Mein Bein sieht eigentlich schon ganz gut aus, aber ich würde doch noch gerne die Globuli einnehmen, damit das Ekzem auch ganz weggeht. Dann kann der Sommer kommen und ich muss mein Bein nicht mehr verstecken".

Fall 233 – Computerabsturz bei Silicea
Konstitution, chronischer Herpes zoster am After

Die erste Begegnung

Am 09. 02. 2015 begegne ich Tamara das erste Mal im ‚KIS Hotel' in Bad Soden - Salmünster.
Bei der Aufnahme der Personalien frage ich auch, ob sie eine Email-Adresse hat. Sie verneint. Ich frage nach den Gründen. Sie berichtet, dass sie mit der Technik nicht so gut zurechtkommt. Der Computer bleibt bei ihr immer hängen, sodass sie nicht arbeiten kann.

Selbst wenn ihr Mann am Computer gearbeitet hatte

und sie das Zimmer nur betrat, kam es zu Störungen, sodass er dann sagte, „Bitte bleibe noch 10 Minuten draußen, ich muss hier noch eine Sache erledigen, das geht nicht, wenn du hier im Raum bist.“

Er fuhr dann den Computer herunter, startete ihn neu und konnte dann erst wieder ordnungsgemäß arbeiten.

Gelegentlich gehen auch Glühlampen bei ihr zu Bruch, wenn sie das Licht einschaltet. Seit ihrem Mann das aufgefallen ist, soll sie keine Schalter anknipsen, sondern er macht das für sie, es wird sonst zu kostspielig wegen der neuen Glühlampen. Auch die Garagenautomatik funktioniert bei ihr oft nicht.

Diese Einleitung klang hochgradig nach Silicea.

Sie hat immer kalte Füße, oft kalte Hände – bei der Sitzung allerdings schöne warme Hände, als ob ihr vegetatives Nervensystem mich über die Konstitutionsdiagnose „Silicea“ hinweg täuschen wollte. Tamara hat keine Sommergarnitur, weil sie im Sommer die Winterkleidung trägt. Ohne Schlafsocken kann sie gar nicht ins Bett gehen.

Als wir Silicea als erstes testen, erhalte ich als beste Potenz die „D unendlich“.

Zugang:

Tamara ist eine gute Freundin von Tabea. Beide trafen sich wenige Tage nach unserer ersten Begegnung am 10. 10. 2014 in Tübingen. Tamara klagte damals weinend, ob sie nun lebenslänglich diese schlimmen Schmerzen im After behalten müsse, oder ob es doch noch Linderung gäbe. Tabea machte einen Termin bei mir für sie aus.

Bisherige Therapie

Sie war in der Schmerzklinik in Freiburg, aber es konnte keine Diagnose gestellt werden. Sie war beim Psychologen, beim Psychotherapeuten, beim Osteopathen, bei verschiedenen Hautärzten, beim Akupunkteur, hat chinesische Kräutermedizin bekommen (TCM), es wurde ein MRT gemacht, um sicher zu stellen, dass nicht von der Wirbelsäule her ein Herd die Schmerzen verursache, sie hat sich einer Coloskopie unterzogen, ohne Ergebnis. Sie nimmt Bäder, hat alle Salben durchprobiert, kraniosakrale Osteopathie erhalten und bekommt Infusionen. In der Schmerzklinik wurde sie mit zwei Antidepressiva eingestellt. Sie nimmt L-Thyroxin 50 tgl. für die Schilddrüse, Ramipril ½ Tbl. tgl. für den Blutdruck. Sie nimmt 1 x pro Woche Dekristol 20.000 Einheiten, um den Vitamin D Haushalt zu optimieren.

Sie hat sich ein Stehpult besorgt, weil sie kaum noch sitzen kann. Einen Sitzring besitzt sie seit 2 Jahren, der aber nur geringfügig hilft. Zuhause arbeitet sie im Stehen oder sie legt sich hin.

Beruflich ist sie als Bankangestellte tätig.

Brennende Schmerzen

Im März 2013 begannen brennende und juckende Schmerzen im After. Zunächst wurde auf eine Pilzinfektion getippt. Aber es gab keine Besserung durch die verschiedensten Therapieansätze. Die brennenden Schmerzen sind tagsüber gleichbleibend. In der Nacht verschwinden sie, beim Aufwachen ist der After schmerzfrei, sobald sie aufsteht, beginnen die

Schmerzen erneut. Verschlimmerung durch Wetterwechsel (Rhus tox) und Stress (Stress Komplex Z).

Schmerzen beider Sitzbeinhöcker

Gleichzeitig hat sie aber auch Sitzprobleme, weil beide Sitzbeinhöcker unterschiedlich stark schmerzen. Heute ist sie rechts schmerzfrei, aber linksseitig gibt sie beim Sitzen einen Schmerz auf der Skala bei 7 an.

Diese Schmerzen beim Sitzen hatten eine Vorgeschichte. Als sie 14 Jahre alt war, hatte ein böser Mitschüler ihr den Stuhl weggezogen, als sie sich setzen wollte. Damals hatte sie sich eine schwere Steißbeinprellung zugezogen, die jetzt über lange Jahre stumm geblieben war und vor zwei oder drei Jahren wieder aktiviert wurde.

Trauer über vier Todesfälle

Bei der Familienanamnese kommt heraus, dass sie noch erheblich unter den Todesfällen leidet, die sie seit 2008 in kurzer Folge von 6 Jahren erleben musste: Zunächst starb ihr Ehemann (sie war damals 39 Jahre alt), sechs Wochen später der Vater. 2010 trug sie den Schwiegervater, 2013 die Schwiegermutter zu Grabe. Jetzt war sie ganz alleine und ohne Familie. Genaugenommen war sie jetzt in jenem Zustand, in dem sie nie sein wollte. Nach dem Tod des Ehemannes 2008 hatte sie in kurzer Zeit 10 Kilogramm an Gewicht verloren, die sie in der Zwischenzeit noch nicht wiedergewinnen konnte.

Kinderwunsch

Obwohl sie sich Kinder gewünscht hatten, gab es keine. Der Mann war 40 Jahre lang Diabetiker. Nach dem Tod des Ehemannes überlegte sie eine kurze Zeit, ob sie sich um einen weiteren Mann bemühen sollte, da sie einen deutlichen Kinderwunsch verspürte. Aber sie erkannte, dass es hierfür zu spät war und ihr die Zeit weglaufen würde.

Kinesiologischer Test

Beim kinesiologischen Test erhalte ich **für die brennenden Schmerzen** folgende Mittel:

Virus Nosode D 30,
Imipenem D 30,
C3, C 4 Komplement D 30,
Mucosa D 30,
Alle Meridiane D 30,
Merkur Pl D 30,
Thymus D 30,
Herzchakra D 30,
Rhus tox D 30,
Silicea D unendlich,
Rechtsdrehung D 1000.

Für die Sitzbeinhöcker erhalte ich diese Mittel:

Symphytum D 12,
Periost D 30,
Skoliose Komplex Z.

Für den unerfüllten Kinderwunsch erhalte ich die Mittel:

Natrium chloratum D unendlich und
Psycho Komplex Z.

Therapie

Zunächst werden die Mittel 1 bis 11 eingestrichen. Wirkung: Wärmegefühl und leichtes Kribbeln im Körper, die brennenden Schmerzen bleiben weiterhin auf der Skala bei 5.

Als zweite Therapie werden die Mittel für das linke Sitzbein eingestrichen. Hierbei kommt es wieder zum Wärmegefühl, das direkt in die Sitzbeinhöcker einzieht. Deutliche Schmerzminderung zunächst von Skala = 7 auf Skala = 3, später „es geht jetzt gut, es ist wesentlich besser, es drückt nur noch", wahrscheinlich Skala = 0.

Schließlich gebe ich noch die beiden Mittel Natrium chloratum D unendlich und Psycho Komplex Z, um den Schmerz um den unerfüllten Kinderwunsch zu dämpfen.

Wirkung

Das Sitzbein links hat direkt mit Schmerzminderung reagiert, das Brennen blieb bei der gleichen Intensität und der Kinderwunsch wurde nur am Arm nachgetestet.

Beurteilung, Überlegungen

Ganz offensichtlich liegt bei Tamara ein Herpes simplex oder ein Herpes zoster vor, denn nur diese Erkrankung führt zu therapieresistenten, dauerhaften und schwer erträglichen brennenden Schmerzen, die bisher durch keine Therapie zu beseitigen sind. Ein Herpes zoster Antikörperspiegel wurde anscheinend nie bestimmt.

Falls bereits Nervenzellen zerstört sind und es sich hier um eine Zoster-Neuralgie handelt, wird die Therapie auch im homöopathischen Bereich schwierig, da eine Schmerzminderung nur dann vorstellbar ist, wenn die Neurone, die Nervenzellen noch intakt sind und ihre isolierende Hülle, die Schwann'schen Zellen, noch besitzen. Ist die Isolierung weg, in etwa der fehlenden Ummantelung eines Kabels entsprechend, dann liegen die Nerven „blank", genau so, wie der Volksmund das sagt. Eine effektive Therapie der Schmerzen würde dann schwer und ein langwieriges Taktieren erforderlich machen.

Sind die Nervenzelle noch intakt, wird der Herpes-Virus durch die Nosode und die Stärkung des Immunsystems zurückgedrängt und es kann relativ schnell zu einer Schmerzminderung kommen.

Offene Fragen

Können die Todesfälle die Schmerzen ausgelöst haben? 2008 war ihr Mann, 2010 ihr Schwiegervater und 2013 ihre Schwiegermutter gestorben. Dies war im Januar 2013, und Ende Februar 2013 begannen die Schmerzen im After. Kinesiologisch sind die Todesfälle die Hauptursache für die Herpes Erkrankung. Kinesiologisch sind beide Herpes Gruppen ursächlich, Herpes zoster und Herpes simplex. Auch die Nervenzellen sind energetisch noch intakt.

Können die allopathischen Mittel wegen Unverträglichkeit die Schmerzen ausgelöst haben? Eher nein. Thyroxin nimmt sie schon seit Jahren, die übrigen Mittel erst lange nach Ausbruch der Krankheit.

Weitere Therapie Optionen

Falls die homöopathische Therapie nicht greifen sollte,

würde man Zovirax Salbe lokal und Zovirax Infusionen systemisch als Therapieversuch empfehlen.

Verlauf vom 10. 02. 2015:

Tamara kann heute nahezu schmerzfrei sitzen, die Sitzbeinhöcker haben kaum noch Schmerzen ausgelöst. Sie ist sehr zufrieden.

Das Brennen im After hat etwas nachgelassen, ist aber immer noch sehr störend.

Die Patientin ist hoffnungsvoll, und falls die Nervenzellen alle noch intakt sind, wie es sich kinesiologisch dargestellt hat, besteht Hoffnung, dass die brennenden Schmerzen in wenigen Wochen Vergangenheit sein werden.

Fall 234 – Schwere Neurodermitis seit Geburt

Die letzte Sitzung am 27. Oktober 2014 fand schon bei gepacktem Wagen statt. Ich war gedanklich schon in Baden-Baden bei der ‚Medizinischen Woche'. Die Mutter von Irene hatte von ihrem Hausarzt Eugen gehört, dass ich bei Neurodermitis schon erstaunliche Erfolge gehabt hätte und meldete sich blitzschnell und sehr engagiert an.
Ein von uns gemeinsam behandelter Fall von Neurodermitis (Fall 106) wird in meinem Buch „Abenteuer Homöopathie, Band 2" besprochen.

Die Mutter erzählte ihre Geschichte ausführlich, sie hatte alle wichtigen Daten notiert und konnte so ein lückenloses Bild erstellen.

Irene war 16 Jahre alt, ging zur Schule, war eine sehr gute Schülerin. Zunächst fiel bei ihr eine sehr trockene Haut auf, die viele Kratzspuren erkennen ließ, die auf erheblichen Juckreiz schließen ließen. Zusätzlich gab es Allergien gegen viele Gräser und Pollen.

2009 war eine Desensibilisierung erfolgt, die außerordentlich erfolgreich war, die Symptomatik verschwand für drei Jahre, bis 2012; danach begann aber wieder der Heuschnupfen und die Reaktion auf Pollen. Das Problem war also damit noch nicht aufgelöst. Eine Darmsanierung und zahlreiche homöopathische Therapien waren voran gegangen.

Silicea

Bei Irene gab es noch eine Besonderheit. Sie hat immer kalte Hände und Füße, friert auch leicht, und trotzdem konnte ich spüren, dass ihre Schultern heiß waren, als ob sie kochen würden.
Unter einem Stirnstrich mit Silicea D unendlich kam es innerhalb von ca. 20 Minuten zu einer vollständigen Aufwärmung ihrer Hände als Zeichen dafür, dass sie auf Silicea reagierte.

Erkältungsneigung

Nach drei symptomarmen oder symptomfreien Jahren hinsichtlich des Heuschnupfens kam es seit 2012 zu einer enormen Erkältungsneigung, sodass sie ca. 8 Mal im Jahr Schnupfen hatte – früher gab es nur eine Erkältung pro Jahr.
An der Augenstellung konnte ich erkennen, dass sie immer wieder einmal die Position einnahmen, bei der ich die Sklera, „das Weiße" unter der Iris erkennen konnte. Das war ein Zeichen dafür, dass Irene Traumata durchgemacht hatte.

Der erste kinesiologische Test (Oktober 2014)

Für die **trockene und entzündete Haut** fand ich diese Mittel:

Polio Nosode D 30,
Thuja D 200,
Pertussinum D 30,
Antikörperbildung D 30,
Histamin D 30,
Thymus D 30,
Herzchakra D 30,
Cardiospermum D 30,
Cutis D 30,
Arsenicum album D 100 Mio.,
Silicea D unendlich,
Gelsemium D 1000,
Rechtsdrehung D 1000 und
Familienaufstellung D 1000.

Für die **Erkältungsneigung** fand ich

Tuberculinum KOCH alt D 200.

Für das leichte **Zittern der Arme** fand ich

Gelsemium D 1000.

Für die **erhöhte Augenposition** fand ich die Mittel:

Opium C 1000,
Mandelkern D 30,
EMDR D 1000,
Cerebrum D 30 und
Scheitelchakra D 30.

Verlauf vom Dezember 2014

Unter diesen Mitteln kam es entsprechend einer Mail der Mutter zu einer raschen und sehr erfreulichen Besserung. Der Juckreiz ging so weit zurück, dass Irene wieder gut schlafen konnte, das Kratzen ging weitgehend zurück, und auch das Zittern war völlig verschwunden.

Im Dezember wurde die tägliche Dosis dann auf einmal wöchentlich zurückgefahren, was aber schon im Januar den Juckreiz wieder auf den Plan rief, sodass ich über die Entfernung empfahl, die Milben-Nosode, Psorinum D 1000, die sie seit dem 15. 11. 14 zusammen mit dem empfohlenen Psycho Komplex Z einnahm, von D 1000 auf D 10.000 zu erhöhen. Das wirkte wunderbar, und schon am zweiten Tag nach der Einnahme von Psorinum D 10.000 ließ der Juckreiz spürbar nach, sodass es nicht mehr zum Kratzen kam. Auch das Zittern war in der Zwischenzeit wieder aufgetreten, sodass Gelsemium, das Zittermittel wieder öfter gegeben wurde.

Die zweite Konsultation

Am 10. 02. 2015 sah ich Irene das zweite Mal.

Insgesamt war ihr Zustand deutlich besser gegenüber dem Oktober 2014, sodass man von einem guten Erfolg sprechen konnte. Die Haut war erwartungsgemäß noch trocken, der Juckreiz war nur sehr schwach ausgeprägt, und das Zittern war wieder aufgetreten.
Zusätzlich gab es noch leichte Muskelzuckungen wie bei ‚restless legs', die sie im Oktober nicht gehabt hatte, oder sie waren mir im Eifer des Gefechtes entgangen.

Die Mutter wies darauf hin, dass von Februar bis Juli die schlimmste Zeit für Irene sei, weil sie dann heftige allergische Reaktionen hatte.

Der zweite kinesiologische Test (Februar 2015)

Mittel für **Juckreiz bei Neurodermitis:**

Toxoplasmose Nosode D 30,
Imipenem D 30,
Antikörperbildung D 30,
Thymus D 30,
Fetale Bestandteile D 30
Cutis D 30,
Mucosa D 30,
Rechtsdrehung D 1000,
Lapacho D 1000.

Mittel gegen **Allergien bei Pollenflug:**

Allergie Komplex Z.

Mittel gegen **Muskelzuckungen:**

Musculus D 30,
Zincum metallicum D 12,
Cuprum metallicum D 1000,

Bei diesem Test trat nun eine bisher unter der Oberfläche versteckte chronische Infektionskrankheit zu Tage, die bei der ersten Testung nicht erschienen war, die Toxoplasmose.
Zusätzlich fand ich ein Mittel für die Schleimhäute, Mucosa D 30, das auch wie der Thymus eine immunkompetente Bedeutung hat, sowie Lapacho D 1000 für die Oberflächenspannung der Lunge und des Darmes.

Für die Pollenzeit empfahl ich den **Allergie Komplex Z**, in dem die Mittel:

Antikörperbildung D 30,
Histamin D 30,
Cortison D 30,
Apis D 30,
Cardiospermum D 30,
Thymus D 30 und
Herzchkara D 30

enthalten sind, alles Mittel, die bei Allergien eine Stärkung des Immunsystems bewirken. Irene erhielt alle Mittel als Globuli.

Überlegungen

Für die Muskelzuckungen fand ich Zink, Kupfer und den Muskel als Organpräparat. Falls die im Februar 15 gefundene Toxoplasmose eine Ursache der Neurodermitis sein sollte, wäre nun eine weitere und tiefgreifende Besserung zu erwarten.

Die bisherigen Ergebnisse zeigen, dass es zu einer Besserung von Haut und Juckreiz von geschätzten 50 % gekommen war, und falls jetzt weitere Mosaiksteine der Ursachenzusammensetzung erkennbar werden, werden diese jetzt nach und nach mit Hilfe von Nosoden und ähnlichen Mitteln aufgearbeitet.

Auch eine angeborene Neurodermitis lässt sich anscheinend mit Hilfe der Homöo - Kinesiologie gut und erfolgreich angehen.

Fall - 235 Juckende Hautkrankheit, Morbus Grover

Eine Lehrerin aus Büdingen bat mich in eigener Sache tätig zu werden.

Sie litt unter einer seltenen Hautkrankheit, dem Morbus Grover, einer transitorischen akantholytischen Dermatose. Ich hatte von dieser Krankheit als Internist und Rheumatologe noch nie etwas gehört.

Unter Akantholyse versteht man die Auflösung der Oberhaut unter Ausbildung von Spalten, Rissen und Blasen.

Die Symptome bestehen bei dieser Krankheit aus polymorphen (verschiedenartigen) Hautveränderungen, nämlich aus Papeln (Hauterhebungen), Vesikeln (Bläschen) und ekzematösen Plaques (geröteten gut abgegrenzten Hautarealen). Für den Patienten ist der starke Pruritus (Juckreiz) am auffälligsten und auch am lästigsten.

Am 10. 11. 2014 erhalte ich eine Mail mit der Anamnese der Patientin.

„Das erste Mal habe ich Ende Juni 2014 in und hinter den Ohrmuscheln Juckreiz wahrgenommen. In den nächsten Wochen breitete sich dieser dann über den Hinterkopf, die Kopfseiten, den Nacken und vereinzelt die Schultern aus. Wenn ich mich mit einem Massagehandschuh massierte, hatte ich meistens für einige Stunden Ruhe. Im Oktober ließ dann im Kopfbereich der Juckreiz nach und ein Brennen setzte ein, die übrigen Körperteile wie Nacken und Schultern wurden nahezu beschwerdefrei. Dafür setzte dann im

Rumpfbereich (unter den Brüsten) ein sehr intensiver Juckreiz ein, der sich bis heute über den gesamten Rumpf vorne und hinten ausgeweitet hat und täglich mehr wird. Auch der Kopf juckt inzwischen wieder. Insbesondere die neuen Stellen jucken ganz extrem. Morgens bin ich verhältnismäßig beschwerdefrei, ab Mittag setzt jedoch der Juckreiz ein und steigert sich bis zum Abend. Ich versuche Linderung mit Fenistil Gel zu erlangen, doch trotz der großen Gelmenge ist der Juckreiz kaum erträglich. So greife ich oft zu Kühl-Akkus, die mir gut tun und mit denen ich auch zu schlafen versuche, was mir meist auch gegen Morgen gelingt.

Heute bin ich zum ersten Mal bei meiner Hautärztin Frau Dr. D. gewesen, wo ich je vorne und hinten 20 Sekunden UV-Strahlung bekommen habe. Die Therapie soll sich um täglich 20 Sekunden steigern. Momentan habe ich den Eindruck, als würde der Juckreiz eher schlimmer als besser. Aber vielleicht muss ich erst noch abwarten. Im Oktober habe ich eine Woche Cortison eingenommen (drei Tage 50 mg und vier Tage 25 mg). In dieser Zeit gab es Linderung, doch nach Absetzen der Tabletten kam direkt am zweiten Tag der Juckreiz zurück.

Ich wäre Ihnen sehr dankbar, wenn Sie mir helfen könnten, denn momentan bin ich überhaupt nicht leistungsfähig, was man aber im Schulalltag von mir erwartet."

Nun hatte ich also einen „Email-Fall", einen Fall ohne Patientin, ohne den persönlichen Eindruck und vor allem ohne die Möglichkeit, genaue Fragen zu stellen oder die Haut zu inspizieren, zu berühren, zu befühlen und nach einem Stirnstrich die Veränderungen mit der Patientin zu besprechen. Ich hatte Glück, dass die

Lehrerin Paula mir einen so ausführlichen Bericht geschickt hatte, dass ich ihn gut verwerten konnte.

Die Überlegungen in einem solchen Fall waren nicht allzu kompliziert, sodass ich meine Gedankengänge hier gut wiedergeben kann.

Rötung der Haut heißt immer Entzündung. Hierfür gebe ich entweder Belladonna D 30 oder C3, C4 Komplement D 30.

Das betroffene Organ ist die Haut, hierfür gebe ich „gesunde Haut", Cutis D 30. Da der Auslöser vermutlich ein Virus sein wird, gebe ich die Virus Nosode (einmal wöchentlich für mehrere Monate) und Imipenem D 30 und ahme somit eine antivirale Therapie nach. Imipenem wirkt in der potenzierten Form gegen Viren, Bakterien und Pilze. Das Hauptmittel bei Hautkrankheiten ist Sulfur (neben Arsen und Graphites und vielen anderen Mitteln).

Schließlich habe ich bei der Therapie noch den Stressfaktor mit Psycho Komplex Z berücksichtigt. Bei Stress, nach der Arbeit in der Schule ist alles schlimmer. Morgens, wenn die Welt noch in Ordnung ist, war der Juckreiz am geringsten.

Am 14. 11. 2014 erhielt die Patientin also diese Mittel über eine Apotheke zugeschickt:

C3, C4 Komplement D 30,
Cutis D 30,
Imipenem D 30,
Psycho Komplex Z,
Sulfur D 30 und
Virus Nosode D 30.

Verlauf vom 02. 05. 2015:

Nach fünfeinhalb Monaten erhalte ich die Nachricht, wie sich die Haut unter der homöopathischen Mittelgabe verändert hat.

„Nun möchte ich Ihnen noch kurz berichten, was aus meinem schlimmen Juckreiz, der mich im wahrsten Sinne des Wortes im letzten Jahr aus der Haut fahren ließ, geworden ist. Sie haben mir ja Ende November Virus Nosode D30, Imipenem D30, Psycho Komplex Z, Sulfur D 1000, C3,C4, Komplement D30 und Cutis suis D30 zukommen lassen. Zunächst kam es, worauf Sie schon verwiesen hatten, zu einer Erstverschlimmerung, doch dann gingen der Juckreiz und die Entzündungen schnell zurück. Ende des Jahres war ich absolut beschwerdefrei - ein himmlisches Gefühl! Leider kam im März die Hautkrankheit Morbus Grover schleichend wieder, wenn auch längst nicht so schlimm wie im Herbst. Wie auch beim letzten Mal begann das Ganze wieder in den Ohrmuscheln und da jetzt auch wieder die Kopfhaut über den Ohren befallen ist, nehme ich seit vorgestern erneut die oben genannten Globuli. Ich gehe davon aus, dass sie bald greifen werden."

Verlauf vom 08. 12. 2015

Am 08. 12. 2015 erhalte ich eine weitere Nachricht mit dem Verlauf für das Jahr 2015.

„Vielleicht sollten Sie noch wissen, dass die Hautkrankheit "Morbus Grover" meist im Frühjahr und Herbst auftritt, wie meine Hautärztin sagte. Am Ende des letzten Jahres war ich völlig beschwerdefrei, sodass ich die Globuli absetzen konnte. Wenige Monate später trat dann allerdings wieder leichter Juckreiz auf, der Dank der erneuten Einnahme der

Globuli aber unter Kontrolle blieb. Während der Sommermonate verzichtete ich wieder auf die Einnahme, doch im August begann der Juckreiz in den Ohrmuscheln und auf der Kopfhaut. Da ich die Globuli nicht dauerhaft einnehmen wollte, verzögerte ich deren Einnahme noch bis in den Oktober hinaus, wobei der Juckreiz schon intensiver wurde. Seit Oktober nehme ich nun wieder täglich die Globuli ein. Die Beschwerden sind nicht vollständig weg, aber auf jeden Fall gut unter Kontrolle."

Überlegungen zum Fall

Der Morbus Grover, eine zeitlich begrenzte Auflösung der Haut mit starkem Juckreiz widerstand allen therapeutischen Versuchen – Cortison linderte den Juckreiz erheblich, jedoch nur für die Zeit der aktuellen Einnahme. Fenistil blieb im Wesentlichen wirkungslos. Die Bestrahlung hat alles eher verschlimmert als verbessert, und die Kühlaggregate waren eine Art letzte Rettung mit kurzzeitiger Linderung ohne Aussicht auf Ausheilung. Die konventionelle Medizin war am Ende der Möglichkeiten angekommen, und so kam es dann zur homöopathischen Therapie.

Unter den oben genannten Vorstellungen konnte auch ohne persönlichen Kontakt ein Therapiekonzept erstellt werden, das relativ rasch zum Erfolg geführt hatte. Unter der wöchentlichen Gabe der sechs oben genannten Mittel kam es dann im März 2015 zum Rezidiv, sodass man hier empfehlen kann, die Therapie jeden zweiten oder dritten Tag durchzuführen statt die Abstände auf eine Woche auszudehnen.

Fall 236 – Beseitigung eines lästigen Juckreizes im Sekundenphänomen, Lachesis-Test nach Zeeden. Heilweise der Aborigines D 30. Gedächtniskomplex Z

Die 1944 geborene Sabine besuchte mich am 25. August 2015.

Wir kennen uns schon seit zwei Jahren von verschiedenen Kursen her. Sabine macht mit ihren 70 Jahren einen frischen und aktiven Eindruck. Sie arbeitet noch in der ehrenamtlichen Telefonseelsorge und engagiert sich in weiteren Bereichen.

Bei der Begrüßung teilt sie mir mit, dass sie einen aktuell verstauchten kleinen Zehen linksseitig habe, genau zur richtigen Zeit für unsere Therapie.

Wir trinken zusammen Kaffee und essen Kuchen. Dabei kommen wir auch auf den EMDR Kurs zu sprechen, der im September 15 in Lübeck stattfinden soll.

Verzweifelt überlegt sie sich, wie ihre Freundin Henriette wohl mit Nachnamen heißen würde. Es liegt ihr auf der Zunge, aber sie kommt nicht auf den Namen.

Ich schlage vor, ihr Gedächtnis Komplex Z einzustreichen. Sie ist einverstanden. Nach dem Stirnstrich dauert es noch zehn Sekunden, da platzt sie mit dem Nachnamen heraus: „Schwörer" sagt sie, „wie Geschworene".
Ungläubig staunt sie darüber, was sie soeben aus ihrem eigenen Munde gehört hat.

Wie ist das möglich, das Gedächtnis mit einem Stirnstrich anzukurbeln, wo die normalen „Nachdenkmechanismen" nicht so richtig in die Gänge kamen? Sie freut sich über diesen unerwarteten Erfolg. Später kommen wir auf das Stirnchakra zu sprechen, das nicht nur für das korrekte Sehen zuständig ist, sondern auch für die Bewusstseinsbildung, also für die Zuordnung der Bedeutung des Gesehenen.

Hierzu zitiere ich von Tschingis Aitmatov, einem kirgisischen Schriftsteller, den sie bestens kennt, die Legende von den Mankurts, den willenlos gemachten Sklaven. In seinem Buch „Ein Tag länger als ein Leben" beschreibt Aitmatov, wie ein Stamm mit seinen Feinden umgeht: Sie werden gefesselt, bekommen dann einen engen frischen Kamelhals um den Kopf gezogen, sodass die Stirne leicht eingedrückt wird. Mit diesem „Hut" aus frischer Kamelhaut werden sie dann drei Tage und Nächte auf dem Feld sich selbst überlassen, ohne Wasser und ohne Essen. Wer überlebt, hat dann so viel von seinen bewusstseinsbildenden Fähigkeiten verloren, dass sie einfach alles tun, was man ihnen sagt. Selbst, wenn man ihnen befiehlt, die eigene Mutter zu erschießen, tun sie das, weil sie die Mutter nicht mehr erkennen können. Ein Hinweis darauf, dass das Stirnchakra wirklich etwas mit Bewusstseinsbildung zu tun hat. Ob das Stirnchakra beim Patienten mit Down-Syndrom auch gestört sein mag? Wie verhält es sich bei Schwachsinn und den anderen Geisteskrankheiten? Das wäre noch ein interessantes Untersuchungsobjekt. Wir kommen zu den verschiedenen Themen, die sie gerne mit mir abarbeiten möchte.

Anamnese vom 25. 08. 2015

Sabine klagt schon seit längerer Zeit über kalte Waden, rechts stärker als links. Es gibt zwar noch keine Schaufensterkrankheit, aber sie nimmt regelmäßig Magnesium und Cuprum metallicum D 1000 ein, um gegen ihre Wadenkrämpfe anzugehen, die evtl. durch eine beginnende arterielle Minderdurchblutung bedingt sein mögen.

Für die **Kälte in den Waden** finde ich folgende Mittel:

Arteriae D 30,
Arteriolae D 30,
C3, C4 Komplement D 30,
Lymphkomplex Z und
Skoliose Komplex Z.

Sie klagt über eine deutliche Seitendifferenz. Die linke Seite sei „schwächer" als die rechte, und zusätzlich würde sie links auch weniger empfinden als rechts. Für diese Seitendifferenz finde ich das Mittel Lachesis D 30. Der Lachesis-Test nach Zeeden, der gleichmäßige Druck auf die rechte und linke Oberarmrückseite, fällt auch deutlich positiv aus, indem sie eine erhebliche Seitendifferenz spürt.

Immer wieder leidet sie unter Schmerzen, die vom linken Rücken ausgehen und in das linke Bein ziehen, eine **Ischialgie**. Hierfür finde ich diese Mittel:

Colocynthis D 1000,
Skoliose Komplex Z,
Gelenkstandard Z,
Musculus D 30,
Ligamentum D 30 und
Rechtsdrehung D 1000.

Schließlich berichtet sie über eine Verstopfung, die schon seit vielen Jahren besteht. Wir besprechen die Ursachen. Einmal im physischen Bereich der mangelhafte Fluss der Gallenflüssigkeit in den Darm, der durch den Leber Komplex Z aktiviert werden kann. Zum anderen ist die Verstopfung das psychosomatische Korrelat zum Festhalten an Dingen oder an Personen, die Unfähigkeit, loslassen zu können in den verschiedensten Situationen. Hierzu berichtet sie von dem Besuch von einem ihrer Söhne mit seiner Familie. Es war äußerst anstrengend zuzusehen für sie, wie ängstlich beide Eltern mit einem sieben Jahre alten Jungen umgehen. Sie lassen ihn nichts alleine machen, nichts ausprobieren, sondern sind wie überprotektive Hennen über ihm und verbieten ihm alles, was ihnen gefährlich erscheint. So darf er auch nur die Haut einer Kirsche essen, da der Inhalt ja gefährlich sein könnte.

Für die **Obstipation** finde ich entsprechend die Mittel

Leber Komplex Z und
Psycho Komplex Z.

Sabine berichtet, dass sie immer wieder unter einem Juckreiz im ganzen Körper leidet. Zur Zeit ist es der linke Gehörgang, der fürchterlich kribbelt, der rechte ist schon seit einiger Zeit von diesem Symptom befallen. Es gibt im Analbereich auch eine Warze, die ebenfalls einen starken Juckreiz auslöst.

Für diesen unangenehmen **Juckreiz** finde ich die Mittel:

Psorinum D 1000 und
Allergie Komplex Z.

Nach einem Stirnstrich mit diesen beiden Mitteln kam es innerhalb von 60 Sekunden dazu, dass beide Gehörgänge nicht mehr juckten, auch wenn sie in der Nähe die Haut berührte. Sie war sehr beeindruckt von der Kraft dieser beiden Mittel.

Schließlich klagte sie über **Schmerzen beim Gehen im linken kleinen Zehen**. Das Abrollen verursachte einen Schmerz auf der Skala bei 4.
Nach Gabe des Mittels:

Heilweise der Aborigines D 30

konnte sie sofort eine Erleichterung feststellen, Skala noch bei 2 bis 3. Dies blieb ungefähr so bis zum Ende der Sitzung.

Der **Homozysteinspiegel** war bei der letzten ärztlichen Untersuchung zu hoch gewesen. Jetzt schien er sich normalisiert zu haben, aber die Gabe von

Homozystein D 30

war weiterhin erforderlich.

Schließlich klagte sie noch darüber, dass in der letzten Zeit ihre Sehkraft schwächer geworden ist. Für das Auge testeten wir zunächst, welche Struktur hier für das verminderte Sehvermögen ursächlich war. Es war der Augenhintergrund. Die Linse, der Glaskörper und der Sehnerv waren unschuldig.

Schließlich fand ich diese Mittel, um das **Sehen verbessern** zu können.
Belladonna D 30,
Opium C1000,

Retina D 30 und
Stirnchakra D 30.

Alle Mittel wurden am Ende der Sitzung eingestrichen.

Überlegungen zum Fall

Es gab einige Sofortreaktionen, die außerordentlich erfreulich waren. Einmal konnten wir einen Hinweis erhalten, dass der Gedächtniskomplex Z wirksam ist und ihrem Gedächtnis „auf die Sprünge" hilft. Psorinum D 1000 und Allergie Komplex Z konnten den lästigen und auch intensiven Juckreiz im Ohr innerhalb kürzester Zeit vollständig auflösen.
Ob sich die Wärme wieder in den Waden regenerieren lässt, bleibt abzuwarten.
Grundsätzlich habe ich nach dem Einsatz von Arteriae D 30 oft gute Ergebnisse gesehen.

14. Herzerkrankungen – Bluthochdruck, Rhythmusstörungen

Fall 237 – Behandlung von Bluthochdruck mit einem homöopathischen Einzelmittel

1991 wurde ich von der Landesversicherungsanstalt Hessen – heute Deutsche Rentenversicherung – an die Klinik Benediktusquelle in Ortenberg - Selters als Chefarzt berufen. Da ich bereits fünf Jahre auf dem homöopathischen Weg gegangen war, wollte ich sehen, was die Homöopathie noch alles leisten kann und versuchte auch, an die Grenzen zu gehen, um zu sehen, ob man auch Patienten homöopathisch behandeln kann, die keine körperlichen oder geistigen

Symptome aufwiesen, die man im Repertorium nachsehen konnte.

Da die Homöopathie von „guten" Symptomen lebt, also von Symptomen, die eine besondere Eigenart kennzeichnen, wie „nur linksseitig", oder eine besondere Modalität zeigen, z. B. „sehr zugempfindlich, alle Fenster müssen geschlossen bleiben" oder sich auf besondere Charakterzüge beziehen (sehr pingelig, haarspalterisch, extrem genau), die also dem § 153 des Organons von Hahnemann entsprechen, ist man bei den Erkrankungen, die keine konkreten Symptome verursachen, als Homöopath schlecht bedient, weil man nicht weiß, wo man beginnen soll.

Zu den Krankheiten, die gewöhnlich keine für Patienten wahrnehmbare Symptome auslösen gehören die Zahnkaries, der Diabetes mellitus, also die Zuckerkrankheit und der Bluthochdruck. Diese Erkrankungen gehören demnach auch nicht zur Domäne der Homöopathie, sondern stellen eher Randgebiete dar, die zwar im Einzelfall auch gut behandelbar sind, die bisher aber nicht zu den homöopathischen Stärken gehören.

1988 hatte der Gynäkologe Dr. Schlüren in der AHZ (Allgemeine Homöopathische Zeitung, der ältesten medizinischen Zeitschrift in Deutschland) einen ausführlichen Artikel über das Mittel Okoubaka veröffentlicht. In diesem Artikel wurde erwähnt, dass Okoubaka bei Daumengrundgelenksarthrose, Allergien aller Art, Reisedurchfällen, aber auch bei Bluthochdruck lang dauernde Verbesserungen hervorruft.

Einem Patienten, der eine Afrikareise vor sich hatte

und fragte, was er **gegen Durchfall** nehmen sollte, Imodium oder etwas Homöopathisches, gab ich

Okoubaka D 4

als Empfehlung mit. Als er zurückkam, berichtete er, dass seine Durchfälle viel schneller verschwunden waren als die Durchfälle der Kolleginnen und Kollegen, die Imodium verwendeten. Der Feldversuch war also zu Gunsten von Okoubaka ausgefallen. Von Okoubaka war ich somit bereits positiv beeindruckt.

Eines Tages kam nun ein Patient, der einen gut eingestellten Bluthochdruck hatte. Er fragte mich, ob er statt der konventionellen antihypertensiven Kombination (Calciumantagonist und Betablocker) auch ein homöopathisches Mittel verwenden könnte.

In seiner verbleibenden Zeit in der Rehabilitationseinrichtung, etwa zehn Tage, blieb der Blutdruck unter der Monotherapie von Okoubaka D 4, in der ersten Zeit 3 x 1 Tablette täglich, weiterhin im Normbereich, sodass ich ihm empfahl, mit Rücksprache und Einverständnis seines Hausarztes diesen Versuch unter regelmäßigen Blutdruckkontrollen weiter zu führen. Sollte der Blutdruck die Grenzen der Normalität wieder übersteigen, riet ich ihm, wieder zur alt bewährten Zweierkombination zurückzukehren.

Der Hausarzt erhielt die Kopie des Artikels von Schlüren und einen erklärenden Begleittext.

Nach einem Jahr erhielt ich von dem Hausarzt dieses Patienten einen Brief. Ich war sehr gespannt, wie unser Experiment mit einem homöopathischen Einzelmittel gegen Bluthochdruck ausgegangen sein mochte. Der Hausarzt schrieb, dass unser Patient auch nach einem Jahr unter der alleinigen Medikation von Okoubaka D 4, 1 x 1 Tbl. tgl., weiterhin normale Blutdruckwerte hatte.

Eine sehr erfreuliche Nachricht, die mich darin bestärkte, auch weiterhin an den Grenzen des Denkbaren und für möglich gehaltenen nicht Halt zu machen. Dies war übrigens die einzige briefliche Rückmeldung eines Hausarztes in den 20 Jahren meiner klinischen Tätigkeit in Hessen. Alle weiteren Rückmeldungen erhielt ich per Telefon oder später per Email.

Fall 238 – Eine Schilddrüsennarbe löst Herzbeschwerden aus

Eine 60 Jahre alte Frau Natalie, Coacherin und Gesundheitsberaterin, spürt sei vier Wochen Herzdruck und hat Angst, ihr Herz könnte stehen bleiben. Sie erklärt alles ausführlich und etwas umständlich, hat alle ihre EKG-Unterlagen mitgebracht, ist also genau und zuverlässig.

Diagnosen

Angststörung, Herzdruck, Extrasystolen, posttraumatische Belastungsstörung.

Anamnese

Zu Hause hatte sie als Kind Gewalt erfahren, war jahrelang mit EMDR enttraumatisiert worden, hatte 2006 einen Überfall erlebt mit Schlag ins Genick; seither leidet sie wieder unter ihrer alten Angststörung.

Der Überfall hatte eine Retraumatisierung ausgelöst.

Extrasystolen im Sinne von Bigeminus sind seit 2007 bekannt, also einer Doppelschlägigkeit des Pulses. Seit 4 Wochen spürt sie Druck auf der Brust und hat Angst, das Herz könnte stehen bleiben.

Jetzt klagt sie über Druck über dem Herzen, der unter den „kompetenten Umständen" meiner Anwesenheit bei Skala = 3 liege, sobald sie aber alleine sei, würde die Skala sofort auf ca. 6 oder höher steigen.

Wenn sie neben dem Brustbein etwas drückt, kann sie sofort ein unangenehmes Herzgefühl auslösen, das vom Brustbein aus nach seitlich zieht.

Kinesiologischer Test

Als Ursache für Herzdruck kamen die Schilddrüsennarbe von 2004 und psychische Ursachen. Für die Therapie fand ich die Herzmittel und Rechtsdrehung D 1000.

Therapie

Unter einem einzigen Stirnstrich mit dem Mittel

Narbenunterspritzung D 30

war es sofort zu einer Besserung des Herzdruckes von Skala 6 auf 2 gekommen.
Als einzige Ursache, neben psychischen Störungen, wurde die Schilddrüsennarbe gefunden. Eine Narbe am Unterarm und eine alte Blinddarmnarbe waren nicht an der **Herzsymptomatik** beteiligt.
Im übrigen kamen die Mittel:

Psycho Komplex Z,
Kardio Komplex Z und
Rechtsdrehung D 1000.

Spontan sagte sie, sie möchte kein Opium haben, da sie Opium mit dem Thema "Sucht" assoziiert.

Sie lehnte auch Opium C 1000 ab, also das Opium in homöopathischer Form. Insgesamt wirkte sie sehr ängstlich und hatte für alles eine Erklärung bereit, wusste auch, dass die Herzschmerzen strukturell sind, obwohl im Herzkatheter alle Gefäße in Ordnung waren. So konnte sie sich dennoch zunächst nicht vorstellen, dass eine zehn Jahre alte Schilddrüsennarbe, die sie noch nie gespürt hatte – alles war ja perfekt und fast unsichtbar verheilt – ein Störfeld sein könnte.

Hier half mir ihre bei dieser Konsultation anwesende osteopathische Therapeutin Veronika und meinte, diese Störung passe genau in das Bild, das sie bei ihr vorgefunden hatte.

Sie weigerte sich auch, über ihren Unfall 2006 zu sprechen, da sie dann wieder Herzrasen bekäme und in **panische Zustände** verfallen würde.

Als zweite Therapie erhielt sie:

Psycho Komplex Z,
Kardio Komplex Z und
Rechtsdrehung D 1000,

ebenfalls als Stirnstrich.
Ich fragte mich, was haben wohl die vielen EMDR Sitzungen bewirkt, wenn Natalie nicht in der Lage ist, auch nur über den Überfall zu sprechen? Anscheinend

nichts.

Nachbeobachtung vom 08. 12. 14 (Folgetag)

Am Folgetag erhalte ich eine Mail mit der erfreulichen Nachricht, dass

„das Angstgefühl bis jetzt weg sei .....und sie hoffe, dass insbesondere die ventrikulären Extrasystolen (zusätzliche starke Herzschläge) weniger und niedriger werden." Insgesamt ein sehr erfreuliches Ergebnis.

Fall 239 – Eine heftige Erstreaktion bei Bluthochdruckbehandlung, erfolgreiche Therapie der Polyneuropathie am Nervus medianus linksseitig, Begriff der Normalität

Eine heftige Erstreaktion

Eine 80 Jahre alte Ärztin, Xenia, noch sehr fit, fidel, gesund, aktiv, eben in einer besonders guten Kondition für ihr Alter, so, wie wir es uns alle wünschen würden, kam am 24. 11. 15 zu mir in die Sprechstunde. Ich kannte sie schon, da sie vor gut einem Jahr schon einmal bei mir vorstellig geworden war, um die Ursachen für ihren therapieresistenten Bluthochdruck zu erforschen.

Unter Ramipril bekam sie Husten als Nebenwirkung, bei ASS fürchtete sie die Blutungen, und so nimmt sie im Moment Bisoprolol, einen Betablocker, ohne den geringsten Effekt. Der Blutdruck ist mit und ohne Therapie bei Werten um die 190 zu 90 mm Hg, also aus medizinischer Sicht viel zu hoch.
Vor 40 Jahren hätte man diesen Blutdruck bei einer achtzig Jahre alten Dame ohne weiteres akzeptiert, da

man damals hundert plus die Anzahl der Lebensjahre rechnete, um auf akzeptable oder noch akzeptierte systolische Werte zu kommen.

Definition der Normalität

Wir sprachen über die Definition der Normalität. Diese bedeutet, dass 96 % aller Klienten im Bereich der Norm sind, und jeweils 2 % drüber oder drunter liegen dürfen, ohne dass dies pathologisch wäre. Bei 4 % aller Patienten kann man also, nach Abklärung aller Ursachen natürlich, davon ausgehen, dass pathologische Werte oder andere Gegebenheiten „normal" sind, auch wenn sie außerhalb der Norm liegen. Ein statistisches Problem, das in meiner Klinikzeit nicht ein einziges Mal thematisiert wurde.

Für den **Bluthochdruck** gab ich die Mittel:

Nux vomica D 30,
Pressorezeptoren D 30,
Arteriae D 30,
Cor suis D 30 und
Cuprum metallicum D 1000.

Für den **Ärger,** als der initialen Grundlage für den Hypertonus, denn es gab ein traumatisches Spritzenerlebnis in ihrer Vergangenheit, erhielt sie:

Chamomilla D 100 Mio. und
Psycho Komplex Z.

Danach hatte sich nichts Wesentliches verändert.

Im kinesiologischen Test erhielt ich die Aussage, der Blutdruck von 180 zu 80 mm Hg wäre bei meiner Patientin Xenia normal. Zu hoch und zu niedrig kam mit „nein". Es konnte sich also hier um eine sogenannte Normvariante handeln, wie wir sie im Vorfeld angesprochen hatten.

Prophylaxe

Um als Prophylaxe doch etwas zu unternehmen, trotz Normalität, kam der Kardio Komplex Z, in dem Cactus D 30, Koronarien D 30, Kalium carbonicum D 30, Cor suis D 30 und Herzchakra D 30 enthalten sind.

Nachdem wir Kardio Komplex Z eingestrichen hatten, kam es zu einem plötzlich auftretenden **Hustenreiz**, den ich mit den Mitteln

Aconit D 1000,
Causticum D 1000,
Phosphor D 1000 und
Sepia D 1000

zu beheben versuchte. Das gelang allerdings nicht.

Eine Erkältung bahnte sich so blitzschnell an, dass wir es kaum bemerkten.

Wir behandelten nochmals den **Ärger**, diesmal mit

Leber Komplex Z,
Psycho Komplex Z, und
Stramonium D 30,

ihrer Lieblingspflanze, dem Nachtschattengewächs Stechapfel.

Zusätzlich gab ich ihr für ihre **Wortfindungsstörungen** noch den

188

Gedächtnis Komplex Z.

Noch während der Therapie bekam sie Kopfschmerzen, evtl., weil der Blutdruck jetzt anstieg.

Zuhause bekam sie heftiges Nasenbluten, bei jedem Hustenstoß setzten die Blutungen erneut ein, und es gab sogar Bluthusten in der Nacht. Alles besorgniserregend und dramatisch.

Am nächsten Morgen, am 25. 11. 15, rief sie an und berichtete von ihrer schlimmen Nacht.

Allerdings hatte sie den Blutdruck nochmals gemessen, und nun war er auf 165 zu 80, bei erneutem Messen auf 155 zu 80 gefallen. Das war erfreulich, und obwohl wir den Blutdruck als normal betrachtet hatten, war es wohl durch die Therapie mit Phosphor zu einer Blutung gekommen, die gleichzeitig als Entlastung für den Blutdruck gelten konnte.

Eine heftige Erstreaktion!

Auf Nachfrage erzählte sie, dass ihre Polyneuropathie, eine Art **Medianusschädigung** linksseitig, mit Taubheitsgefühl und Kribbeln in den Fingern 1 – 3, nun völlig verschwunden sei, die wir das letzte Mal mit diesen Mitteln behandelt hatten:

Ruta D 30,
Rhus tox D 30,
Musculus D 30,
Nervus spinalis D 30,
Halschakra D 30,
Hirnhautverziehung D 30 und
alle Meridiane D 30.

Nur bei langen Autofahrten, wenn sie das Steuer sehr fest hält, kommt es noch zu geringen Sensationen, die sie an die Vergangenheit mit Taubheitsgefühl erinnert.

15. Hinderliche Glaubenssätze

Fall 240 – Ein hinderlicher Glaubenssatz schwächt das Immunsystem

Am 26. 05. 2015 erschien eine alte Bekannte, zu deren 60. Geburtstag ich schon nach Lübeck eingeladen war. Damals, 2008, fragten wir uns, ob diese schöne Stadt die Stätte unseres Alters werden sollte und bejahten dann die Frage.

Schon 2011 fragte mich die damals 63 Jahre alte, etwas übergewichtige Lehrerin, wie sie am besten mit ihrem schmerzenden linken Knie umgehen sollte? Das Alter und die Arthrose nagten an ihr, die Organe würden ja nicht besser mit dem Alter. Damals entschieden wir uns für eine Therapie mit NeyArthros, einem Organpräparat der Firma VitOrgan, das ich bis dahin mit großem Erfolg eingesetzt hatte.

Nachdem wir 2011 und 2012 zunächst drei, seit 2013 aber nur noch zwei Termine pro Jahr für das linke Knie für Injektionen vereinbart hatten, war heute der erste Termin für 2015 heran gekommen. Das Knie war seit 2011 immerhin fast völlig schmerzfrei geblieben, bis auf Tage, an denen sie auf der Insel Föhr Wattwanderungen gemacht hatte.

Zweifel plagten Hedwig, ob sie wirklich kommen sollte, denn sie hatte einen fürchterlichen Husten. Ihre Sorge war weniger, dass sie mich anstecken könnte, denn ich hatte ja aus ihrer Sicht sicherlich ein stabiles Immunsystem, sondern eher, dass sie während der Injektion ins Knie husten könnte und damit einen Stich ins Unsichere riskieren könnte.

Husten und Stimmverlust

Als sie dann in der Türe erschien, war ihre Stimme so rau und heiser, dass ich sie kaum verstehen konnte. Sie sprach nur ganz verhalten, um ja keinen Hustenreiz auszulösen, oder noch schlimmer, einen Hustenanfall zu bekommen, aus dem sie nur schwer wieder heraus kam.

Es gab neben der brüchigen Stimme auch einen leichten Druck über der Brust, und sie fragte mich, ob sie ihre Stimme „wieder gewinnen" könnte? Daran hatte ich keinerlei Zweifel.

Es hatte mit einem unstillbaren Räusperzwang begonnen (Causticum), sie hatte sich bei ihrer Tochter angesteckt, die ihrerseits bei Kälte mit zwei offenen Fenstern im Auto gefahren war. Und so wäre eins zum anderen gekommen.

Allergien

Sie hatte viele kleine rote aber auch weißliche Pickel an beiden Oberarmrückseiten und an beiden Beinen bis hin zum Knie. Anscheinend eine Reaktion auf ein Mittel, das sie nach einer Darmspiegelung zur weiteren Reinigung des Darmes eingenommen hatte und schlecht vertragen hatte. Der Juckreiz war so stark, dass sie eine Cortisoncreme verwendete, die sie täglich auftrug. Außerdem hatte sie auf der für geringen Pollenflug bekannten Insel Föhr Urlaub gemacht, aber sich unter Fichten aufgehalten, die gerade blühten und täglich ihre gelbe Pracht abwarfen. Da sie unter multiplen Allergien litt, konnte das ebenfalls ein Faktor sein, der zu den allergischen Hauterscheinungen geführt haben mochte.

Die Gallenblase

Schließlich hatte die Darmuntersuchung auch den Verdacht auf Gallensteine erbracht. Im rechten Oberbauch piekte es immer wieder einmal, aus meiner Sicht war das die Gallenblase, die sich hier meldete. Es gab anscheinend auch verhaltene Winde und eine seit Jahren bestehende Verstopfung, gegen die sie schon getrocknete Pflaumen einnahm. Diese Situation konnten wir energetisch mit dem Schöllkraut beheben, mit Chelidonium D 30. Chelidonium treibt den Gallensaft in den Darm und sorgt für eine gute Verdauung.

Laborwerte

In den vorgelegten Laborwerten von Mitte April 2015 konnte man einen ansteigenden Leberwert sehen. Die Gamma Glutamyl Transferase (Gamma GT, GGT), die zu der Gallenblase passen mochte, war zu hoch. Dieser Wert hatte sich vom Juli 2012 bis zum April 2015 von 55 bis 99 U/L „hoch gearbeitet". Der Cholesterinwert ist in der gleichen Zeit von 212 auf 262 mg% gestiegen. Ein Nüchtern-Blutzucker lag bei 129 mg%, auch hier war eine Kontrolle angezeigt, um zu sehen, ob der angestiegene Blutzucker situativ war, bei Ärger, Kummer und Sorgen oder bei Verwendung von Cortison angestiegen war, oder ob es sich hier um einen beginnenden Diabetes mellitus handeln konnte. Als ergänzender Parameter wurde der HbA1C Wert zur Bestimmung empfohlen. Hier schien die üppige

Lebensweise die Hauptursache für die ansteigenden Laborwerte zu sein und weniger ein einzelnes Krankheitsbild oder die Reaktion auf Allergene.

Hinderlicher Glaubenssatz

Und während sie noch sinnierte, kam es wie beiläufig über ihre Lippen, „Und im Alter wird das Immunsystem ja auch nicht besser, da ist es ja verständlich, wenn man immer mehr und mehr bekommt." Dabei möchte sie 95 Jahre alt werden und gesund sterben.

Wir sprachen darüber, dass es kaum einen einzelnen Parameter im Labor gibt, der anzeigen würde, dass ein Immunsystem in Ordnung oder gefährdet sei. Alles hänge ja mit allem zusammen, auch die Gedanken mit dem Körper. Ich erzählte ihr von meinen Feuerläufen von 2000 und 2001 in den Frankfurter Messehallen. Damals hielten mich nur die Gedanken an „kühles Moos" davon ab, an den Füßen Verbrennungen zu bekommen, als ich über glühende Kohlen lief, deren feuersprühender Regen mir bis zur Hüfte ging. Und so meinte ich zu ihr, wenn sie jeden Tag mehr Lebenserfahrung ansammele – da ja jeder Tag entweder ihre alten Erfahrungen bestätigte, oder wenn nicht, zu neuen Erfahrungen führen würde – warum sollte nicht auch das Immunsystem jeden Tag erfahrener, weiser, ja kompetenter werden, um mit immer mehr Viren und Bakterien fertig zu werden?!

Damit sie eine bessere Chance hätte, mit allen Infekten fertig zu werden, erhielt sie von mir den Auftrag, sich gedanklich für den befreienden Glaubenssatz zu entscheiden:
„Mein Immunsystem wird täglich kompetenter"! Damit hätte sie eine bessere Chance, mit allen Infekten fertig zu werden.

Der kinesiologische Test

Für den **Husten** fand ich als bestes Mittel

Causticum D 1000,

für **Hustenanfälle**

Pertussinum D 30, die Keuchhusten Nosode,

für die **Gallenblase** kamen als Ursache kleine Steine, die sich unter

Chelidonium D 30 verkleinern mochten,

für die **multiplen Allergien**, aber auch für die aktuelle Allergie kam

Allergie Komplex Z und

für die **hinderlichen Glaubenssätze (HGS)**, die sie einschränkten, kam

Hinderliche Glaubenssätze D 1000.

Therapie

Alle Mittel wurden zweifach eingestrichen.

Wirkung der Therapie

Als sie die Augen wieder aufschlug, oder vielmehr, als sie ihre Stimme nach wenigen Minuten wieder erhob, klang sie schon viel besser und das Kratzen und das Heisere war wie weggeblasen, der Hustenreiz war nicht mehr stark, denn sie konnte jetzt tief ein- und ausatmen, ohne dass es noch zum Hustenreiz kam.

Die Gallenblase mochte beruhigt sein, und beim Gehen murmelte sie den befreienden Glaubenssatz vor sich hin: „Mein Immunsystem wird jeden Tag kompetenter".

Zweite Therapie

Noch bevor sie ging, dachten wir an ihr **linkes Knie**. Ich injizierte

NeyArthros Stärke D 7 intraartikulär, ergänzte diese Maßnahme mit einer
Vitamin B 12 Injektion und
Echinacea comp. der Firma Heel,

das ich als Eigenblutinjektion gab.

So konnte sie also mit der Überzeugung, dass alles bei ihr bestens stehe, mit frischer Stimme und neuem Glaubenssatz meine Praxis verlassen.

Aus dem halbjährlichen Knie-Termin hatten wir eine Sitzung mit Stärkung des Immunsystems gemacht.

16. HNO – Erkrankungen, Hörsturz, Schwerhörigkeit, Tinnitus

Fall 241 – Ein Fall von Tinnitus

Am 06. 10. 2015 kommt Ludgera in Begleitung ihres Ehemannes Lothar in die Sprechstunde nach Halle.

Anamnese

Ludgera berichtet, dass sie seit zwei Jahren einen leichten Tinnitus rechts und links habe, der sie zunehmend störe.

Auf der Skala bestimmt sie die Intensität des Tinnitus rechts und links bei Skala = 3.

Kinesiologischer Test

Im kinesiologischen Test kommen die Mittel, die im neuen **Tinnitus Komplex Z** enthalten sind,

Mittelohr D 30,
Malleolus D 30,
Kieferostitis D 30,
Kiefergelenk D 30,
Märtyrertum D 100.000,
Antimonium crudum D 100.000,
HWK 3 D 30,
Cochlea D 30,
Scheitelchakra D 30,
Stirnchakra D 30,
Halschakra D 30 und
Rechtsdrehung D 1000.

Therapie

Diese Mittel werden als Stirnstrich eingegeben.

Wirkung

Nach ca. 15 Minuten der tiefen Entspannung ist im rechten Ohr kein störender Ton mehr zu hören, Skala = 0 und im linken Ohr nur noch ein geringes Rauschen, Skala = 1.

Mit der neuen Kombination von Mitteln bei Tinnitus Komplex Z ging bei der 62 Jahre alten Ludgera das Ohrrauschen rechts und links rasch zurück. Bei einem zwei Jahre langen Bestehen ein gutes Ergebnis. Alle Mittel werden zur weiteren Einnahme täglich für sechs Wochen empfohlen.

Verlauf vom 16. 12. 2015

Aus einer E-Mail von Ludgera geht nicht genau hervor, ob sich der Erfolg nun gehalten hat oder wenigstens dauerhaft gebessert war. Insofern bleibt der Langzeiteffekt nicht bestimmbar. Immerhin geht aus dem Fall hervor, dass auch Tinnitus in einigen Fällen gut beeinflussbar ist.

Fall 242 – Behandlung von rezidivierenden Hörstürzen

Am 23. Januar 2015 kommt die 49 Jahre alte Lehrerin für verhaltensgestörte Kinder auf Empfehlung der Heilpraktikerin Sabine, bei der sie schon lange in Behandlung ist. Hier hatte Veronika zahlreiche Therapien erhalten und in regelmäßigen Abständen waren Kontrollen im Dunkelfeld erfolgt.
Sie berichtet über Hörstürze, die sie seit 2002 hat. Im Jahre 2005 hatte sie etwa einen Hörsturz pro Woche, aber nicht mehr als drei Hörstürze pro Tag. Zuerst waren Druck und Hörverlust rechtsseitig stärker als links, später verlagerte sich das Geschehen mehr nach links. Ein Tinnitus besteht schon seit langer Zeit und stört sie nur wenig.

Symptomatik

Es kommt immer wieder ganz plötzlich – wie aus heiterem Himmel – zu Druck auf beiden Ohren und zu Hörverlust. Dabei gerät sie in panische Angst, da sie nie weiß, wann der Hörsturz endet, ob sie eine Infusionstherapie benötigt oder nicht, und wie lange alles dauern kann. Sie hat Angst, dass der Hörsturz gar nicht mehr aufhört und sie taub wird. Meistens hört der Hörsturz nach zwei bis drei Stunden wieder auf, er kann aber auch bis zu drei Tagen andauern.

Eine Borreliose wurde vor Jahren an erhöhten Antikörperspiegeln erkannt, die sich jetzt wieder normalisiert haben. Eine Fragestellung besteht darin, herauszufinden, ob die Borreliose mit ihren Hörstürzen zu tun hat oder nicht.

Weitere Problemfelder

Sie berichtet von folgenden Problemfeldern:

Kopfschmerzen und Übelkeit

Als sie die Mittel von ihrer Behandlerin Sabine abgesetzt hatte, begannen wieder Kopfschmerzen und Übelkeit. Unter Rizol, einem ozonierten Öl, waren die Kopfschmerzen zurückgegangen.

Rezidivierende Thrombenbildung

Im Dunkelfeld konnten immer wieder neue Thromben gesehen werden, die sich langsam auflösten; gleichzeitig entstanden jedoch wieder neue Thromben.

Der Eisenhaushalt

Sie legt Laborwerte von 2014 und 2015 vor. Dabei fällt auf, dass von Oktober 14 über einen Kontrollwert im November 14 zum Januar 2015 der Eisenspiegel abfällt, gleichzeitig das Ferritin abnimmt und parallel hierzu der Hämoglobinwert von 11,3 auf 9,6 mg% abfällt. Auch das MCV geht unter den Normbereich. Das Eisen liegt unter 10 µg/dl (n = 23 - 134), das Ferritin liegt ebenfalls unter 10 µg/l (n = 50 - 200). Es besteht also eine mikrozytäre Eisenmangelanämie. Keine Reaktion auf Ferrosanol Duodenal. Die Ursache bleibt zunächst im Dunkeln. Das Eisen im Blut und das Speichereisen steigen beide nicht an, obwohl sie ein Eisenpräparat einnimmt.

Im kinesiologischen Test reagiert der Eisenmangel weder auf Ferrum metallicum D 1000 noch auf Sanguinaria D 30. Ein Blutverlust kommt also als Ursache eher nicht in Frage. Als ich die Resorption teste, erkenne ich, dass diese gestört ist. Sofortige Besserung auf das Mittel aus der Homöo-Symptomologie

„Eisenresorption D 30".

Die Halswirbelsäule

Zwei Wirbelkörper der Halswirbelsäule „sitzen nicht richtig" und werden immer wieder manuell reponiert.
Im kinesiologischen Test kommt der HWK 3 mit schwachem Arm, sodass ich

HWK 3 D 30 gebe.

Der rechte Oberkiefer

Eine Brücke, die rechts oben angepasst wurde, sitzt nicht richtig, sodass sie beim Kauen Schmerzen im rechten Oberkiefer verspürt.

Eigene Beobachtung

Die Hände von Veronika sind kalt, draußen herrschen ca. 0°C, sodass die Kälte zunächst verständlich und gut erklärbar bleibt. Sie berichtet aber auf Nachfrage, dass sie immer friert, auch im Sommer. Dann trägt sie einen Schal. Nachts wärmt sie sich an ihrem Freund auf. So kommt sie ohne Schlafsocken und Wärmflasche aus. Früher konnte sie essen, soviel sie wollte, ohne auch nur ein Gramm zuzunehmen. Sie fand das immer sehr praktisch. Auch jetzt ist sie noch schlank und eher schmal. Der Computer scheint immer mal wieder stehen zu bleiben, aber ihr ist das bisher nicht negativ aufgefallen. Vielleicht hat sie Probleme mit der Technik. Sie ist wissbegierig und hört sich alles sehr genau an.

Sie hat eine relativ trockene Haut, die sie am ehesten im Gesicht spürt.

Konstitutionstherapie

Aus Gründen der Energetisierung gebe ich ihr als erstes zwei Stirnstriche mit

Silicea D 1000.

Ursachen für die rezidivierenden Hörstürze

Dann frage ich die Hörstürze nach der Systematik ab, um möglichst viele Mosaiksteine zu erhalten, mit denen dann die Therapie bestimmt wird und finde die folgenden energetischen Ursachen für die Hörstürze:

Psychische Ursachen. Hierfür finde ich

Psycho Komplex Z.

Hiermit wird unter anderem die panische Angst behandelt, die auftritt, wenn es zum Hörsturz kommt.

Bei **Mikroorganismen** finde ich einen schwachen Arm. Die Protozoen kommen schwach, hier die **Toxoplasmose.** Ob sie Kontakt mit Katzen hat? Ja, mit einer. Sie ist in der Landwirtschaft groß geworden, hatte also viele Kontakte zu Tieren. Hierfür finde ich

Toxoplasmose Nosode D 30 und
Imipenem D 30.

Bei **Organbezug** kommt die Schnecke des Innenohres,

Cochlea D 30 und
alle Meridiane D 30.

Der **Eisenmangel** ist ebenfalls eine Ursache für die Hörstürze! Hier finde ich

Eisenresorption D 30.

Beim Stichwort „**Simile**" erhalte ich einen schwachen Arm. Ich frage, ob ich ein Mittel der klassischen Homöopathie benötige? Das wird bejaht. Da mir kein Mittel spontan einfällt, konsultiere ich das Buch „Bewährte Indikationen" von Mathias Dorcsi, herausgegeben von der DHU (1989). Hier sind zu den klinischen Symptomen oder Diagnosen ausschließlich Stichworte genannt, ohne weitere Erklärung oder ohne weitere Ausführungen – als ‚brain storming' sehr gut geeignet. Hier sind die Mittel Tabacum, Kalium chloratum, Causticum, Arnica, Secale cornutum und Lachesis aufgeführt. Eines von ihnen muss es sein. Als gut passendes Simile finde ich

Tabacum D 200.

Als nächste Rubrik kommt die **Rechtsdrehung** mit sehr schwachem Arm. Hier finde ich als wirksames Mittel

Rechtsdrehung D 1000.

Die Linksdrehung bei ihr könnte auch die Therapieresistenz erklären.

Schließlich frage ich, ob ich noch ein weiteres Mittel benötige, außer der oben genannten. Tatsächlich kommt ein Ja. Ich teste den **Halswirbelkörper 3**, da die HWS ja nicht richtig steht. Genau der kommt und passt als letztes Steinchen ins Puzzle, denke ich jedenfalls.

Schließlich fragt sie, ob die langsame Blutzirkulation, die immer wieder zu Thromben geführt hat, auch ein Bestandteil der Pathologie sein könnte für die Hörstürze? Bei genauer Prüfung kommt ein Ja, sodass wir für die **Thrombenbildung** diese fünf Mittel finden:

Streptokinase D 30,
Urokinase D 30,
Arteriae D 30 (Venen kommen nicht) und
Thrombozytenaggregationshemmung D 30.

Als letztes Mittel kommen noch Lachesis D 30 und Crotalus D 30, als gleichwertig.

Schlangenphobie

Bevor ich weiter teste, fragt sie mich mit etwas ängstlichem Gesichtsausdruck, ob da auch keine Schlange dabei sei? Ich bejahe, Crotalus habe sogar eine Klapper am Schwanz. Sie zögert heftig und meint, eine Schlange will sie auf keinen Fall nehmen, auch nicht in homöopathischer Form. Sie habe grässliche Angst vor Schlagen.

Beim mentalen Test kommt die Furcht vor Schlangen auf der Skala 0 bis 10 mit Tendenz zur 50. Auch nach Abelmoschus D 30 ist die Furcht nicht behoben.

Hinderliche Glaubenssätze

Ich spüre, wie sich hinderliche Glaubenssätze vor mir aufbauen, die lauten könnten:
"Ich weiß, dass ich Schlangen nicht mag, daran kann man nichts ändern".
Oder "An meinen Vorurteilen gegenüber Schlangen halte ich fest".

Ich teste, ob wir die hinderlichen Glaubenssätze besser mit Hinderliche Glaubenssätze D 1000 auflösen sollen, oder mit einer Klopftechnik nach Klinghardt am Dünndarm 3.

Wir entscheiden uns für die Klopftechnik.

Klopftechnik nach Klinghardt

Jetzt werden zunächst die Vorurteile beseitigt. „Ich bin bereit, alle negativen Vorurteile aufzugeben" und „ich bin bereit, meine Angst vor Schlangen aufzugeben".

Nach diesen Sätzen kann sie die vorgestellte Schlange an der Wand nicht mehr sehen, aber das Unwohlsein ist geblieben.

Wir entscheiden uns zunächst, die Schlangenmittel nicht zu geben und gehen der nächsten Fragestellung nach.

Kopfschmerzen und Übelkeit

Sie bietet eine Hypothese an, die hilfreich ist. Können die Kopfschmerzen von der ehemaligen Borreliose herrühren? Hier kommt ein klarer Zusammenhang, sodass wir die Borrelien und die Kopfschmerzen nachbehandeln mit

Borrelien Nosode D 30, zusammen mit
Imipenem D 30.

Da sie bisher annahm, dass auch die Anzahl der verschiedenen Mittel mit ihren Kopfschmerzen zusammenhängen, testeten wir die Dosis aus, die für sie optimal ist. Es wirken hier 1 bis 5 Globuli tgl., ohne dass es zu Nebenwirkungen kommt.

Therapie

Alle gefundenen Mittel werden einmal als Stirnstrich appliziert.

Im kinesiologischen Test kommen anschließend Hörsturz, Übelkeit mit Kopfschmerz und Borrelien mit starkem Arm.

Ergebnis

Die Hände sind inzwischen sehr schön warm geworden.

Aussichten

Beim nächsten Termin kann dann die Brücke rechts oben getestet werden.

Überlegungen zum Fall

Am auffallendsten ist die seit 13 Jahren bestehende Therapieresistenz der Hörstürze, die fast wöchentlich auf sie hereinbrechen. Dies lässt an die Rechtsdrehung D 1000 denken.

Im Dunkelfeld wurden zahlreiche Thromben gesehen, die immer wieder neu entstanden. Hier wäre nach einer 3 Monate langen Einnahme der Thromben auflösenden Mittel nachzuprüfen, ob die Thromben hierdurch schon verschwinden, oder ob sie persistieren. Bei Persistenz würde man noch einmal die Schlangenmittel prüfen und die Phobie in den Fokus rücken, um die wirksamen Mittel „verträglich" und akzeptabel zu machen. Anschließend könnte die Therapie mit Lachesis oder Crotalus horridus etabliert werden.

Die Silicea Konstitution bringt eine Resorptionsstörung mit sich, sodass nie genügend Energie und Wärme im Körper ankommt. Hierdurch ist die Kälte und die Frösteligkeit zu erklären. In diesem Fall ist anscheinend auch eine Resorptionsstörung für Eisen eingetreten, sodass eine zusätzliche Schwächung des Organismus angenommen werden kann.

Zweite Sitzung vom 03. 03. 2015

Veronika berichtet, dass die Sauerstoffinfusionen, die sie in Travemünde erhält, nicht besonders lange anhalten.

Die homöopathischen Mittel gegen die Kopfschmerzen scheinen die Kopfschmerzen eher zu verstärken, statt abzumildern.

Der Ferritinspiegel ist weiterhin am untersten Normwert, zwischen 6 und 13 µg/l, der Normalwert beträgt zwischen 10 und 140 µg/l (nach anderer Literatur 50 - 200 µg/l).
Bei den Hörstürzen berichtet sie, dass es hier auch immer wieder einen Seitenwechsel von links nach rechts und umgekehrt geben würde. Beim Hörsturz hat sie einen Druck im Ohr, als ob Wasser im Gehörgang wäre.

Für die Zähne rechts oben, 4 bis 7, gibt sie beim Kauen Schmerzen an, in Ruhestellung oder beim reinen Zubeißen ergeben sich keine Schmerzen.

Beim kinesiologischen Test finde ich

für die **Hörstürze** mit Seitenwechsel das Mittel:

Lac caninum D 30,
für die **Borreliose**

Rocephin D 30,

für die **gestörte Eisenresorption**

Ferrum phosphoricum D 12 und
Intrinsic Faktor D 30,

für den **beherdeten Zahn 4** rechts oben

Kieferostitis D 30,

für die **Kopfschmerzen**

Cimicifuga D 30

Dritte Sitzung vom 04. 05. 2015

Es gab zunächst sehr gute Nachrichten von Veronika. Die Hörstürze sind viel seltener geworden, der Halswirbelkörper (es werden unterschiedliche Etagen genannt) rutscht nur noch zweimal pro Monat heraus, früher war sie 1 bis 2 x pro Woche beim Physiotherapeuten zur Wirbelkörper-Korrektur.

Die Hände sind jetzt warm, während sie früher kalt waren. Silicea D 1000 und Tabacum D 200 haben anscheinend nachhaltig gewirkt. Die vormaligen Kopfschmerzen sind völlig weggeblieben seit unserer letzten Behandlung vor genau 2 Monaten. Cimicifuga D 30 hat anscheinend gute Dienste geleistet.

Subjektiv spürt sie, dass sie die Globuli nur alle 5 Tage nehmen kann, sonst wird es ihr „zu viel".

Interessanterweise bekommt sie einen oder zwei Tage nach der Mitteleinnahme immer einmal wieder Nasenbluten, so als ob ihr Blut „zu dünn sei", vermutlich bedingt durch die Mittel Streptokinase D 30 und Urokinase D 30, die wir wegen ihrer Thrombenbildung gegeben hatten.

Die meisten Sorgen nach den jetzt deutlich weniger gewordenen Hörstürzen machen ihr die Zähne.

Rechts oben ist der 1 / 7 Zahn der Brückenpfeiler für eine Brücke, die bis 1 / 4 geht. Ausgerechnet in diesem Bereich hat sie immer wieder Zahnschmerzen. Bisher hat sie fünf Zahnärzte konsultiert, die fünf verschiedene Vermutungen geäußert haben. Nun soll ein Gutachter entscheiden, welcher Meinung er sich anschließt.

Der wurzelbehandelte Zahn, 1 / 7

Der 1 / 7 Zahn wurde an der Wurzel behandelt, hierzu wurde der Zahn gespalten. Die eingebrachte Füllung lief aber auch in andere Strukturen hinein. Ein Zahnarzt meinte, der Zahn muss raus – Extraktion. Der nächste meinte, es solle ein Implantat eingebracht werden, der dritte sprach von einer Prothese und ein vierter meinte, sie brauche wohl eine Spange, die vom linken zum rechten Siebener Zahn über den Gaumen hinüberreiche, damit der Brückenpfeiler erhalten werden kann.

Wie schon das letzte Mal testeten wir, dass die Brücke nicht das Problem sei, sondern eine fehlerhafte Okklusion (das Zusammenpassen der oberen mit der unteren Zahnreihe). Als ich mir nun das Gesicht genau betrachtete, konnte ich feststellen, dass es eine leichte Gesichtsasymmetrie gab, die rechte Gesichtshälfte war deutlich weniger breit als die linke Gesichtshälfte. Die Oberkieferasymmetrie ließ sich deutlich schlechter beurteilen als die Unterkieferasymmetrie. Immerhin konnte das ein Grund für die fehlerhafte Okklusion sein.

Im **kinesiologischen Test** kamen also mit schwachem Arm die Stichworte:

Okklusion

Zahnwurzel und
Gesichtsasymmetrie

Hierfür fand ich die Mittel:

Okklusion D 30,
Zahnwurzel D 30,
Gesichtssymmetrie D 30 und
Kieferostitis D 30.

Für Zähne 1 / 5 und 1 / 4 noch die Mittel
Pulpitis D 30 und
Imipenem D 30.

Die kinesiologisch erfragte Prognose für den Siebener Zahn sah so aus: Keine Extraktion, keine Wurzelbehandlung, kein Implantat, keine Prothese.

Weitere Zähne

Der Siebener Zahn im linken Oberkiefer ist ebenfalls immer wieder schmerzhaft. Ursache war kinesiologisch eine Zahnkaries und eine Taschenbildung. Beides kam gestärkt durch

Polio Nosode D 30 und durch
Gingiva D 30.

Der Eisenhaushalt

Immer wieder lag ihr Ferritinwert mit und ohne Ferrosanol Duodenal, Ferrum phosphoricum D 30 sowie Eisenresorption D 30 im untersten Normbereich oder sogar darunter. Der Hämoglobinwert schwankte zwischen 10 und 11 mg% (n = 12 − 16 mg%). Unter der homöopathischen Zusatztherapie, einschließlich Intrinsic Faktor D 30, hatte sich also kaum etwas getan.

Als ich im ‚Richtig-Falsch System' fragte, ob der niedrige Ferritinwert normal oder pathologisch sei, kam als Antwort „normal". Somit gehört sie zu jenen 2 % Normalität, die zwar an der untersten Normgrenze liegen, aber als besondere Note und nicht im Sinne eines pathologischen Wertes. Somit konnten wir den Wert so bestehen lassen. Eine Einschränkung der Lebensqualität oder der Lebenslänge ergab sich nicht.

Die Hörstürze

Statt der bisherigen Dreierkombination kommt heute besser die Zweierkombination:

Thrombenauflösung D 30 und
Marcumar D 30.

Die Mittel für die psychischen Ursachen, Psychokomplex Z, für den Organbezug, Cochlea D 30 und alle Meridiane D 30 und für den Halswirbelbereich, Rückenstandard Z, Musculus D 30, Ligamentum D 30 und Rechtsdrehung D 1000 werden weiter geführt oder neu angesetzt. Die mikrobiellen Ursachen wie Borreliose und Toxoplasmose scheinen keine Rolle mehr zu spielen, sodass die entsprechenden Nosoden jetzt weglassen werden können. Das Mittel für Arterien, Arteriae D 30 wird beibehalten.

Beurteilung des Verlaufes

Es gibt einen sehr erfreulichen Verlauf. Die Kopfschmerzen sind weg, es gab nur noch einen einzigen Hörsturz von 5 Stunden Dauer in den letzten zwei Monaten und es gibt jetzt warme Hände als Ausdruck eines ausgewogenen vegetativen

Gleichgewichtes.
Die Zahnschmerzen haben als Ursache eine mangelhafte Okklusion. Ein neues Störfeld wurde gefunden, die Gesichtsasymmetrie. Das ist eine Neuheit, die ich bisher noch nie als Ursache für eine Störung gefunden hatte.

ADHS

Schließlich testeten wir noch, dass psychische Auffälligkeiten im Jugendalter mit Konzentrationsmangel, Aggressivität und Bewegungsdrang (ADS = Aufmerksamkeits-Defizit-Syndrom) anscheinend vorwiegend auf einer Allergie gegen Zucker zu beruhen scheint. Entsprechend sollte Saccharum officinale D 30 helfen.

Fall 243 – Nagelpilz und Schwerhörigkeit

Die 42 Jahre alte Hannelore kenne ich schon seit einigen Jahren. Wir hatten bereits mehrere Erfolgserlebnisse mit Homöopathie und freuten uns auf diese Sitzung.

Eine Warze vom vierten Finger linksseitig war abgefallen, kurz nachdem wir im Oktober 2014 die richtigen Mittel hierfür gefunden hatten. Es war ein schöner Start in die Sitzung, ein vorzeigbares Erfolgserlebnis.

Dieses Mal fokussierten wir uns auf einen Nagelpilz der linken Großzehe, und Hannelore stellte genau die Frage, die mich immer schon beschäftigt hatte, warum gerade diese eine Zehe befallen war, und nicht einer der neun anderen, die an den Füßen ja auch noch zur

Verfügung gestanden hätten.

Ich fand im **kinesiologischen Test** die Mittel:

Pilz Nosode D 30,
Virus Nosode D 30,
Imipenem D 30,
Herzchakra D 30,
Thymus D 30,
Renes D 30 und
Solidago D 12.

Anschießend testeten wir auf Bitten der anwesenden Schwester Vera auch noch einmal ihre Schwerhörigkeit durch.

Erstaunlicherweise kamen genau vier Mittel, drei Chakren und ein Mittel aus der Homö-Symptomologie.

Hannelore benötigte die drei Chakren, die sich am Kopf und Hals befinden, Scheitelchakra, Stirnchakra und Halschakra, dazu noch das Mittel Schwerhörigkeit D 30.

Bevor wir jetzt diese Mittel als Stirnstrich eingaben, machten wir einen doppelten Hörtest vorher und nachher, um sicher zu sein, ob sich etwas änderte oder nicht änderte. Subjektiv fehlt ja jedes Vergleichskriterium, sodass wir hier sehr vorsichtig und sehr genau zu Werke gingen.

Dennoch bleiben einige winzige Unsicherheiten, wie bei jedem Hörtest.
Soll man eine Zahl doppelt sagen, wenn sie das erste Mal nicht verstanden wurde, oder schreibt man ein „fehlt" in die Auswertungstabelle?

Wir einigten uns auf eine zehnteilige Zahlenreihe, in der alle zehn Zahlen als Endzahlen vorkommen, alle zweistellig, alle in einer beliebigen Reihenfolge, also abwechselnd auf- und absteigend. Es wurde nie in der gleichen Reihenfolge abgefragt, um einen Lerneffekt auszuschließen.

Der erste Durchgang wurde mit geöffneten Augen durchgeführt, hier konnte Hannelore 9 von 10 Zahlen richtig wiedergeben, da sie sehr gut von den Lippen lesen kann. Anschließend schloss sie ihre Augen und gab dann die Zahlen wieder, die Vera ihr vorsprach.

Danach gab ich den Stirnstrich, und etwa fünf Minuten später führten wir die Wiederholung des doppelten Hörtestes durch.

Selbst wenn man einen kleinen Lerneffekt bei der dritten und vierten Wiederholung annehmen muss, ist dieser bei geschlossenen Augen und ausgeprägter Schwerhörigkeit hier fast vollständig zu vernachlässigen.

Fehlerquote beim ersten Durchgang:

3 richtig, 3 falsch, 4 x Einer oder Zehner richtig, aber nicht beide.
Fehlerquote beim zweiten Durchgang nach dem Stirnstrich:

5 richtig, 2 falsch, 3 x nur Einer oder Zehner richtig gehört.

Nach dem Stirnstrich hatten wir also zwei richtige Antworten mehr und eine falsche weniger, mithin kommen wir auf ca. 30 % bessere Hörfähigkeit.

Das konnten wir beide nicht erwarten, und bei der nächsten Gelegenheit werde ich dann diese Art des Testes weitere Male durchführen, um festzustellen, ob sich auch bei jahrzehntelanger Schwerhörigkeit Optionen für die homöopathische Therapie ergeben.

An dieser Stelle darf ich der Hospitantin Vera danken, dass sie eine systematische Testung nach HOM KIN angeregt hat! Das hat uns deutlich weiter gebracht!

Verlauf vom 06. 05. 2015

Am 06. 05. 2015 schrieb mir Hannelore diesen Satz in einer Mail:

„Ach, mein Akustiker sagte letztens, auf einem Ohr hätte ich bessere Werte, er wisse auch nicht wieso. Da habe ich sofort an Dich gedacht und an Schwerhörigkeit D30"

Das ist wahrscheinlich der erste Fall in der Geschichte der Schwerhörigkeit, dass eine seit Jahrzehnten bestehende Schwerhörigkeit sich bessert, ohne eine apparative Hilfe in Anspruch zu nehmen: Eine winzig kleine Weltsensation!

Dieser erstaunliche Befund führte dazu, dass bei fünf weiteren schwerhörigen Personen eine Versuchsreihe angesetzt wurde. Vor der Einnahme und sechs Monate nach der Einnahme der oben genannten Mittel wurden Audiogramme aufgezeichnet, um möglichst objektive Testergebnisse zu erhalten. Die Testreihe lief in den ersten Monaten des Jahres 2016. Alle fünf Testpersonen hatten nach 6 Monaten Einnahme von Schwerhörigkeits Komplex Z ein besseres Hören oder Verstehen.

Fall 244 – Ein Hörsturz bessert sich im Sekundenphänomen

Am 20. September 2015 kamen wir am Ende eines Kurses zu Demonstrationen für Kinesiologie und für Stirnstrich. Hier meldete sich eine ärztliche Kollegin, Nathalie, die zehn Tage vor dem homöokinesiologischen Seminar einen Hörsturz linksseitig erlitten hatte. Sie hörte links viel schlechter als rechts, und es gab auch eine HNO-ärztliche Untersuchung, die den Hörverlust dokumentiert hatte.

Nachdem die Mittel hierfür gefunden worden waren, wurden sie vor Ort in Form eines Stirnstriches appliziert. Dieser Stirnstrich ersetzt gewissermaßen vorerst die Globuli, die erst in der Nachbehandlung eingesetzt werden.

Für den **Hörsturz** fand ich die Mittel:

Scheitelchakra D 30,
Stirnchakra D 30,
Halschakra D 30 und
Schwerhörigkeit D 30.

Um eine Beurteilung zu ermöglichen, wurde zunächst ein Hörtest durchgeführt. Auf dem rechten Ohr lag die Hörfähigkeit für einen leise tickenden Wecker = 83 Zentimeter, links 32 Zentimeter. Nach dem Stirnstrich wurde wieder gemessen, jetzt war die Entfernung des linken Ohres zum Wecker 55 Zentimeter, bei der das Ticken des Weckers noch zu hören war. Ein blitzschnelles Ergebnis, das die Testperson so kommentierte: „Ich höre jetzt besser, das dumpfe Gefühl ist weg, es ist so, als ob ein Vorhang weggezogen worden wäre."

Verlauf vom 23. 09. 2015:

Am folgenden Mittwoch wurde ein Kontrollaudiogramm angefertigt, das objektivieren konnte, was wir schon im Kurs gesehen hatten. Es gab nicht nur einen deutlichen Zuwachs der zunächst im Hörsturz verloren gegangenen Hörfähigkeit, sondern eine völlige Wiederherstellung des Gehörs!

Das war bereits der zweite Fall, in dem sich diese Viererkombination von homöopathisierten Chakren und der Potenzierung des Symptoms „Schwerhörigkeit" bewährt hatte.

17. Impffolgen

Fall 245 - Impffolge bei Pockenimpfung

In dem ersten von vier dicken Bänden (Klassische Homöopathie, Lehre und Praxis, Haug, 1983) hat Otto Eichelberger einen interessanten Fall einer Impfreaktion niedergelegt (Fall 213, S. 514). Hier klagt ein Patient nach einer Polio Impfung über eine Lähmung der Glieder, über Schweißausbrüche und über wandernde Gelenkschmerzen, die unter Sulfur LM 18 wieder vollständig zurückgehen. Hier hatte ich also als Vorbild einen Fall, dass Sulfur in der Lage war, eine Impffolge aufzulösen.

Am 03. April 2006 erschien ein Patient mit der Diagnose Morbus Meulengracht, einer harmlosen Leberstörung. Als Symptom hatte er einen Reizdarm mit überdurchschnittlich häufigen Darmentleerungen. Dieser Patient berichtete mir eine sehr seltsame Geschichte, die ich in dieser Form noch nie gehört hatte.

Er erzählte mir, er sei als Kind vom 7. bis 11. Lebensjahr Diabetiker gewesen, hätte dann aber alles gut überwunden. Jetzt, mit 57 Jahren, stand er ohne Diabetes mellitus vor mir. Wie konnte das passieren? Was hat ihn in den Diabetes reingezogen, was wieder herausgebracht? Im kausalen Test war zunächst folgende Kausalkette herausgefunden worden:

Virus = Ursache für Pankreasschädigung,
Pankreasschädigung = Ursache für Leberschwäche,
Leberschwäche = Ursache für Reizkolon.

Bei der Virenbestimmung per kinesiologischem analytischem Test, nach der im Anhang des Skriptes „Mudratestung" aufgeführten Virenliste kam unter allen Viren ausschließlich die Familie Poxviridae, hier nur Variola. Die Viren Vaccinia, Affenpocken, Parapox, Orfviren, Kuhpockenviren und Orthopoxviren testen alle negativ.

Als Ursache für die Pankreasschädigung ergab sich also ausschließlich das Pockenvirus.

Nun war der Patient aber gar nie an Pocken erkrankt, hatte also keine Blattern gehabt. Er war aber als Kind gegen Pocken geimpft worden. Als ich seine **Pockennarbe** testete, kam diese ebenfalls schwach, stark gegen die **Pankreasschädigung** als Folge der Impfung, stark auch gegen

Sulfur D 1000.

In dieser Impfung wären dann auch die beiden Elemente vereint, eine toxische Schädigung und eine grippeartige Infektionskrankheit, die als Ursache für den Ausbruch von Diabetes mellitus Typ I vermutet werden.

Noch eine weitere Besonderheit wurde genau ausgetestet:

Testete man den Pockenvirus (unverändert, nicht toxisch geschwächt) gegen den Pankreas, kam kein vollständiger Zusammenhang! Testete man jedoch den Pockenimpfstoff gegen den Pankreas, kam es zu einem starken Arm, sodass der Zusammenhang deutlich wurde. Somit konnte ich kinesiologisch folgern, dass nicht das Pockenvirus, sondern das toxisch veränderte Pockenvirus die toxische Belastung war, die den Pankreas schädigte oder als Therapiehindernis für viele Krankheiten festgestellt wurde.

18. Karzinome und Karzinomprophylaxe

Fall 246 – blitzschnelle Raucherentwöhnung

Ursulus, 38 Jahre alt, Steuerberater seines Zeichens, spielt als Hobby Trompete, Gitarre, Bass und Klavier. Er erscheint am 20. 10. 2015 mit seiner Mutter für eine erste Konsultation. Dabei berichtet er stolz, dass er schon im Jahre 2012 das Rauchen genau so aufgegeben hat, wie es in meinem ersten Buch „Abenteuer Homöopathie" beschrieben wurde.

Er las also in dem Buch die betreffende Geschichte (Fall Nr. 01) und rauchte eine seiner täglichen 60 Zigaretten der Marke Lucky Strike.

Genau wie damals eine Schwester aus der Kurklinik Benediktusquelle nahm er bei halber Zigarettenlänge fünf Globuli Tabacum D 200 in den Mund. Danach schmeckte die Zigarette sofort abscheulich. Da er es unbedingt wissen wollte, machte er noch einen weiteren Zug mit dem gleichen Ergebnis, und auch ein dritter war geschmacklich widerwärtig, sodass er dann die Zigarette entsorgte.

Als er am nächsten Morgen die erst Zigarette ohne Tabacum D 200 rauchte, war der Geschmack immer noch sehr gestört und er konnte auch auf die erste Zigarette des Tages leicht verzichten.

Ab dem Folgetag nahm er jeden Morgen Tabacum D 200 ein, 6 Wochen täglich, und in dieser Zeit fiel es ihm nicht schwer, den Glimmstängel aus seinem Leben zu verbannen.

Nach sechs erfolgreichen Wochen ließ er dann alle Globuli weg, verschenkte seine letzten Lucky Strike Zigaretten und ist seither – etwa zweieinhalb Jahre immerhin – frei von Nikotin.

Er bedankte sich noch einmal bei mir für die Fernbehandlung, die ihm einige Vorteile gebracht haben: Er hat mehr Geld zur Verfügung, er kann wieder alles riechen und vor allem er kann wieder alles schmecken. Das bedeutet für ihn eine wieder gewonnene Lebensqualität, für die sich das Aufgeben des Rauchens durchaus gelohnt hat.

Aus medizinischer Sicht hat er nun wesentlich geringere Chancen, an einem Bronchialkarzinom zu erkranken. Insofern mag seine Raucherentwöhnung in jungen Jahren auch als Karzinomprophylaxe betrachtet werden.

Eine erfreuliche Geschichte.

Fall 247 – Ursachen für ein Mammakarzinom

Anamnese vom 27. 02. 2015

Im Juni 2014 wurde bei Nele ein Mammakarzinom rechtsseitig festgestellt. Keine Metastasen, kein Lymphknotenbefall. Aggressiver und schnell wachsender Typ.
Zunächst wurde operiert. Danach kamen Chemotherapie und Bestrahlung. 18 Bestrahlungen liegen hinter ihr, 10 noch vor ihr.

Anliegen und präzise Fragestellung

Sie möchte die Botschaft des Karzinoms verstehen, im Sinne von Rüdiger Dahlke.
Weitere Beschwerden:
Die ganze linke Körperseite tut ihr weh. Die linke Hüfte zeigt im Röntgenbild eine leichte Arthrose. Nervlich sei sie immer angespannt. Für einen bestehenden Bluthochdruck nimmt sie Ramilich ein, 2,5 mg einmal morgens.

Programm für die Testung

Ursachen des Karzinoms,
die linke Körperhälfte
Verständnis des Karzinomgeschehens und Ausarbeitung einer Prophylaxe.

220

Familienanamnese

Sie ist die Älteste von insgesamt zehn Geschwistern, von denen drei bereits verstorben sind. Eine Schwester ist vor acht Jahren an einem Mammakarzinom verstorben. Ihre Schwester war damals 49 Jahre alt. Ein Bruder ist verunglückt, als er sieben Jahre alt war. Eine Schwester ist gleich bei der Geburt verstorben.

Sozialanamnese

Sie hat Betriebswirtschaft studiert, hatte dann jeweils sechs Jahre lang im Holzhandel und im Großhandel gearbeitet sowie weitere sechs Jahre Pause wegen der Kinder, und ist seit zehn Jahren selbständig.

Vor 12 Jahren hat sie eine Ausbildung für Feng Shui und systemische Familienaufstellung nach Hellinger und für ,Personal Coaching' gemacht.

Kinesiologischer Test

Kinesiologisch hängen das MammaCa bei ihr und die beiden Todesfälle ihrer zwei Geschwister zusammen. Das Kind, das sofort nach der Geburt gestorben war, stellte kein psychisches Problem dar.

Insgesamt kommen neun Mittel als stärkend bei **Mammakarzinom**:

Alle Meridiane D 30,
Hormon Komplex Z,
Kalium carbonicum D 30,
Polio Nosode D 30,
Psycho Komplex Z,
Rechtsdrehung D 1000,
RNS Störung D 30,

Thuja D 200,
Tuberculinum KOCH alt D 200.

Für die Schwäche der linken Körperseite finde ich

Lachesis in der D 1000.

Bei Lachesis bekomme ich in aller Regel für körperliche Beschwerden eher die D 30. Bei D 1000 lohnt es sich, weitere Überlegungen anzustellen, ob es einen konstitutionellen Bezug gibt oder wie hier einen Bezug zur Hauptkrankheit. Auch wenn das MammCa rechts entstanden ist, ist Lachesis eines der Hauptmittel gegen Mammakarzinom überhaupt. Insofern passt die D 1000 sowohl zum Mammakarzinom als auch zur Schmerzhaftigkeit der linken Körperseite.

Therapie

Alle Mittel werden als Stirnstrich eingegeben.

Wirkung

Die Schulterschmerzen linksseitig sind von Skala = 5 auf Skala = 3 zurück gegangen.

Überlegungen zum Fall

Bei Nele fand ich vier Ursachen für das Mammakarzinom:

zwei Todesfälle in der Familie, die nicht verarbeitet waren, einer davon genau mit der gleichen Krankheit, die sie auch jetzt befallen hat. Hier spielt möglicherweise eine genetische Belastung eine Rolle, die bei den gefundenen Mitteln am ehesten durch

Tuberculinum KOCH alt D 200 repräsentiert wird, oder es kann auch eine Identifikation mit der verstorbenen Schwester erfolgt sein, eventuell auch durch den Einfluss von Schuldgefühlen, etwa wie: „Meine Schwester muss sterben, ich darf überleben, das ist ungerecht, eigentlich sollte ich sterben und sie sollte weiter leben". Solche Gedanken sind häufig unbewusst und können dennoch eine starke Kraft entfalten, bis hin zur Entstehung einer genau gleichen Krankheit. Wie so oft bei chronischen Krankheiten fand ich die Polio Impfung als eine Ursache für das Mammakarzinom.

Schließlich kam noch ein hormonelles Ungleichgewicht als Ursache, das zunächst nach den sechs Mitteln im Hormon Komplex Z verlangte. Hierin waren die Mittel enthalten:

Sepia D 1000,
Pulsatilla D 1000,
Cimicifuga D 30,
Uterus D 30,
Ovar D 30 und
Hypophyse D 12.

Schließlich ist aber auch Lachesis hormonell stark wirksam, sodass es ebenfalls in die Überlegungen hineinpasst, das hormonelle Ungleichgewicht wieder zu normalisieren.

Am 28. Februar 2017 trafen wir uns wieder.

Für das Mammakarzinom gibt es Stabilität. Beim Medikamententest (welche Mittel sind noch erforderlich, welche können weggelassen werden?) stellt sich heraus, dass sie für die Nachbehandlung des Tumors nur noch vier Mittel benötigt, Psycho Komplex

Z, Tamoxifen D 30, Pulsatilla D unendlich und Rosenthaleffekt D 30.

Jetzt können wir auch die Antwort formulieren, auf die Frage, die sie eingangs gestellt hatte.

Der Rosenthaleffekt D 30 steht für "bessere Selbstverwirklichung", für Prioritäten setzen, für Selbstfürsorge und den Focus für das, was im eigenen Leben wichtig ist.

Zu Beginn der Sitzung hatte sie gesagt, es gibt eine Art inneren Zwang in ihr, sie müsse alles mit anderen teilen, sie müsse die Welt retten. Der Rosenthaleffekt steht für die eigene Rettung und den Focus auf die eigenen Interessen, auf das, was ihr selbst am wichtigsten im Leben ist. Insofern hat das Mammakarzinom verursacht, dass sie sich besser auf sich selbst einlassen kann und die Selbstfürsorge ernst nimmt, nicht nur die Fremdfürsorge.

Ein interessantes Ergebnis für die Frage, was will das Mammakarzinom mir eigentlich sagen?

19. Lymphknoten

Fall 248 – ein Lymphknoten am Hals

Anamnese vom 08. 09. 2015

Seit April 2015 fühlt Kira, wie an der linken Halsseite ein Lymphknoten wächst.
Inzwischen ist er so groß wie ein Erbsenbein, größer als eine Erbse, aber kleiner als eine Kirsche. Ausmaße etwa 1 x 1 x 1,5 cm, nicht druckdolent und kaum

verschieblich, wahrscheinlich auf der Unterlage fest gewachsen, mit einer schwachen prallen Elastizität.

Kira ist Yoga Lehrerin, macht sich Gedanken, was der Knoten ihr wohl sagen möchte. Der Onkologe rät zum Abwarten, der HNO Arzt hatte ihr eine Operation vorgeschlagen, einen Hausarzt gibt es nicht, der Gynäkologe will sich nun um alles kümmern, nächste Woche einen Ultraschall machen.

Laborchemisch sei alles in Ordnung, es gäbe keine erhöhte Senkungsgeschwindigkeit, nichts Pathologisches.

Vor 20 Jahren hatte sie einen Brustkrebs gehabt, seither aber nichts mehr gespürt.

Kinesiologischer Test

Hier kommen bei Organbezug alle Mittel, die bei einem **Malignom** erforderlich sind:

Lymphknoten D 30,
alle Meridiane D 30,
Viscum album D 100 Mio.,
RNS D 30,
Granat D 100 Mio. und
Chemotherapie D 30.

Die Stimme

Wenn sie den Kopf nach unten beugt, kann sie nicht mehr sprechen, früher ging das.
Oder sie krächzt zunächst, wenn sie telefoniert, auch das ist neu.
Konnte das eine Irritation des Nervus recurrens sein, der die Stimmbänder innerviert?

225

Für die **Stimme** finde ich als bestes Mittel Aconit D 1000.

Was will der Lymphknoten uns sagen?

Liest man von Rüdiger Dahlke ein Buch, „Krankheit als Weg" oder „die Liste vor der Kiste", wird man zu der Frage geführt, was ein Symptom, eine Befindlichkeitsstörung oder eine Krankheit für eine Botschaft in sich tragen mag.

Soll Kira ihr Leben ändern? Und wenn ja, was genau? Wir finden fünf Dinge, die sich ändern könnten. Vier davon wurden bestätigt, aber keine Änderung hatte mit dem Lymphknoten etwas zu tun.

Erstens Berufswechsel, sie könnte mehr Yoga unterrichten und sich aus dem Seniorenheim zurückziehen.

Ein Umzug steht anscheinend nicht an.
Sie könnte getrennt leben, alleine fühlt sie sich wohler. Ihr Mann war vor sechs Jahren schon einmal ausgezogen, war dann aber wieder zurückgekommen.

Mehr ayurvedische Kost.
Mehr Zeit für sich selbst.

Reisen kommen erst wieder in Frage, wenn der Hund das Zeitliche gesegnet hat. Dann würde sie gerne wieder nach Südindien reisen, nach Tamil-Nadu, aber auch in andere Bundesstaaten von Südindien, und auch noch einmal den Kupfer Canyon in Mexiko besuchen.

Eine abgebrochene Liebesbeziehung

Vor 30 Jahren hatte sie eine Liebesbeziehung zu einem Italiener Duncan aufgegeben, weil sie zu der Einsicht kam, dass ein Zusammenleben nicht funktionieren könnte. Anscheinend hatte sie ihn auch einmal schwer gekränkt. Aber die „Liebe war nie vorbei".

Sobald ihr Mann vor sechs Jahren ausgezogen war, besuchte sie ihre Freundinnen auf einer Insel und sah dabei auch ihren Freund Duncan. Jetzt reist sie jedes zweite Jahr einmal auf diese Insel. Ihrem Mann ist dabei immer unwohl.

Für die Liebe, die immer noch besteht und für die **abgebrochene Beziehung** finde ich zwei Mittel,
Ignatia D unendlich und
Acidum phosphoricum D unendlich.

Therapie

Nachdem alle Mittel eingestrichen worden waren, kam es zum Heilschlaf, der mit einer enormen Wärmeentwicklung begann.
Wirkung der Therapie

Beim Betasten des Lymphknotens bemerken wir beide, dass er deutlich geschrumpft ist. Er ist kleiner und weicher geworden, die leichte pralle Elastizität ist nicht mehr zu spüren.
Die Ausmaße sind jetzt nur noch 1 x 1 x 1 cm.

Falls der Schrumpfprozess so schnell weiter geht, wird der Gynäkologe am folgenden Mittwoch, dem nächsten Untersuchungstermin, nichts mehr finden.
Kinesiologisch kam die Antwort, reine Homöopathie

geht, Operation geht, beides wäre gleich gut. Alleine der Verkleinerungsprozess war schon sehr eindrucksvoll.

20. Muskelspannung

Fall 249 – Die Schrift leidet unter einer maximalen Muskelspannung, Sekundenphänomen.

Der 52 Jahre alte Udo besuchte mich am 24. August 2015. Er kennt mich über seine Lebensgefährtin Vera. Er wohnt in der Nähe des Plöner Sees, meiner alten Heimat, wo ich 1985 ein halbes Jahr Hausarzt in einer Allgemeinpraxis war.

Berufsanamnese

Er hat Sozialpädagogik gelernt und ist pädagogischer Leiter und stellvertretender Einrichtungsleiter in einer Jugendhilfeeinrichtung, also in einem Internat für lernbehinderte Kinder. Einige Kinder sind nur tagsüber dort, einige kehren einmal die Woche, andere zweimal im Monat nach Hause zurück. Er unterrichtet und sorgt für die Organisation.

Anamnese

Früher war er bei einer Heilpraktikerin in Kiel, später bei einer Expertin in Travemünde, wo er erfolgreiche Behandlungen gegen Kopfschmerzen bekam. Seither leidet er kaum noch unter Kopfschmerzen.

Blutdruck

Sein Blutdruck war zu hoch, er wurde zunächst pflanzlich eingestellt mit Homviotensin, und so sind seine Werte auch ohne konventionelle Therapie in einem guten Bereich. Homviotensin enthält Crataegus, Viscum album, Rauwolfia und Cactus. Der Blutdruck liegt systolisch bei Werten zwischen 130 und 150, diastolisch zwischen 80 und 90 mm Hg.

Der Blutdruck war nach fünf Operationen in den Jahren 2004 und 2005 aufgetreten, als ihm einige Plaques im Hautbereich weg operiert werden sollten und einige Hautkorrekturen vorgenommen wurden. Diese Operationen waren sehr unangenehm, und seither war auch der erhöhte Blutdruck aufgetreten. Hier fragte ich mich, ob es sich um Narbenstörfelder handeln konnte.

Kinesiologisch kamen die Narben mit schwachem Arm, stark gegen Narbenunterspritzung D 30 und Bergkristall D 100 Mio. Als Simile kam Viscum album D 100 Mio., die Mistel, und schließlich kamen auch psychische Belastungen als Ursache für den Hochdruck zum Vorschein, sodass er Psycho Komplex Z erhielt.

Die Schrift

Er klagte darüber, dass er kaum leserlich schreiben konnte, weil er beim Schreiben eine extreme Anspannung verspürt, die er nicht lösen kann. Unter Aufsicht, oder beim Schreiben auf einer Tafel vor Kindern wäre das besonders schlimm. Zum Glück hat er keinen „schreibenden" Beruf, das wäre für ihn die Hölle.

Bei einer Schriftprobe erkenne ich die Anspannung im rechten Arm, ein einzelner Muskel tritt so plastisch hervor wie bei einer griechischen Statue, und der Druck beim Schreiben ist so stark, dass man alles auch noch mehrere Blätter weiter unten lesen kann, da die Schrift auf mehrere Blätter durchgedrückt worden war.

Tatsächlich waren die Worte nur schwer lesbar, aber nicht, weil er sich keine Mühe gegeben hatte, sondern weil seine Anspannung keinen klaren Schriftzug zuließ.

Befund

Hier erhob ich nun den Befund der Muskulatur im rechten Unterarm. Skala = 8. Sehr hart. Weiter oben Richtung Ellenbogen dann noch Skala = 5.

Therapie für die Schrift

Als Mittel gab ich ihm

Cuprum metallicum D 1000,
Tetanus Toxin D 30 und
Musculus D 30.
Danach tastete ich wieder seinen Arm ab und konnte nur staunen. Die Muskulatur war jetzt butterweich, einen größeren Unterschied konnte ich mir kaum vorstellen.

Er machte anschließend noch eine zweite Schriftprobe, und er spürte selbst, dass die Anspannung deutlich nachgelassen hatte. Die Schrift war sogar etwas leserlicher geworden, weil er in der Lage war, jetzt bei dem Buchstaben „m" zum Beispiel die Auf- und Abzüge zu schreiben, während der Buchstabe „m" vorher einer zittrigen Linie entsprochen hatte.

Zehenprellung

Er hatte sich vor wenigen Tagen den kleinen Zehen rechtsseitig gestoßen, und jetzt war über dem Fußrücken eine deutliche, wenn auch nicht massive Schwellung zu sehen. Die Haut war angespannt und etwas abgehoben. Nach der Therapie mit den Verletzungsmitteln für die **Zehenprellung**

Arnica D 30,
Ruta D 30,
Hypericum D 200 und
Symphytum D 12, sowie
Lymphkomplex Z

kam es innerhalb einer Stunde zu einer Abschwellung von ca. 50%. die Haut war nicht mehr gespannt, es fühlte sich an wie eine Blase, aus der das Wasser abgelassen worden war.

Das linke Knie

1995 oder 1996 war am linken Knie eine Operation mit Knorpelshaving durchgeführt worden. Damals wurde ihm gesagt, wenn der Knorpel nachwächst, sei er biologisch nicht mehr so gut wie der erste Knorpel, der jetzt ja weggefräst worden sei. Aus meiner Sicht war das ein hinderlicher Glaubenssatz. Knorpel wächst nach und ist biologisch so wertvoll wie der erste Knorpel. Falls die homöopathische Therapie nicht greift, stellte ich ihm intraartikuläre Injektionen mit NeyAthos Nr. 7 oder NeyChondrin in Aussicht.

Bei Radtouren schmerzt **das linke Knie**. Hierfür fand ich die Mittel

Gelenkstandard Z,
Musculus D 30,
Ligamentum D 30 und
Rechtsdrehung D 1000.

Das Muskelzittern

Seit zwei Jahren verspürt er vor allem nachts am ganzen Körper ein leichtes Zittern, das von der verspannten Muskulatur ausgeht. Vor allem, wenn er Sport wie Handball oder andere Trainingsspiele hinter sich hat, verkrampft sich die Muskulatur nachts. Er nimmt dann Magnesium, um die schmerzhaften Krämpfe zu lösen.

Für das **Muskelzittern** finde ich die Mittel

Gelsemium D 1000,
Phosphor D 1000 und
Psycho Komplex Z.

Überlegungen zum Fall

Bei multiplen Beschwerden gab es zwei Situationen, in denen die Wirkung der homöopathischen Medikation relativ schnell ersichtlich wurde.

Sehr eindrucksvoll war die etwas klarere Schrift und der massive Rückgang der vorbestehenden Muskelspannung im rechten Arm unter den Mitteln Cuprum, Musculus und Tetanus Toxin. Auch wenn er berichtete, dass er nach den Tetanus-Impfungen keine Beschwerden verspürt hätte, kann es dennoch sein, dass seine schmerzhaften Verkrampfungen eine Impffolge darstellen. Hier war es zu einem Sekundenphänomen gekommen.
Ein traumatisches Ödem auf dem Fußrücken, eine

Weichteilschwellung nach mittelschwerer Prellung ging innerhalb einer Stunde um ca. 50 % zurück.

Ob die im Moment nicht nachprüfbaren Symptome wie Knieschmerzen beim Radfahren, nächtliche Muskelkrämpfe in den Waden, und Verbesserung des Bluthochdruckes ebenso auf die homöopathische Medikation reagieren werden, lässt sich im Moment noch nicht abschätzen. Der kinesiologische Test gibt aber Grund zur Hoffnung.

21. Negative Felder als Ursache von Krankheiten

Fall 250 – Schlaflosigkeit bei besonderer Form einer Besetzung

Anamnese vom 14. 10. 2015:

Sybille schläft ganz schlecht, wacht jede Nacht Punkt 3 Uhr mit Herzklopfen auf, muss seit dem Tod ihrer Cousine Jacqueline dreimal nachts auf die Toilette. Sie denkt: „jetzt bekomme ich alle Krankheiten wie Jacqueline". Jacqueline war bei dem Bericht dermaßen präsent, dass ich dachte, sie steht nachts neben ihrem Bett.

Alphasitzung

In einer Alphasitzung sah ich, dass Jacqueline wirklich neben ihrem Bett steht. Ich fragte sie, ob sie weiß, dass sie gestorben ist. Ja, das weiß sie. Ob sie ins Licht gehen möchte? Nein, sie bleibt lieber bei Sybille. Warum? Sie hat noch eine wichtige Aufgabe zu erledigen, nämlich Sybille so lange zu piesacken, bis sie an einer ihrer Krankheiten stirbt.

Ob sie mit mir mal zum gelben Licht gehen würde? Ja, das fühlt sich gut an. Ich führe sie bis zur vorgestellten Stramonium-Lichtsäule und berühre die Glaswand. Das fand sie sehr schön.

Ich öffne die Türe zur Lichtröhre. Sie geht freiwillig hinein, fühlt sich sehr wohl, und auch als der Fahrstuhl in der Lichtsäule nach oben fährt, zu Institutionen, die ihr erklären können, wie es weiter geht, ist sie mit allem einverstanden.

Danach schlossen wir die Alphasitzung.

Sybille war sehr erleichtert, Jacqueline nun los zu sein. Als sie einen letzten Blick auf sie geworfen hatte, als sie gestorben war, sah sie in ein verbittertes, verhärmtes Gesicht mit einem zusammengezogenen Mund.

Verlauf vom 14. 07. 2017

Sybille berichtet, dass sie seit unserer Sitzung vom 14. 10. 2015 ihre Cousine nicht mehr an ihrem Bettrand gesehen hat.

Fall 251 – Umgang mit Fremdenergien

Am 16. 12. 2014 erhielt ich abends um 23 Uhr noch einen dringlichen Anruf.

Constanze ist Yoga Lehrerin und kennt mich von einem Kurs über Alphatechniken her. Da sie schon einschlägige Erfahrungen mit mentaler Chirurgie bei mir gesammelt hatte, bittet sie mich heute um eine Hilfestellung zur Diagnose bei allgemeiner Schwäche und Erschöpfung.

Laborchemisch sei der Hormonhaushalt regelrecht. Alle Blutwerte seien im Normbereich.

Wegen ihrer Schwäche hatte sie mehrere Ärzte und Heiler aufgesucht. Ein bekannter Heiler in Köln habe die Schwäche auf die multiplen Narben zurückgeführt, die sie seit mehreren Operationen aus dem Jahr 2006 noch hat. Nach einer Beseitigung der Narbenstörfelder habe sie auch eine Besserung verspürt, die aber nur einen Tag lang angehalten habe. Eine Narbenunterspritzung wurde nicht empfohlen, auch nicht durchgeführt.

Spontan sehe ich im Alphazustand, dass es Fremdenergien sind, die ihr die Kraft wegnehmen.

Einerseits können sich Fremdenergien beim Yogaunterricht eingenistet haben. Auf der anderen Seite ist es oft die Situation in einer Narkose, die das Einwandern von Fremdenergien zulässt. Dies kann also während oder nach einer der Operationen stattgefunden haben. In einem Buch des anthroposophischen Arztes „Blick durchs Prisma", von Wilhelm zur Linde wird hierfür ein eindrucksvolles Beispiel gegeben.

Therapie

Wir starten mit einer Therapie direkt am Telefon. Sie visualisiert folgende Bilder:

Sie stellte eine Lichtsäule in eine Zimmerecke und stellte sich daneben. Ich gab ihr die wichtigsten sieben

Schutzmittel aus dem Schutzkomplex Z und gab der Fremdenergie, die sich als „schwarzer Rucksack" darstellte, mit einer Handbewegung Arsenicum album D 100 Mio. und Stramonium D 30. Daraufhin rutschte der Rucksack langsam, innerhalb von ca. 20 Sekunden, von ihrem Rücken herunter und fiel in das „Aquarium", in das Becken, das mit Stramonium Licht angefüllt war. Dort löste er sich sehr schnell auf (innerhalb von 5 Sekunden) und verschwand völlig.

Die mentale Therapie war damit beendet, die Fremdenergie ist von ihr abgefallen.

Nun galt es, eine Wiederholung eines ähnlichen Vorganges zu vermeiden.

Das erreichten wir durch die Gabe der folgenden Mittel, die **Fremdenergie** abweisen:

Aurainterferenz D 100 Mio.,
Goldenes Ei D 30,
Phopshor D 1000,
Anacardium D 30,
Türkis D 1000,
Dumortierit D 100 Mio. und
Voodoo Auflösungstechnik D 30.

Diese Mittel sind in dem Komplex „Schutzkomplex Z" zusammen gefasst und sollten vor jeder Sitzung mit Yoga-Schülern eingenommen werden.

Zum Schluss bemerkte sie noch, dass sie bereits von drei Heilern auf die Fremdenergien aufmerksam gemacht wurde, aber dass sie die Fremdenergien bisher nicht los werden konnte.

Regulationsstarre

Für die angenommene **vegetative Starre**, einen „zu hohen Sympathikotonus", wie der Arzt in Köln sagte, gab ich

Belladonna D 30 und
Rechtsdrehung D 1000.

Für die **Narben**, falls sie gestört sein sollten, gab ich

Narbenunterspritzung D 30.

Für die **Fremdenergien** empfahl ich den

Schutzkomplex Z.

Fall 252 – Negative Felder verursachen bleierne Schwere, Sekundenphänomen

Im März 2015 befand ich mich wieder in Kerala, um eine Panchen Karma Ayurveda Kur zu durchlaufen. Hier traf ich am 24. 03. 2015 nach einer kurzen Laufstrecke am Strand Sylvia in einem Nachbarappartement von mir in einem erbärmlichen Zustand an. Sie lag unter dem Vordach ihrer Hütte und hatte ein leidendes Gesicht.

Sie erzählte mir, dass sie nach der Yoga Stunde am frühen Morgen so schwere Beine hatte, dass sie nur noch mit großer Mühe gehen konnte. Das war also nicht die „leichte Müdigkeit", die sich nach Ölmassagen einstellt, oder eine „geringe Erschöpfung" nach anstrengenden Übungen, sondern hier lastete plötzlich eine erdrückende Schwere auf ihr, die durch die gesunde Ayurveda-Lebensführung nicht erklärt werden konnte. Was aber konnte hier vorliegen?

Spontan dachte ich, dass Therapeuten, zumal mit intensivem Körperkontakt zu ihren Patienten, oft negative Wellen von ihren behandelten Patienten aufnehmen und an andere Patienten während einer nachfolgenden Massage weitergeben können. Sollte Sylvia eine Ladung **Fremdenergie** abbekommen haben?

Im kinesiologischen Test kam der

Schutzkomplex Z, sowie die
Rechtsdrehung D 1000.

Fünf Stirnstriche vom Schutzkomplex waren erforderlich!
Während ich noch Schutzkomplex Z einstrich, geschah bereits Bedeutendes. Schon beim dritten Stirnstrich sah ich, dass Sylvia zu lächeln begann. Später erzählte sie mir, dass sie zunächst sah, wie die Sonne aufging und dass sie anschließend das Gefühl hatte, dass eine dicke feste schwarze Schicht von ihrer Haut abplatzte und sie von dieser fremden Masse frei wurde. Die negativen Felder waren jetzt aufgelöst, das Gehen zur „therapeutischen Prozedur" ging spürbar leichter und nach der Behandlung, zwei Stunden später, war die Schwere des Morgens völlig von ihr abgefallen.

Negative Felder sind schwer zu erkennen, und in der konventionellen Medizin fehlt hier die Möglichkeit zur korrekten Diagnose, aber es mangelt auch an einer wirkungsvollen Therapie. Insofern waren wir beide glücklich über die Möglichkeit, mit den abwehrenden Mitteln des Schutzkomplexes rasch eine Wirkung erzielen zu können. Es war wieder einmal ein Sekundenphänomen.

Fall 253 – Umgang mit einem Poltergeist

Am 06. 09. 2015 erscheint erstmals die 32 Jahre alte Tochter meiner alten Bekannten Freya. Die Mutter erzählt zur Einleitung die Eigenanamnese der Tochter Ophelia, einem Kaiserschnittkind; sie hatte mit fünf Jahren den Oberarm gebrochen, mit neun Jahren eine Meningitis, eine Hirnhautentzündung, mitgemacht, hatte sich den linken oder rechten Knöchel viele Male gezerrt, war umgeknickt, es gab Reizergüsse. Schließlich hatte sie eine Steissbeinprellung. Mehrere Male war sie vom Pferd gefallen, war einmal auch beim Springreiten vom Pferd geflogen und vor vier Jahren zweimal gestürzt. Danach hatte sie Rückenschmerzen entwickelt.

Im Juli 2014 wurde dann ihr Lieblingspferd Larissa aufgrund von Koliken in die Tierklinik gebracht. Dort wurde das Pferd offensichtlich bei einem vertretenden Tierarzt wenig geschickt behandelt und aufgrund der unstillbaren Koliken eingeschläfert.

Auf einer Auktion hatte sie vor genau einem Jahr, im September 2014, ein Pferd ersteigert, Magic Dancer, mit dem sie nur schwer zurechtkommt. Mit diesem Pferd hatte sie sich einmal sogar überschlagen.

Seit ihr Pferd Larissa gestorben war, kann sie nicht mehr richtig schlafen. Sie hat viele nächtliche Einbildungen. Sie berichtet, sie sieht dann nachts eine Person in ihrem Zimmer. Seither kann sie auch keine Krimis im Fernsehen mehr ansehen. Diese Person machte auch Geräusche, sodass ich sie zunächst als Poltergeist einordnete. Die ganze Familie wohnt seit einem Jahr in einem alten Bauernhaus in einem Dorf. Dort hatten viele Generationen von Bauern gelebt.

Themensammlung

Erstes Thema = Abschied von Larissa
Zweites Thema = Luftnot, Rückenschmerzen rechts und Schulterschmerzen rechts
Drittes Thema = Schlafstörungen
Viertes Thema = rezidivierende Verletzungen am linken oder rechten Knöchel.

Abschied von Larissa

Als wir nur dieses Thema erwähnen, fließen schon ihre Tränen. Der Abschiedsschmerz ist ohne Zweifel bei Skala = 10.

Für das Thema Trennung und Verlust nehme ich gerne das Kochsalz in Anspruch, Natrium chloratum, (früher Natrium muriaticum, daher die Abkürzung Nat-m.). Da das Pferd aus ihrer Sicht leicht hätte gerettet werden können, ist es noch viel schwerer zu ertragen, dass es schon mit 8 Jahren starb. Hier kommen also noch die Gefühle der Kränkung, der Demütigung, des Zornes, der Wut, der Hilflosigkeit und der Ohnmacht ins Spiel. Alle diese Gefühle werden durch Mittel abgedeckt, die im Psycho Komplex Z enthalten sind.

Was aber kann man tun, um die weiterhin anhaltende Liebe zu dem Pferd aufzulösen, da die Beziehung zu dem Pferd ja durch dessen Tod unterbrochen ist? Hier nehmen wir Acidum phosphoricum D 1000, das Mittel für die weiterbestehende Liebe bei einer abgebrochenen Beziehung.

Unter dem Stirnstrich dieser beiden Mittel wird ihr im ganzen Körper warm. Als ich sie bitte, im mentalen Test noch einmal an die Todesstunde von Larissa zu denken, fließen zwar keine Tränen mehr, aber sie hat ein Gefühl, als ob der Hals zugeschnürt werden würde.

Auf der Skala hat dieses Gefühl die Intensität von Skala = 5.

Die **Schilddrüse** ist leicht vergrößert. Der Perfektionismus ist ausgeprägt.

Hier kommen als Mittel infrage

Perfektionismus D 1000,
Lachesis D 30,
Arsenicum jodatum D 30,
Halschakra D 30 und
Schilddrüse D 30.

Nach dem Stirnstrich mit diesen Mitteln berichtet sie, dass die Wärme im Körper weiter zugenommen habe, und dass sie sich im Hals jetzt wieder frei fühle. Die Trauer im Herzen wird jetzt noch auf der Skala mit 3 beziffert. Eine deutliche Abnahme dieser Emotion.

Die Schlafstörung

Im Alphazustand erkenne ich, dass die Person, die nachts immer erscheint, der alte Gutsbesitzer ist, der sich nicht von seinem Hof trennen kann. Als ich ihm erkläre, er sei gestorben, glaubt er mir das nicht. Wir machen das Experiment mit dem Händedruck. Da er meine Hand nicht drücken kann, kann er nicht bei seiner alten Erklärung bleiben und erkennt, dass er tatsächlich gestorben ist. Nun erhält er Arsenicum album D 100 Mio. und Stramonium D 30 und wird ins Licht geschickt.

Der Knöchel

Im Alphazustand erkenne ich, dass in einer früheren Zeit hier eine Metallstange wie eine lange spitze Nadel oder wie eine Fahrradspeiche den Knöchel verletzt hatte. Danach war ein großflächiges Geschwür entstanden, evtl. ein Gasbrand, der durch nichts auszuheilen war.

Ich denke, eine Nachbehandlung dieser alten Infektionskrankheit wäre nun angebracht. Hierfür nehme ich die Mittel

Pyrogenium D 200 und die Gelenkmittel, die im Skoliose Komplex enthalten sind, Hirnhautverziehung D 30,
Atlas Komplex Z und
Beinlängendifferenz D 30.

Verlauf

Am 28. 09. 2015 erscheint Ophelia ein zweites Mal zur Konsultation. Sie hat eine Retraumatisierung erlebt.

Sie berichtet Folgendes:

Der Poltergeist ist verschwunden, und nun kann sie wieder durchschlafen. Ein großer Erfolg! Seither hatte sie auch keine Alpträume mehr. Ihre Hände sind nun regelmäßig warm, so auch während der Sitzung heute. Die erste Sitzung hat also teilweise zu den gewünschten Ergebnissen geführt.

Jetzige Anamnese

Vor einer Woche hatte sie einen Zusammenbruch. „Ich habe immer Pech" jammert sie. Am Wochenende wollte sie sich wieder mit Magic Dancer anfreunden, ritt auf ihm, zusammen mit ihrer Mutter, aber es kam keine Harmonie zustande. Ophelia denkt, vielleicht ist auch das Pferd durch Erlebnisse traumatisiert und wir können deshalb nicht zueinander finden. Denn „ich habe auch kein Glück mit Männern". Diese haben ihr Vertrauen missbraucht und letztlich zerstört, denn nun traut sie keinem Menschen mehr. Ihre erste große Liebe, als sie 17 Jahre alt war, wurde von ihrem Geliebten ausgenutzt, was ihr sehr weh getan hat.

Hinderliche Glaubenssätze

Wie kommt sie zu der Überzeugung, dass sie immer Pech hat? Wer hat ihr das eingeflüstert?

Sie erinnert sich, dass sie mit 15 Jahren eine Modeschau für Brautkleider mit ihrer Schwester vorgeführt hat und dabei einen ersten Preis gewonnen hat. Der Vater ihrer Freundin rief damals laut: „Bei Ophelia müssen wir sicherlich noch lange warten, bis wir die im Brautkleid sehen, die bekommt ja nie einen Mann". Es hörte sich an wie eine negative Prophezeiung.

Wir ersetzten diesen hinderlichen durch den **befreienden Glaubenssatz**:

„Ich bin eine schöne und junge Frau, und kann leicht meinen Mann fürs Leben finden".

Zur **Stärkung des Selbstwertgefühles** wähle ich die

Mittel

Barium carbonicum D 1000,
Anacardium D 30,
Hinderliche Glaubenssätze D 1000.

Therapie der hinderlichen Glaubenssätze

Am Dünndarm 3 – dem Kreuzungspunkt von oberer
Handlinie und Handkante – klopfen wir neunmal den
neuen Satz ein.

Enttraumatisierung des Pferdes

Magic Dancer war vor der Aktion
„zusammengestaucht" worden, das scheint vor
Auktionen üblich zu sein, um die Pferde gefügig zu
machen. Nur so lassen sie sich am besten verkaufen.

Im Alphazustand konnte ich erkennen, dass das Pferd
Magic Dancer nicht wusste, ob es nach rechts oder
links gehen sollte. Es litt unter dieser
Entscheidungsschwäche. Daher bekam es von mir
Ignatia D unendlich.

Um seine Angst zu lindern:

Arsenicum album D unendlich,

und um alles zu harmonisieren,

Psycho Komplex Z.

Nachdem ich ihm alles mental appliziert hatte, konnte
ich sehen, wie die Harmonie zwischen Pferd und
Reiterin wieder völlig hergestellt war. Das Pferd
reagierte auf den geringsten Druck der Ferse, und es

gab ein schönes Gefühl, mit ihm durch die Steppe zu reiten. Interessanterweise konnte auch Ophelia dieses Bild sehen und sah sogar, wie der Kamin zuhause rauchte und jemand auf sie wartete. Ophelia konnte also auch sehen, dass Magic Dancer zunächst in einer dunklen Box stand, später ans Licht trat.

Bei Ophelia waren die Hände jetzt wieder warm, nachdem sie während der Sitzung einmal kühl gewesen waren. Auch ihr Bauch fühlte sich jetzt harmonisch an. Das lange vermisste Gefühl von Harmonie löste bei ihr Tränen aus.

Warzen an den Füßen

An der Ferse waren **weißlich harte Hornhautstellen** zu sehen und zu tasten, die evtl. Dornwarzen entsprechen mochten. Wir gaben die Mittel

Virus Nosode D 30,
Imipenem D 30 und
Thuja D 200.
So konnten wir die Sitzung sehr harmonisch abschließen.

22. Neurologische Erkrankungen

Fall 254 – Seit 50 Jahren ein Leben mit Multipler Sklerose

Eine ehemalige Schulfreundin hatte Irmgard am 10. 03. 2014 zum Geburtstag gratuliert und ihr begeistert von meinen Büchern mitgeteilt. Wohl wissend, dass sie seit 50 Jahren eine Multiple Sklerose hatte, sagte sie: „Da musst Du unbedingt hin". Noch am gleichen Tag machte sie einen Termin bei mir aus und erschien dann am 10. 04. 2014.

Anamnese:

Seit 50 Jahren habe sie eine multiple Sklerose (MS), aber die Diagnose sei erst vor 19 Jahren gestellt worden, als ihr zweiter Mann darauf bestand, ihren Gehstörungen, Sehstörungen und ihrer chronischen Erschöpfung auf den Grund zu gehen.

In einem CT sieht man auf mehreren Ebenen kleine Entzündungsherde, die einer MS entsprechen.

Die Medikamente für die MS habe sie alle wieder abgesetzt, weil sie unter den Nebenwirkungen mehr gelitten habe als unter den Störungen der Grundkrankheit.

Operationen

Sie habe wohl eine Osteoporose, denn nach mehreren Stürzen hatte sie sich einmal den Unterarm rechts, zweimal den Unterarm links und einmal die Schulter links gebrochen. Der letztere Bruch war so schlimm, dass sie nun eine Schulterendoprothese trage. Seither sei es mit ihr auch rasch weiter bergab gegangen.

Weitere OPs: Schilddrüse, kalter Knoten, Hysterektomie (Entfernung der Gebärmutter) wegen Blutungen, eine Varikosektomie bei Krampfadern, ein Abschliff beider Fersenknochen.

Als Jugendliche hatte sie Nieren- und Gallenkoliken bei bekannten Nierensteinen und Gallengrieß.

Familienanamnese

Der Vater war an einer Leukämie verstorben, als sie etwa 14 Jahre alt war. Das war der größte Schock ihres Lebens, und seither leidet sie auch unter einer hartnäckigen Verstopfung. Vier Wochen nach dieser Nachricht, dass der Vater sterben wird, bekam sie die erste Lähmung an der rechten Hand. Da sie Schreiberin im Büro war, war ihr das schmerzlich aufgefallen. Aus ihrer Sicht ist das auch der Beginn der MS gewesen. Bald darauf kam es auch zu Sehstörungen. Sie hatte Tennis gespielt, und nun kam ihr der Ball in einer schwarzen Wolke entgegen. Etwa 1982 hatte sie ihre Mutter ein Jahr lang gepflegt. Nach ihrem Tod war sie so schwer erschöpft, dass sie ein ganzes Jahr benötigte, um selbst wieder auf die Beine zu kommen.

Danach wollte sie wieder beginnen, Tennis zu spielen, aber schon nach drei Wochen starb ihr Ehemann, mit dem sie 23 Jahre verheiratet war, sodass sie das Tennisspiel wieder aufgegeben hat.

Die Tochter hatte einen schweren Autounfall gehabt, bei der ihr der Fuß abgerissen wurde. Nach elf Operationen konnte alles wieder so weit hergestellt werden, dass sie jetzt wieder mit Schmerzen gehen kann.

Acht Jahre nach dem Tod ihres Ehemannes freundete sie sich mit einem Mann an, der für die nächsten Jahre ihr Lebenspartner wurde. Später starb er wohl plötzlich an einer Embolie, sodass sie zweimal verwitwet ist.

Berufsanamnese

Sie war zunächst kaufmännische Angestellte und

später noch einige Jahre im Textilverkauf tätig.

Befund:

Die Gangstörung ist diskret und scheint auf einer Schwäche der rechten Hüfte zu beruhen.

Im CT sieht man insgesamt fünf Herde auf verschiedenen Bildern.

Sie hatte auffallend kalte Hände, an der Grenze zur Eiseskälte. Nach ihren eigenen Aussagen, hatte sie schon immer **kalte Hände**. Als erstes Mittel bekam sie daher

Silicea D 1000

zweimal eingestrichen. Die Hände blieben aber bis zum Ende der Sitzung weiterhin kalt.

Kinesiologisches Testprogramm:

Von allen möglichen Schwachstellen wurden folgende gefunden. Diese Schwachstellen haben einen direkten Bezug zu ihrer Erschöpfung, dem Hauptsymptom ihrer MS Erkrankung.

Es gibt eine Nebenwirkung der Polio Impfung.
Es gibt ein Narbenstörfeld, das von der linken Schulter ausgeht.
Der Schock wegen des Todes des Vaters ist eine Ursache der MS.
Das Pflegejahr der Mutter ist eine Ursache der Schwäche.
Der Tod ihres ersten Ehemannes kommt mit schwachem Arm.

Verstopfung kommt mit schwachem Arm, stark gegen
Opium D 100.000.

Für die übrigen Schwachpunkte finde ich die Mittel

Polio Nosode D 30,
Thuja D 200,
Narbenunterspritzung D 30,
Arsenicum album D 100 Mio.,
Natrium chloratum D 100 Mio.,
Rubin D 1000,
Kleiner Bär sc D unendlich,
Opium D 100.000,
Ignatia D 1000,
Staphisagria D 1000,
Palladium D 100 Mio.,
Caladium D 100 Mio.,
Familienaufstellung D 1000,
Yucca D 1000,
Cerebrum D 30,
Scheitelchakra D 30.

Erste Therapie:

Silicea D 1000

zweite Therapie:

alle übrigen Mittel per Stirnstrich.
Danach legt sie eine Entspannungspause ein.

Ergebnis

Sie steht nun viel leichter auf als zuvor, sie spürt
weniger Benommenheit und schließlich, als sie in
meinem Buch zu lesen beginnt, kann sie viel besser
sehen, denn zuvor konnte sie die Zeitung nur mit Mühe

und mit Vergrößerungsglas lesen, während sie hier einen mühelosen direkten Einstieg in den Text findet.

Beschwingt und voller Hoffnung verlässt sie mich mit den Mitteln, die ich ihr mitgegeben habe.

zweite Sitzung vom 05. 01. 2015

Anamnese

Vor Weihnachten ging es Irmgard sehr gut mit dem Gehen! Die Benommenheit ist ebenfalls verschwunden, kam auch durch einen Sturz nicht wieder. Sie ist sehr optimistisch.

Im kinesiologischen Test kam, dass die Gehfähigkeit weiter besser wird, aber sich nicht vollständig normalisiert. Grund für Optimismus.

In München hat sie dann eine unterste Treppenstufe übersehen und ist gestürzt und auf den Rücken gefallen.

Nach vier Tagen kam ein Maximalschmerz trotz Metamizol Tropfen.

Bis gestern heftigste Schmerzen im LWS - Bereich, sodass sie zu Hause schreien musste.

Sie ging nicht zur Diagnostik, weil sie wusste, dass nichts gebrochen war. Und bei allen anderen Diagnosen kamen als Therapie ja nur Schmerzmittel infrage, sodass sie auf die Schulmedizin verzichtete. Ob ihre Eigendiagnose „Prellung des Rückens" in einer Klinik so gestellt worden wäre, bleibt offen.

Seit heute fühlt sie sich wieder etwas besser. Beim

Aufstehen vom Sitzen noch Schmerzen Skala = 1.

Diagnose: Rückenprellung

Obstipation

Die Obstipation besteht seit 1955, Schock durch den angekündigten Tod des Vaters. Im kinesiologischen Test erscheint jedoch auch noch Leber Komplex Z als absolut notwendig. Hierfür geben wir Opium C 1000 und Leber Komplex Z.

Eiskalte Hände

Sie hat immer eiskalte Hände und Füße, geht mit Schlafsocken ins Bett, weil sie sonst nicht einschlafen kann.

Erste Therapie

Rückenschmerzen bei Prellung

Rücken Standard Z,
Musculus D 30,
Ligamentum D 30,
Rechtsdrehung D 1000 ,
Symphytum D 12,
Hypericum D 200.

Kalte Hände

Silicea D 1000

Obstipation

Opium C 1000
Leber Komplex Z

Wirkung

keine stechenden Schmerzen mehr beim Aufstehen.

Zweite Anamnese

Sie berichtet von allergischen Ödemen, die bis zu handtellergroß werden und wie ausgestanzt erscheinen, wenn sie unter die Höhensonne geht, um „besser auszusehen". Auch bei bestimmten Lebensmitteln kommen diese juckenden Ödeme zum Vorschein, klingen dann rasch wieder spontan ab, ohne therapeutisches Vorgehen.

Befund

Ca. 1,5 x 1,5 cm große Rötung, randbetont, am Rand auch mit kleinen unregelmäßigen Erhebungen, in der Mitte blass und minimal schuppend.
Aspektativ am ehesten eine Pilzerkrankung, „Hexenring".

Verdachtsdiagnose: Kombination von Pilzerkrankung und allergischer Reaktion.

Zweiter Test

Hautefloreszenz an der rechten Schulterhöhe

Pilznosode D 30,
Imipenem D 30,
Thymus D 30.

Allergische Komponente, im Sinne eines Quincke Ödems

Antikörperbildung D 30,

Cardiospermum D 30.

Zweite Therapie

Stirnstrich mit diesen fünf Mitteln. Stirnstrich mit den Mitteln gegen Rückenschmerzen (Wiederholung).

Wirkung

Ihren Rücken spürt sie noch, aber keine stechenden Schmerzen mehr. An der Hauteffloreszenz gab es vorher keine Gefühlsstörung, sodass die Haut hier vorher und nachher gleichermaßen symptomlos erschien.

Fall 255 – Zittern verschwindet nach 69 Jahren unter Gelsemium D 1000

Der 77 Jahre alte Viktor kommt am 24. 04. 2014 von der Ostsee hierher. Er ist noch recht rüstig, seine Augen leuchten, und er strahlt Frische aus. Sein Neffe aus Bad Schwartau hat ihn mit seinem Wagen hierher gebracht.

Seine Schwester ist mit einer MS-Patientin befreundet, die vor wenigen Tagen hier bei mir erstmals in der Praxis war. Damals hatte es zwei Sekundenphänomene gegeben, wie man es bei einer MS überhaupt nicht erwarten konnte. Ich selbst war von der sofortigen Verbesserung der Muskelkraft und der Sehfähigkeit beider Augen völlig überrascht.

Von diesen positiven Erfahrungen beeindruckt, hatte er sich angemeldet und kam nun hierher, „um mir zu begegnen".

Das Zittern und die Muskelspannung

Als er acht Jahre alt war, kam sein Vater als Kriegsbeschädigter nach Hause. Ihm war damals immer schwindelig und übel, und so war er arbeitsunfähig. Die Hoffnungen auf ein tausendjähriges Reich waren zerbrochen, und nun lag alle Hoffnung für die Zukunft auf ihm, Viktor, und seiner Schwester. Diese übermäßige Last, die auf seinen Schultern ruhte, führte bei ihm schon in jungen Jahren zum Zittern, was er bisher immer versuchte zu verbergen. Er drückte das so aus: „Sie merken schon, ich bin reichlich angespannt". Tatsächlich waren seine Schultermuskeln hart wie Stein, und sie schmerzten auch.

Als wir zunächst das **Zittern** testeten, kam als einziges Mittel

Gelsemium D 1000 zusammen mit
Musculus D 30.

Nach dem Stirnstrich ist das Zittern komplett weg, so, als ob er nie gezittert hätte. Der Kopf hat noch einige Schüttelbewegungen, aber beide Arme sind völlig frei vom Muskelzittern, sodass man hier, nach 69 Jahren, von einem Sekundenphänomen nach Zeeden sprechen kann.

Erst kalte und dann warme Füße, Kaffeeunverträglichkeit

Er klagt darüber, dass er abends zunächst kalte Füße hat, wenn sie dann aber aufgewärmt sind, brennen sie wie Feuer, und das Brennen geht hinauf an den Beinen bis zu seinen Geschlechtsteilen und in die Leisten und das Schambein. Gelegentlich spürt er das venöse Brennen auch an der Bauchhaut. Wenn er Kaffee trinkt, kommt das Brennen besonders schnell. Seit einem halben Jahr ist das alles erst so schlimm, seit er auf einer Ostseehalbinsel wohnt.

Früher war er Kaffeegenießer, das geht jetzt nicht mehr. Unter Coffea D 30, 5 bis 10 Globuli vor jeder Tasse Kaffee genommen, würde er immerhin vier Tassen Kaffee pro Tag verkraften, ohne dass es zum Brennen in der Leiste kommt.

Geräuschempfindlichkeit

In seiner neuen Wohnung leidet er auch darunter, dass es nachts knackt und brodelt, es gibt richtige Schläge in den Heizungsrohren.

Die anderen Hausbewohner hören diese Geräusche nicht oder sie können sie ignorieren. Für ihn sind diese Geräusche ein schwerwiegendes Problem, das ihm seine Ruhe raubt.

Für die Geräuschempfindlichkeit finde ich später Ferrum phosphoricum D 30.

Die Spannungen mit dem Vater

Schließlich spricht er noch über Kopfspannung, die auf der Skala bei 10 liegt. Ich merke, dass hier der alte Vaterkonflikt die Ursache ist. Daher erhält er die Mittel:

Opium C 1000,
Türkis D 100 Mio.,
EMDR D 1000,
Mandelkern D 30 und
Limbisches System D 30.

Den Vater „begleiten wir hinaus aus seinem Kopf" mit den Mitteln:

Arsenicum album D 100 Mio.,
Familienaufstellung D 1000 und
Ignatia D 1000.

Er erzählt, dass er sogar in München bei Detlefsen war, drei Mal, um mit der „verbundenen Atmung" sich von seinem Vater zu lösen.

Sein Puls klopft in seinem linken Ohr, gleichzeitig verspürt er Kopfspannung und ein Zwicken im Herzbereich.

Nach der Therapie des Vaters ist nur noch das Klopfen im Ohr zu hören.

Muskelkrämpfe in den Fußsohlen

Nachts klagt er über **Krämpfe in den Fußsohlen**.
Hierfür finde ich die Mittel:
Cuprum metallicum D 1000,
Magnesium carbonicum D 30,
Musculus D 30.

Nykturie

Nachts muss er auch mehrfach Urin lassen.
Obwohl die Prostata kinesiologisch in Ordnung ist, und bei den Fragen alles ok = ja, zu groß? Nein, zu klein? Nein, zu hart? Nein kommt, profitiert er dennoch von

Prostata D 30.

Diagnose: Energieschwäche der Prostata ohne makroskopisches Äquivalent.

Müdigkeit der Augen

Schließlich klagt er noch über die Müdigkeit in beiden Augen. Aus diesem Grunde liest er auch nicht mehr gerne. Er interessiert sich für hebräische Literatur und hat sogar einen Kurs in Hebräisch besucht! Hierfür finde ich die Mittel:

Belladonna D 30 und
Oculus suis D 30.

Wirkungen

Nachdem er über heftige **muskuläre Verspannung** im Nacken und in der Schulter gesprochen hatte, erhielt er zusätzlich für Muskelspannung:

Tetanus Toxin D 30.

Danach ließ die Spannung rasch nach, und auch die zugehörigen Schmerzen verschwanden, in der linken Schulter schneller als in der rechten Schulter.

Ärger

Er erzählt von einem Türken, der ihn um Geld gebeten hat. Zunächst hat er ihm immer kleine Beträge geschenkt. Dann kam eine Beerdigung in Istanbul, und er brauchte Geld für die Reise.

Danach hatte er auch keine Lust mehr, ihm weiter Geld zu schenken, aber der Türke hatte Lunte gerochen und kam immer wieder auf ihn zu, wenn er auf einer Bank saß und Zeitung las. Obwohl er also keine Lust mehr hatte, mit ihm zu sprechen, und ihm das auch sagte, kam er immer wieder, redete so lange auf ihn ein, erzählte so rührselige Märchen, die Tochter seiner

Schwester sei herzkrank und brauchte dringend eine Herzoperation, aber die türkischen Krankenkassen gäben nichts dafür – bis er endlich wieder Geld aus der Tasche holte und es ihm gab.

So wurde also seine herzliche Großzügigkeit bitter belohnt mit einer besonderen Art von Belästigung und Erpressung.

Für diesen **Ärger**, den er sich durch seine Gutmütigkeit und Großzügigkeit eingehandelt hat, bekam er nun

Lycopodium D 1000, das die Leber beruhigen soll.

Überlegungen zum Fall

Obwohl er überhaupt nicht damit gerechnet hatte, dass er sein Zittern los werden könnte, war er über die Entwicklung während der Sitzung sehr glücklich. Wir konnten zu seinem allergrößten Erstaunen das Zittern für wenigstens zwei Stunden beheben, das er seit dem 8. Lebensjahr hatte, seit der Vater aus dem Krieg zurückgekehrt war und das ihn seither 69 Jahre lang durchgehend begleitet hat.

So viele Jahre Zittern bedeuteten für ihn auch, dass er sich stets unwohl fühlte, wenn er mit vielen Leuten an einem Tisch saß, weil er Angst hatte, dass jemand sein Zittern bemerken würde. Jetzt könnte er also glatt zum Weltenbummlertreffen in den Lübecker Rathauskeller kommen, um meinen Ausführungen über Namibia zu lauschen. Das würde ihn um so mehr interessieren, als er über fast 20 Jahre seinen Urlaub in Bitterwasser in Namibia verbracht hatte, um dort Segelflugzeug zu fliegen. Im November wollten wir uns wieder treffen, um über die Langzeitergebnisse zu sprechen. Leider kam es zu diesem Treffen dann nicht mehr.

Fall 256 - Leichtes Körperzittern verschwindet unter Phosphor

Marlies ist Heilpraktikerin, hat das Buch Abenteuer Homöopathie von einer Patientin bekommen, liest es seit drei Tagen mit großer Begeisterung, und fragt heute nach einem Termin für ihren Sohn Peter. Um 20 Uhr treffen beide am 20. Mai 2014 bei mir ein.

Peter, 16 Jahre alt, groß, etwas schlaksig, gut aussehend, wache und aufmerksame Augen, gute Ausdrucksfähigkeit, kommt wegen Juckreiz in den Ellenbogen und Kniekehlen. Eine atopische Dermatitis wurde ihm erstmals bei der Nachuntersuchung beim Kinderarzt, U 6 genannt, bescheinigt, also zu der Zeit, als er genau ein Jahr alt war. Diese Hautentzündung verlor sich dann später.

2013 trennten sich die Eltern von Peter und im gleichen Jahr begann wieder der Juckreiz. Diese Periode dauerte vom Frühjahr bis zum Herbst 2013.

Befund:

Die Kniekehlen sind etwas rau, aber es gibt keine Effloreszenzen. Bei der ersten Testung finde ich ein leichtes Zittern in den Armen, das er schon immer hatte, seit er sich erinnern kann. Die Mutter ist glücklich, dass mir das auffällt und hofft auf eine Therapie.
Peter selbst meint, das Zittern sei viel schlimmer als die ganze Neurodermitis, die ihm jetzt, nach Einnahme eines Antihistaminikums, nur noch auf der Skala von 2 Beschwerden macht.

Kinesiologischer Test

Wir testen das **Zittern** aus, ich finde

Gelsemium D 1000,
Musculus D 30,
vegetatives Nervensystem D 30,
Cerebrum D 30 und
Scheitelchakra D 30.

Erste Therapie

Stirnstrich mit den Zitter-Mitteln.
Wirkung nach 15 und 30 Minuten: keine Wirkung
erkennbar.

Testung der Neurodermitis

Hier kommen viele psychische Mittel, aber auch die
Antikörperbildung D 30, die Organpräparate Cutis
(Haut), Mucosa (Schleimhaut), alle Meridiane D 30 und
Thymus D 30.

Bei den **Chakren** finde ich

Herzchakra D 30,

und beim **Simile**

Cardiospermum D 30, ein großes Mittel gegen
Allergien aller Art.

Zweite Therapie

Stirnstrich mit allen Mittel (1x).

Wirkung: der leichte Juckreiz lässt nicht nach.

Zweiter kinesiologischer Test für das Zittern

Der Arm kommt stark, ich frage im ‚Richtig-Falsch System' nach den besten Potenzen von Phosphor. Es kommen D 1000, D 100 Mio. und D unendlich.

Dritte Therapie

Phosphor wird in allen drei verschiedenen Potenzen eingestrichen.

Wirkung

Nach einer Minute ist das Zittern vollständig verschwunden:

Sekundenphänomen nach Zeeden!

Die Mittel für Neurodermitis:

alle Meridiane D 30,
Antikörperbildung D 30,
Arsenicum album D 100 Mio.,
Caladium D 100 Mio.,
Cardiospermum D 30,
Cerebrum D 30,
Cutis D 30,
Familienaufstellung D 1000,
Herzchakra D 30,
Ignatia D 1000,
Kleiner Bär sc D ∞,
Medulla ossis D 30,
Mucosa D 30,
Natrium chloratum D 100 Mio.,
Palladium D 100 Mio.,
Polio Nosode D 30,
Rubin D 1000,

Scheitelchakra D 30,
Staphisagria D 1000,
Thuja D 200 und
Thymus D 30.

Verlauf

Am 04. Mai 2015 erhalte ich von der Mutter folgende Mail:

„Die Haut ist um ein Vielfaches besser, keine geröteten Stellen mehr, nur noch insgesamt etwas trocken, das Zittern ist noch vorhanden, da könnte man vielleicht nochmal nachsetzen mit Globuli.

Insgesamt geht es ihm gut und, obwohl wir schon Mai haben und die Pollen fliegen, ist bisher noch kein allergisches Geschehen aufgetreten."

Das Ergebnis dieser Sitzung war also erfreulich, und der Heilungsprozess der Neurodermitis scheint gut in Gang gekommen zu sein.

Fall 257 – Sekundenphänomen bei Schwindel, prämenstruelles Syndrom

Das 17 Jahre alte, groß gewachsene Mädchen Birte kommt mit ihrer Mutter, die ich von früheren Kursen her kenne. Im Gespräch ist Birte eher zurückhaltend und antwortet ruhig, langsam und überlegt.

Anamnese vom 01. 08. 2014

Sie berichtet von gelegentlich einschießenden

Hüftschmerzen linksseitig. Diese bestehen seit 1 bis 2 Jahren. Die Nase ist oft zu, sie hat das Gefühl, keine Luft zu bekommen. Es gibt Juckreiz auf den Zehenrücken und im Genitalbereich.

Fünf Tage vor den Menses beginnen Unterleibsschmerzen, die mit Einsetzen der Periode wieder weggehen.

Lachesistest nach Zeeden positiv: Der linke Arm kribbelt und drückt stärker als der rechte, auch nach der Therapie mit Stirnstrich Lachesis D 30.

Die Menses kommen oft verspätet, nach 5 statt nach 4 Wochen.

Die Haut ist trocken, die Haare fettig.

Bei der Testung sehe ich, dass sie häufige muskuläre Faszikulationen hat.

Die Muskulatur ist insgesamt sehr angespannt und hat einen sehr hohen Tonus.

Erste Therapie

Für die **Muskelzuckungen** gebe ich die Mittel:

Musculus D 30,
Gelsemium D 1000,
Zincum metallicum D 12
Cicuta virosa D 1000,
Cuprum metallicum D 1000,

allerdings ohne Erfolg.

Bei der Betrachtung sehe ich, dass eine Skoliose

vorliegt. Ein Foto vor einem Bücherregal zeigt, dass die rechte Schulter zwei Zentimeter tiefer steht als die linke Schulter. Die Ursache der Hüftschmerzen könnte also durchaus die Skoliose sein.

Zweite Therapie

Für die **Hüfte** finde ich die Mittel:

Gelenkstandard Z und
Natrium sulfuricum D 30.

Danach bekommt Birte ständig Schwindelanfälle, sodass sie sich setzen muss. Wir schieben das auf die Hitze und vermuten Kreislaufstörungen.

Dritte Therapie

Für den **Schwindel** gebe ich

Veratrum album D 30 als Stirnstrich.
Danach ist der Schwindel sofort weg und bleibt für den Rest der Sitzung auch abwesend.

Ich unterrichte ihr den Stirnstrich, damit sie Veratrum album D 30 auch selbst in entsprechenden Dosen anwenden kann.

Vierte Therapie

Für die **Unterbauchschmerzen** praemenstruell gebe ich

Lachesis D 30 und
Uterus suis D 30.

Zweite Therapie für die Muskelzuckungen

Unter der Vorstellung, dass die **Muskelspannung** hoch ist wegen psychischer Einengungen, gebe ich

Psycho Komplex Z und
Gelsemium D 1000.

Es gibt zwar einen starken Arm, aber die Faszikulationen gehen weiter.

Fünfte Therapie

Für die **verstopfte Nase** gebe ich

Mucosa D 30,

aber kein Simile, um eine Ausscheidungsreaktion, um die es sich meiner Meinung nach handelt, nicht zu unterbrechen. Nach Sehgal sollen Ausscheidungsreaktionen grundsätzlich nicht unterbrochen werden.

Zusammenfassung

Zusammenfassend lässt sich sagen, dass es bei Schwindel durch hohe Temperaturen zu einem Sekundenphänomen nach klassischer Homöopathie gekommen ist. Der Schwindel war sofort weg.

Gute Aussichten für die gynäkologische Störung, die auf Lachesis ansprechen dürfte.

Gute Aussichten auch für die Hüftschmerzen durch die Mittel, die in der Lage sind, eine Skoliose energetisch auszugleichen (Gelenkstandard Z).

Ob die Faszikulationen verschwinden werden, hängt wohl in erster Linie davon ab, in wie weit die psychischen Einengungen, über die wir nicht genauer sprachen, zu überwinden sein werden.

In einer Mail vom 24. 08. 2014 berichtet die Mutter von dem Erfolg der Therapie:

„Birte ist sehr entspannt, seit sie im Frühjahr ihr Abitur gemacht hat. Die Muskelzuckungen sind lange nicht mehr aufgetreten, die Hüftschmerzen ebenfalls nicht. Die Menstruation ist noch schmerzhaft und geht mit ein paar "schwachen" Tagen einher. Die Nasenproblematik ist geblieben.“

Fall 258 – Verziehung der Hirnhäute und Narbenstörfeld als Ursache von Rückenschmerzen

Die 18 Jahre alte Scarlett kommt erstmals zu mir 1999 mit Rückenschmerzen. Diese habe sie seit etwa dem fünften Lebensjahr. Damals war sie stationär aufgenommen worden. Nachdem die Ärzte die Diagnose einer Blinddarmentzündung gestellt hatten, bekam sie Angst vor der Operation und wollte unbedingt das Krankenhaus verlassen. Dabei machte sie einen Sprung aus ihrem Bett und landete mit dem Kopf an einem Heizungskörper. Damals hatte sie eine starke Kopfplatzwunde.

Osteopathen nehmen bei einer solchen Vorgeschichte, einer kräftigen Verletzung in der Kindheit, die viele Jahre zurück liegen mag, eine Verziehung der Rückenmarkshäute an. Dieses Korsett für die weichen Nerven heißt Dura mater, die harte Hirnhaut. Sie stützt das Hirn und umgibt das gesamte Rückenmark. Im

Gehirn heißt diese Struktur „Meningen", Hirnhäute.

Diese Hirnhäute ziehen auch durch die Suturen hindurch, durch die Nähte, mit denen die einzelnen Schädelplatten miteinander verbunden sind. Diese Verbindungen sehen wie Meander aus, also wie gewundene, kolbenförmige Strukturen, die wie bei einem Puzzle miteinander verbunden sind.

Bis in die Achtziger Jahre des 20. Jahrhunderts dachte man, dass im Laufe der Jugend die Suturen = Knochennähte verknöchern und dann nicht mehr beweglich sind. Erst die genauen Untersuchungen der Osteopathen haben ergeben, dass die Knochennähte bis ins hohe Alter hin beweglich sind und sich, wenn auch nur minimal, gegeneinander verschieben lassen.

An diesen Nähten kann man entsprechend auch die Hirnhäute wieder in der Spannung korrigieren, wenn die Hirnhaut durch einen Sturz vom Pferd, durch einen Aufprall auf der Bordsteinkante oder an einem anderen harten Gegenstand eine Zerrung erfahren hat.

1999 hatte ich noch keine Erfahrungen in der Kinesiologie, ich hatte noch nicht das Mittel Hirnhautverziehung D 30 entwickelt, und so machte ich zwei osteopathische Versuche und unterspritzte eine Narbe, die möglicherweise ein Störfeld war, das die Rückenschmerzen generierte oder zumindest eine Schmerzfreiheit in der Wirbelsäule verhinderte.

Durch eine zweimalige osteopathische Therapie und eine Injektion an eine Narbe im Knie war Scarlett mindestens 18 Monate beschwerdefrei. Danach gab es keine weiteren Kontakte mit einer entsprechenden Anamnese.

Überlegungen zum Fall

Einerseits ist das Ergebnis erfreulich, die Abwesenheit von Rückenschmerzen für mindestens 18 Monate. andererseits lässt sich nicht genau sagen, ob es die osteopathische Verziehung der Hirnhäute oder ob es das Narbenstörfeld war, das die Rückenschmerzen verursachte. Möglicherweise waren auch beide Systeme, die Narbe und die Hirnhäute, an den Schmerzen beteiligt.

Fall 259 – Gangbild bessert sich im Sekundenphänomen bei 29 Jahre lang bestehender Multipler Sklerose

Erst mitten während der Praxiszeit eröffnete mir mein Freund Paul Kiefer, Betreiber des Café Kreiner in Königstein, in dem ich meine Patienten treffe, dass er noch eine junge Frau im Sinne hat, die dringend meiner Therapie bedürfe, und wann ich sie denn genau unterbringen könnte? Sie sei gerade in der Nähe, und sie könne jederzeit hier erscheinen.

Nach einem Anruf erschien also Karla am 07. 02. 2015 mit ihrer Freundin Veronika, die sie mitbrachte, weil beide an einer Feier teilgenommen hatten.

Anamnese

Wir waren uns auf Anhieb sympathisch, und so erzählte mir Karla von ihrem Leidensweg, ein Leben mit Multipler Sklerose. Schließlich gab es eine Reihe von therapeutischen Möglichkeiten, die sie immer wieder hoch rissen und die Symptome wie Gangunsicherheit, Schwäche in den Beinen und

Balkenblase verbessern konnten.
Selbst nach 29 Jahren MS konnte sie noch ohne Stock gehen, wenn auch mit einiger Unsicherheit.

Im kinesiologischen Test fand ich diese Mittel für **Gangunsicherheit**:

Alle Meridiane D 30,
Cerebrum D 30,
Entzündungsherde D 30,
Gyrus praecentralis D 30,
Imipenem D 30,
Medulla spinalis D 30,
Nervus spinalis D 30,
Polio Nosode D 30,
Rechtsdrehung D 1000,
Silicea D unendlich,
Thuja D 200,
Virus Nosode D 30,

Für die Blasenschwäche durch die beginnende Balkenblase kamen:

Merkur Pl D 30,
Mucosa D 30,
Vesica urinaria D 30.

Für die **vegetative Unausgeglichenheit**:

Chamomilla D 1000

Befund

Es gab einen unwesentlich erscheinenden, aber gut sichtbaren Befund, der sich durch das Anfühlen der Haut sofort bestätigte.
Die rechte Wange von Karla war stark überwärmt und

fühlte sich heiß an, erschien als eine gerötete rechte Wange, während sich die linke Seite kühl anfühlte und auch keine Rötung zeigte.

Für dieses Zeichen der vegetativen Unausgeglichenheit gab ich zusätzlich noch das Mittel

Chamomilla D 1000, die Kamille.

Therapie und Wirkung

Nach dem Stirnstrich aller oben aufgeführten Mittel fiel Karla in eine tiefe Entspannung. Nachdem ich sie aus diesem tranceähnlichen Zustand wieder „aufgeweckt" hatte, war ihr Blutdruck anscheinend noch relativ niedrig, sodass sie beim Aufstehen schwankte.

Danach wiederholten wir die Probe des Gangbildes, und so verwunderlich es klingen mag, die Unsicherheit der Beine und des Gangbildes waren komplett verschwunden. Es gab einen regelmäßigen geraden Gang, der nicht durch Schwankungen nach rechts und nach links gekennzeichnet war, sondern es gab ein sicheres Auftreten.

Karla selbst nahm das ebenfalls wahr und kommentierte es so: „So gut bin ich schon seit vielen Jahren nicht mehr gelaufen". Sie bat ihre Freundin, sich ihr Gangbild ebenfalls anzusehen, denn sie konnte es kaum glauben, dass in so kurzer Zeit ein Quantensprung in ihrer Gesundheit stattfinden konnte.

Die Kardinalfrage aller Kritiker, aber auch aller wohl gesonnen homöopathischen Kollegen lautet hier wie immer: Ein ausgezeichnetes Kurzzeitergebnis! Aber wie lange wird es anhalten?

Die Dauer eines Sekundenphänomens

Auf diese Frage, eine Frage von größter Tragweite für die zukünftige Lebensqualität unserer Patientin, antworte ich regelmäßig sinngemäß:

„Die Wirkung eines Stirnstriches dauert nach meiner Erfahrung zwischen drei Stunden und drei Tagen an. Wir können hier und heute sehen, dass der Körper in der Lage ist, dort Kraft zu entwickeln, wo sie jahrelang gefehlt hat. Wenn der Körper hierzu in der Lage ist, sich blitzschnell selbst zu regenerieren, wenn er nur die richtigen Informationen erhält (Frequenztherapie ist eine Informationstherapie), dann ist es eine Frage der „medizinischen Diplomatie", dem Körper immer diejenigen Informationen zu geben, die er benötigt, um die Kraft wieder aus sich selbst heraus zu entwickeln.

Wir nehmen also von dieser Sitzung mit: „Der Körper kann es". Auch wenn es ein Auf und Ab geben mag bei der langsam verlaufenden Besserung oder im besten Fall Ausheilung einer sogenannten unheilbaren Krankheit, sollte uns das die Hoffnung nicht nehmen, da wir tief im Inneren wissen und es heute gesehen haben: Es geht. Gesundheit ist möglich."

Welches waren nun die Ursachen der MS, die ich in der Systematik aufgespürt hatte?

Es waren wie so oft schon gesehen die Folge einer Polio Impfung, die Folge einer chronischen entzündlichen Viruserkrankung, die wir nicht näher identifizierten, und die Linksdrehung der Aura oder der molekularen Spins, die ich immer dann finde, wenn gleichzeitig eine Therapieresistenz vorliegt.

Glücklicherweise konnten wir die Konstitution rasch

finden, denn die Hände von Karla waren nicht nur heute sehr kalt, sondern immer, sodass sie zusätzlich Silicea D unendlich erhielt.

Mit diesem schönen Ergebnis konnte ich also den Praxistag im Februar 2015 in Königstein abschließen.

Fall 260 – Multiple Sklerose

Carlos, 33 Jahre alt, Tonmischer bei einem Musical in einem Hamburger Schauspielhaus, kommt am 09. April 2015 auf Empfehlung einer alten ‚homöopathischen' Bekannten und Freundin, die mich in den Neunziger Jahren dazu motiviert hat, mich mit Kinesiologie und der Sehgal Methode zu beschäftigen.

Zugang

Er kommt mit seiner Freundin und Lebensgefährtin Miranda zu mir. Da seine Mutter Homöopathin ist, ist er mit der Methode bestens vertraut und nimmt nur ungerne die konventionellen Mittel, die ihm die Schulmedizin vorschreibt.

Ein hinderlicher Glaubenssatz

Als ich ihn fragte, mit welcher Fragestellung er genau kommt und was er sich von mir wünscht, sagt er, die Schulterschmerzen rechtsseitig wären ein Problem für ihn, und auch sein allgemeines schlechtes Körpergefühl wäre störend, die Multiple Sklerose (MS) würde er ja sowieso nicht los werden können.

Hier hakte ich erstmals ein und besprach den

hinderlichen Glaubenssatz, der in seinen Aussagen steckt. Völlig korrekt antwortete er, dass alle Ärzte bisher gesagt haben, die MS sei unheilbar, und man kann froh sein, wenn man sie möglichst lange gut unter Kontrolle halten kann. Er habe also versucht, sich mit dieser unangenehmen Krankheit zu arrangieren und innerlich akzeptiert, dass man die MS nicht los werden kann. Andererseits sei er aber auch offen für die Möglichkeit, die Krankheit ganz zu verbannen. Immerhin hatte ein Schamane ihm gesagt, MS – kein Problem, das kann er leicht hinkriegen. Es gab also wenigstens eine Gegenstimme zu den ärztlichen Meinungen.

Anamnese

Vor drei bis vier Jahren kam es plötzlich zu einem Taubheitsgefühl in den Fingern 1 bis 3 der linken Hand und im rechten großen Zehen. Später wurde dieses Ereignis als der erste Schub einer MS betrachtet. Im November 2014 war er in Indonesien und bekam dort Ausfälle des Gesichtsfeldes im linken Auge. In Deutschland war er dann beim Neurologen und in der Asklepios Klinik in Barmbek, wo dann die Diagnose Multiple Sklerose mit Hilfe einer Liquorpunktion und eines MRT des Schädels gesichert werden konnte. Dabei waren zwei große vernarbte Herde zu sehen und es waren zusätzlich ca. 20 bis 30 kleinere, „stille und inaktive" Herde sichtbar geworden.

Erste Therapie

Nachdem wir also diese kleine Hürde leicht genommen hatten, kümmerte ich mich um die Schmerzen in beiden Schultern, die vor allem beim Hochhalten der Arme auftraten, also bei Streckung. Ein Osteopath und ein ganzheitlicher Kieferorthopäde hatten ihm

273

versichert, dass die Schulterschmerzen von den Weisheitszähnen her kämen und er daher alle vier Weisheitszähne gezogen bekommen sollte, alles in einer einzigen Sitzung.

Kinesiologisch kam zwar der Zusammenhang zwischen Schultern und Weisheitszähnen, aber es kamen auch die Weisheitszähne mit starkem Arm, so, als ob sie zwar die Schultern beeinflussen, aber nicht das System schwächen würden.

Anscheinend konnten wir durch die Mittel:

Pankreas D 30,
alle Meridiane D 30,
Hirnhautverziehung D 30,
Rechtsdrehung D 1000,
Musculus D 30,
Ligamentum D 30,
Kiefergelenk D 30,
Kieferostitis D 30 und
Imipenem D 30

die Zähne so gut beeinflussen, dass nachher alles stabil war. Bei der Frage, ob eine Zahnextraktion mehr bringt oder die energetische Behandlung, kam heraus, dass beide Methoden als gleichwertig zu betrachten sind.

Nach der Therapie mit einem Stirnstrich gab Carlos an, dass er genau im Schulterbereich kurz einen deutlichen Schmerz gespürt habe. Außerdem habe er einen Druck im Kiefer gespürt. Die Energie war also genau dort angekommen, wo wir sie haben wollten, im Kieferbereich und in der Schulter.

Zweite Therapie

Während der Testung war mir aufgefallen, dass es schon nach sehr kurzer Zeit zu einem leichten Zittern der Arme gekommen war. Dieses Symptom war ihm bestens bekannt, da er dieses Zittern schon seit ca. 15 Jahren habe. Er konnte auch am ausgestreckten Arm selbst sehen, dass die Fingerspitzen leicht zitterten. Es gab in diesem Fall also auch eine optische Kontrolle, die das Symptom für ihn und mich gleichermaßen sicher machten. Wir testeten Phosphor und Gelsemium als wirksame Mittel, Gelsemium kam besser als Phosphor, hier in der optimalen Potenz von D 100 Mio.

Als zweite Therapie gab ich für das Zittern der Arme:

Gelsemium D 100 Mio. als Stirnstrich.

Bei einer weiteren Systemtestung für die Multiple Sklerose, machte ich ihn darauf aufmerksam, dass der Arm schon bei dieser nächsten Testung, die wenige Minuten nach der zweiten Therapie einsetzte, nicht mehr zitterte. Ein Sekundenphänomen. Er selbst sah sich erneut die ausgestreckten Arme und die Fingerspitzen an und registrierte, dass das Zittern blitzschnell verschwunden war.

Dritte Therapie

Wir kamen zu dem entscheidenden Schritt. Wir suchten nach den Ursachen der Multiplen Sklerose. Auch für mich eine spannende Detektivarbeit. Bei der Testung fand ich eine Pilzerkrankung und eine chronische Impffolge nach Polio Impfung. Zusätzlich kam noch ein Mittel, das ich immer bei Entzündungen finde, C3, C4 Komplement D 30.

275

Da sich die Taubheit in den Fingerkuppen 1 bis 3 linksseitig auf etwa 30 % der Gefühlsstärke des kleinen Fingers schätzen ließ, konnten wir nach der Therapie den Vergleich sehr genau ziehen.

Zusätzlich beurteilte ich die Temperatur der beiden Hände:

Handrücken links = kalt, Handfläche links = warm, Finger 2 bis 5 links oben und unten (dorsal und volar) jeweils kalt.
Handrücken rechts = kalt, Handfläche rechts = kühl, Finger rechts = kalt, ähnlich wie auf der linken Seite.

Wir besprachen diese Temperaturempfindung gemeinsam und genau, um ein Bild von der Pathologie zu gewinnen.

Da sich links offensichtlich der Nervus radialis in seiner Aktivität abgeschwächt hatte, schien diese Läsion (Schädigung) eine große Ähnlichkeit mit einem Karpaltunnelsyndrom (CTS) zu haben, bei dem ebenfalls die Finger 1 bis 3 und die Hälfte des 4. Fingers betroffen sind. Drückt man bei einem Patienten mit Karpaltunnelsyndrom auf die Lücke am Handgelenk, in der der Nerv verläuft, kann man das Taubheitsgefühl sofort verstärken.

Hier machte ich den gleichen Versuch, und tatsächlich, das Taubheitsgefühl intensivierte sich schon nach ca. 10 Sekunden Druck.

Obwohl wir beide davon ausgingen, dass es sich hier um eine Auswirkung der MS handelte und nicht um ein Karpaltunnelsyndrom im eigentlichen Sinne, testeten wir kinesiologisch, ob es Sinn mache, ein Mittel aus der Homöo-Symptomologie zu geben, nämlich

Karpaltunnel D 30. Da das kinesiologisch Sinn machte, gab ich als zusätzliches Mittel noch das potenzierte Symptom bzw. die potenzierte Diagnose.

(Die Homöo-Symptomologie setzt die potenzierten Symptome und Diagnosen als homöopathische Mittel einer neuen Klasse ein).

Als dritte Therapie gab ich einen Stirnstrich mit den Mitteln:

Pilznosode D 30,
Imipenem D 30,
Polio Nosode D 30,
Thuja D 200,
C3, C4 Komplement D 30 und
Karpaltunnel D 30.

Nach einer kleinen Pause von etwa zwei Minuten kontrollierte ich die Energie am Arm. Die MS war energetisch nun nicht mehr nachweisbar und kam mit starkem Arm.

Dazu passend gab es erhebliche Veränderungen im Bereich der linken Hand! Alle Finger waren in dieser kurzen Zeit warm geworden, hatten also die Kältestufe „kühl" überwunden und waren gleich warm wie meine eigenen Finger, während die Temperaturverhältnisse in der rechten, nicht betroffenen Hand in etwa gleich geblieben waren! Es hatte also eine Aufwärmung nur linksseitig gegeben, dort, wo die Pathologie saß und dort, wo wir eine rasche Regeneration der Nervenbahnen erreichen wollten.

Da wir vorher alle Fingerbeeren genau inspiziert und betastet hatten, auch die Gefühlsminderung von 30% fest gelegt hatten, konnten wir auch die Sensibilität erneut prüfen.

Hier gab es eine Überraschung. Carlos berichtete, dass sich nun alle Finger genau gleich anfühlten. In allen Fingern war das Gefühl nun wieder vollständig erwacht. Das Taubheitsgefühl war verschwunden oder zumindest deutlich weniger geworden!

Weitere Tests

Carlos hatte ein ‚energetisches' Hemd an, mit einer weißen Rose der Lebensenergie auf schwarzem Grund. Außerdem trug er eine buddhistische Mala um den Hals, an deren unterem Ende eine Spirale aus Kokosnussholz zu sehen war. Die Spirale war in dieser Position rechts drehend. Sie lag genau über der Thymusdrüse.

Im kinesiologischen Test kam die Blume des Lebens und auch die Spirale mit starkem Arm, während der Arm schwach wurde, als ich die Spirale herum drehte und sie nun linksdrehend wirkte.

Weiteres Vorgehen

Aus systemischen Gründen habe ich empfohlen, die konventionelle Therapie mit Tec Fidera 240 mg (seit Januar 2015) für wenigstens 12 Monate parallel zur homöopathischen Therapie fortzusetzen, um dann bei Symptomfreiheit und/oder Rückgang der Herdstrukturen im MRT zu testen, wie schnell oder langsam man die homöopathische und die konventionelle Therapie reduzieren oder modifizieren kann.

Verlauf vom 12. April 2015

In einer Mail erfahre ich von den nächsten drei Tagen nach seiner Konsultation bei mir.

Carlos schreibt hier wörtlich: "Nun zu den positiven Auswirkungen Deiner Energie:
Meine Finger waren noch bis einschließlich gestern alle 3 vollkommen frei von Taubheit. Samstag Abend wurde zuerst der Zeigefinger wieder etwas taub und Sonntag Morgen waren dann alle 3 wieder etwa so wie ich es seit 3 Jahren kenne.
Die Rückenschmerzen sind tollerweise immer noch ziemlich weit im Hintergrund, seit unserem Treffen.
Das Zittern der Hände kam schon am selben Abend wieder, war aber bis dahin auch komplett weg und ist meiner Empfindung nach besser als viele Jahre zuvor."

Kommentar zum Verlauf

Ein sehr schönes Resultat im Hinblick darauf, dass der Körper sehr gut auf die homöopathische Therapie reagiert und in der Lage ist, die Gesundheit wieder herzustellen, wenn er richtig „angestoßen" wird. Hier wäre bei einer nächsten Sitzung noch zu prüfen, ob die Potenzen, die zunächst gegeben wurden, optimal sind, oder ob einige Mittel deutlich höher potenziert werden müssen, um einen dauerhaften Effekt zu erreichen.
Bei dieser Gelegenheit würde man auch prüfen, ob es weitere Mittel gibt, die dringend erforderlich sind, oder ob einige Mittel inzwischen auch wieder weggelassen werden können.

Bei einer Therapie, die nur wenige Tage wirkt, ist oft die Rechtsdrehung D 1000 erforderlich, um die Therapieresistenz zu überwinden.

Vorläufig ist also eine zweigleisige Therapie angesagt.

Fall 261 – Zungendeviation normalisiert sich nach Stirnstrich

Am 17. Juli 2014 traf ich mit fünf Heilerinnen und einem Gynäkologen in einem Nachbardorf von Lübeck zusammen. Ich berichtete kurz über meine Tätigkeit, meinen Ansatz, die Homöopathie und die Kinesiologie ergänzend einzusetzen.

Nach dem Kurzvortrag meldete sich Dörte und berichtete, ihre Nerven wären nicht in Ordnung. Dabei hatte sie eine etwas skandierende Sprache. Zu Hause gilt sie als „hysterisch", die Augen haben einen starken Glanz und treten etwas aus den Höhlen hervor wie bei Morbus Basedow. Die Hände sind kühl, die Handgelenke warm. Als sie die Zunge herausstreckt, sieht man eine schwerwiegende Abweichung der Zunge nach rechts, knapp 45°. Alle sind Zeugen von dieser Besonderheit.

Sie klagte darüber, dass sie schlecht hören kann, aber zu einem Hörgerät kann sie sich auch nicht entschließen.

Über den **kinesiologischen Test** komme ich zu folgender Therapieempfehlung:

Für die **Schilddrüse**:

Schilddrüse D 30 und
Halschakra D 30.

Für die **Störung an der Hirnbasis**:

Alle Meridiane D 30,
Cerebrum D 30,
Hirnbasis D 30 und

Hypophyse D 30.

Für die **Nervosität**:

Yucca D 1000.

Nach der Therapie erzählte sie zunächst, wie sie hierher gekommen ist: Sie wollte nicht hierher kommen, aber „meine Füße liefen und liefen, die Hände zogen die Strümpfe an, und dann war ich hier". Es war so, als ob eine fremde Macht sie hierher gelenkt hätte.

Nach Gabe der oben genannten Mittel als Stirnstrich sagte sie, sie fühle sich jetzt endlich gerade. Es habe ihr vom Kopf über den Hals, den Bauch bis in beide Beine hinein geströmt. Sie kann jetzt beide Beine stärker fühlen, was früher nie der Fall war. Wörtlich sagt sie: „Es geht mir von Sekunde zu Sekunde anders".

Bei genauer Betrachtung bestätigten alle Teilnehmer der Runde – fünf Heilerinnen und der Gynäkologe – folgende Veränderungen nach dem Stirnstrich:

Die Augen glänzen weniger, sie liegen auch anscheinend etwas tiefer.
Sie wirkt nicht mehr angespannt wie auf einer Sprungfeder, und ihre Sprache hat sich normalisiert, sie skandiert nicht mehr.

Dörte sitzt entspannt, und beim Hörtest durch Sabine erweist sich, dass sie sogar besser hören kann! Das Erstaunlichste ist dabei, dass ihre Zunge anschließend nur noch ganz geringfügig nach rechts abweicht! Es handelt sich jetzt vielleicht noch um 10° bis 20°. Das hätte man unbedingt fotografieren sollen. Der

Unterschied vor und nach der Therapie ist enorm.

Gedanken zum Fall

Die Unfähigkeit, eine Zunge gerade herauszustrecken, bedeutet eine Störung des motorischen Zungennerven, des Nervus hypoglossus, des zwölften Gehirnnerven. Dieser entspringt an der Hirnbasis, die bei einer Zungenabweichung gestört sein dürfte.

Durch die Applikation des Organpräparates „gesunde Hirnbasis D 30" kam es zu einer sehr schnellen Normalisierung der Zungenabweichung, sodass hier regulatorische Veränderungen blitzschnell eingesetzt haben müssen. Die Zunge konnte daraufhin schon nach ca. 10 bis 15 Minuten wieder nahezu gerade herausgestreckt werden.

Es war ein Hinweis darauf, dass Organpräparate, auch als Stirnstrich appliziert, hochgradig wirksam sind.

Fall 262 – Epilepsie und Absencen durch ein langsam wachsendes Kavernom im Zwischenhirn

Eine noch jung und frisch wirkende Krankenschwester um die 50 Jahre, Jutta, die den Kurs „klassische Mittel in der Homöopathie" 2015 in BSS besucht hatte, kam am 28. 07. 2015 mit ihrem Lebensgefährten, um sich beraten zu lassen. In Bad Soden-Salmünster hatte sie mir einen Teil ihrer Krankengeschichte anvertraut. Sie hat drei Gehirnstörungen.

Es handele sich um ein Kavernom (ein Kavernom ist ein Hämangiom, also ein gutartiger Gefäßtumor) im Gehirn, eine Arachnoidalzyste (Arachnoidalzysten sind angeborene, gutartige Hohlräume im Zentralnervensystem, das heißt im Gehirn oder dem Rückenmark, die mit Hirnwasser gefüllt sind) und einen ventrikulären Überdruck der durch eine Entlastung durch einen weiteren Ventrikel geregelt ist. Ventrikel sind Hohlräume im Gehirn, die mit Gehirnflüssigkeit gefüllt sind.

Das Kavernom ist in den letzten Untersuchungen gleich groß geblieben (die Größe in cm wusste sie gar nicht). Sie brauchte als Therapie vier Strahlungsmittel. Kinesiologisch finde ich als Ursache eine Dreifachkreuzung in der Bettstelle. Auf dieser Kreuzungsstelle liegt sie seit 2009.

Unter vier homöopathischen Strahlungsmitteln würde das Kavernom auch rückbildungsfähig sein und weniger Absencen auslösen.

Erste Möglichkeit: Dem Bett eine andere Position geben. Das Bett verstellen.

Zweite Möglichkeit, Kopf - Fußlage umkehren.

Drittens: Entstörung durch ein Gerät.

Viertens: eine homöopathische Entstörung.

Erinnerung an einen alten Fall

Am 26. April 2006, genau 20 Jahre nach dem Reaktorunfall von Tschernobyl, erfuhr ich die Geschichte einer 46 Jahre alten Laborantin, die mit hoch sensiblen Keimen wie AIDS und Ebola Viren hantierte. Sie hatte ein Hämangiom in der Leber, das jedes Jahr größer wurde. Schließlich wurde sie operiert, obwohl die Überlebenschancen nur bei 50 %

lagen, wie in den Vorbereitungsgesprächen betont wurde.

Sie überlebte die Operation gut und kam nun mit der Fragestellung, warum wird das Hämangiom bei ihr immer größer und wächst, während das Hämangiom ihrer Mutter stationär bleibt und keine Gefährdungssituation herauf beschwört.

Die Frage war damals kinesiologisch zu beantworten. Eine Strahlungsquelle sorgte dafür, dass das Hämangiom langsam aber stetig wuchs.

Mit dieser Information im Hinterkopf konnte ich auch bei Jutta feststellen, dass eine Strahlungsquelle die Ursache für Größenwachstum sein konnte.

Testung am 28. 07. 2015

Wir testeten, dass eine Zyste im Gehirn auf den Hippocampus drückt und Absencen im Sinne einer abgeschwächten Epilepsie auslöst.

Unter den seit Juni 2015 eingenommenen Strahlungsmitteln,

Radium bromatum D 16,
Uranium nitricum D 30,
Turmalin D 100 Mio. und
Rosenquarz D 100 Mio.

ist die Zyste anscheinend bereits kleiner geworden und drückt nicht mehr, sodass es nun keine Absencen mehr geben sollte.

Die Zyste wird wohl kleiner, wird aber nie ganz verschwinden.

Die Strahlung im Bett hat sie dadurch behoben, dass sie ins Nachbarbett gezogen ist. Eine Entstörung der Strahlungsquelle scheint durch Alufolie möglich zu sein. Eine aufgestellte Pyramide aus Metall scheint nicht zu funktionieren.

Angst

Während der einzelnen Fragestellungen erscheint mir eine erhebliche Ängstlichkeit durchzuschimmern. Ist das Haus gut für mich und meine Kinder? Gibt es negative Felder? Im kinesiologischen Test kommt Angst und Ängstlichkeit mit schwachem Arm, stark gegen Arsenicum album D 100 Mio. und gegen Argentum nitricum D 1000. Argentum nitricum ist das Mittel, das sie benötigt.

Halb im Scherz bemerke ich, von diesem Mittel profitieren vor allem die Kinder, die dann nicht mehr jeden Abend anrufen müssen, dass sie gut angekommen sind und auch im Ausland gut zurecht kommen. Ihr Kommentar: Meine Tochter ist jetzt das erste Mal in Spanien, da muss ich unbedingt jeden Abend wissen, dass sie noch lebt.

Empfehlung

Weiterhin Einnahme der vier Strahlungsmittel und zusätzlich

gegen **Angst und Ängstlichkeit**

Argentum nitricum D 1000.

23. Psychische Erkrankungen

Fall 263 – Depressionen eines jungen Mädchens

Iris wird mir am 11. 08. 2012 durch ihre Mutter Nadjeschda vorgestellt. Sie ist nicht physisch anwesend, sondern ihre Mutter schildert mir die Beschwerden der 22 Jahre alten Tochter. Seit fünf Jahren leidet sie an Depressionen. Psychopharmaka werden abgelehnt. Seit Januar 2012 erhält Iris Infusionen. Die bisher verordneten homöopathischen Mittel helfen für jeweils ca. eine Woche, bevor der Effekt sich wieder verliert.

Die Depressionen äußern sich in einer grantigen Stimmung und darin, dass sie ohne Ursache weint. Als Modalität gibt sie an, dass im Winter alles am schlimmsten ist.

Der Beginn der Depressionen – damals war sie erst 17 Jahre alt – fällt in eine Zeit, in der sie sich von einem Freund getrennt hat.

Vorgeschichte

Im Jahre 2002 gab es in der Familie drei Todesfälle, die ihr sehr nahe gingen. Zunächst war die Schwägerin von Nadjeschda verstorben, mit der Iris sich sehr gut verstanden hatte, später war die Tante ihres Vaters, also des Mannes von Nadjeschda verstorben, noch später im Jahr verstarb der Großvater von Iris.

Schließlich hatte ein Schulkamerad eine Krebserkrankung bekommen, und das hat sie äußerst beschäftigt, obwohl dieser Schulkamerad nicht speziell mit ihr befreundet war.

Als Kind hatte sie immer sehr geklammert und die Mutter nie los gelassen. Damals hatte sie wohl auch wild geträumt. Da sie auf einer Wasserader lag, war sie als Kind auch oft erwacht.

Warum bekommt ein junges Mädchen Depressionen, die jahrelang anhalten? Die häufigste Ursache ist eine unglückliche Liebe. Verliebtheit ist eine oft unheilbare Krankheit, und hier genau musste die Therapie ansetzen.

Zusätzlich zum Trennungsschmerz vom Freund haben wir noch weiter Belastungen, die das Fass der Kompensationsmöglichkeiten zum Überlaufen gebracht hatten: Drei Todesfälle in der Familie, eine bedrohliche Krebserkrankung in ihrer unmittelbaren Nähe, bei einem Klassenkameraden. Wir haben einige Hinweise auf das Simile, Stramonium. Sie hatte als Kind sehr geklammert, hatte wilde Träume und Verschlimmerung im Winter.

Für die **Traurigkeit** finden wir

Stramonium als zweiwertiges Mittel.

Ob Stramonium als einziges Mittel das ganze Bild der Traurigkeit aufgelöst hätte, bleibt unsicher, zumal die alte Strahlenbelastung nicht durch Stramonium abgedeckt wird.

Für die **alte Strahlenbelastung** wird getestet und als hilfreich gefunden

Radium bromatum D 16

287

Für **Trennungsschmerz, Trauer und Verlust** sind

Natrium chloratum D 100 Mio.

absolut notwendig, sodass es hier Gründe gibt, alle drei Similia zu geben.

Beurteilung

Bei Depressionen sind schnelle Besserungen nicht zu erwarten, gerade auch wenn sie schon viele Jahre bestehen. Hier gab es eine Ausnahme, und die Mutter berichtete heute, am 17. 08. 2012, strahlend von einer deutlichen Besserung. Die Tochter weint nicht mehr, und sie träumt auch nicht mehr so viele wilde Dinge wie in der Vergangenheit. Ein Lichtblick im Leben von Iris.

Verlauf vom 17. 02. 2014

Zunächst berichtete die Mutter über ihre jetzt 23 Jahre alte Tochter Iris.

Vor drei Jahren hatten die Depressionen begonnen, sodass sie schon weinte, wenn sie abends vom Studium von den Vorlesungen nach Hause kam. Wenn die Mutter sie fragte, warum sei weine, konnte sie keinen Grund angeben. Außerdem hatte sie früher schlimme Träume.

Im August 2012 hatte sie dann meine Mittel genommen, danach ging es ihr besser. Später hörte sie mit der Einnahme auf, es ging ihr wieder schlechter, sodass sie von sich aus die Mittel wieder einnahm und es ihr dann tatsächlich auch wieder gut ging.

Jetzt nimmt sie nichts mehr, und die Depressionen und Ängste sind so gut wie verschwunden.

Im Sommer macht sie das Staatsexamen für die Grundschule und danach geht es ins Referendariat.

Therapeutisch hatte sie 2012 nur noch im Herbst zwei Infusionen gegen Depressionen erhalten. Danach kam es zum vollständigen Abklingen der Depressionen.

Fall 264 – Eine Rippenprellung löst Kitzelhusten aus

Die 60 Jahre alte Heidemarie klagte am 27. 10. 2015 über ein merkwürdiges Symptom. Es kratzte in ihrem Hals, danach verschluckte sie sich beim Essen, dann bekam sie Panikanfälle wegen Luftnot und alles wiederholte sich ab da regelmäßig.

Heidemarie ist Physiotherapeutin und bot mir mehrere Möglichkeiten an, die ich überprüfen sollte.

Könnte es ein Reflux sein, der das Halskratzen verursachte? Sie hatte den Eindruck, dass alles von „tief unten herauf" kam. Oder war es ein Problem der Luftröhre? Oder könnte das Problem doch von einem ihrer Bandscheibenvorfälle im Halswirbelkörperbereich herrühren?

Schließlich berichtete sie von einer Massage am Strand von Bali, dass sie sich zum Schluss der Massage auf den Bauch legte, um sich den Rücken massieren zu lassen. Dies führte dazu, dass sie plötzlich erstmals das Kitzeln im Hals spürte und daraufhin keine Luft mehr bekam. Aus diesem Grunde musste die Massage im Sitzen beendet werden. Ich stellte mir vor, dass es bei der Massage offensichtlich zu einer mechanischen Reizung des unteren Rippenbogens gekommen war, der das Kitzeln im Hals auslösen konnte.

Ich tippte aufgrund der Anamnese darauf, dass es eine Rippenprellung rechts oder links gegeben haben würde.

Im kinesiologischen Test stellte sich diese Vermutung als richtig heraus. Das Kribbeln im Hals und der untere Rippenbogen rechts kamen mit schwachem Arm, der Gegentest war stark mit der Bedeutung: beide Symptome hängen zusammen.

An eine Rippenprellung konnte sie sich zunächst nicht erinnern.

Wir machten die Therapie mit den beiden Mitteln:

Periost D 30 (Knochenhaut) und
Diaphragma D 30 (Zwerchfell).

Danach war das System stabil, und jetzt endlich erinnerte sich Heidemarie daran, dass sie im Mai oder Juni dieses Jahres 2015 wirklich eine Rippenprellung erlitten hatte, die ihr noch wochenlang weh getan hatte.

Vor einer Unterführung war sie vom Rad abgestiegen, hatte vergessen, dass sie nur eine Satteltasche am Rad hatte, die sie massiv in eine Richtung zog und landete so nach dem Aufprall der Satteltasche an der Unterführung an einem Geländer, das ihr den Brustkorb quetschte.

Nach diesem Ereignis schmerzte der rechte Rippenbogen noch wochenlang.

Als sie davon erzählte und ihre Aufmerksamkeit unbewusst auf die Prellungsstelle lenkte, kam es zu einem verstärkten Reizhusten, der den gleichen Charakter hatte, der auch zu den Erstickungsanfällen geführt hatte.

Die Lösung war in Sicht.

Als zweite Beschwerde leichterer Art meinte sie, immer, wenn sie scharf kochte und mit **scharfen Gewürzen** hantierte, Ingwer, Knoblauch, Zwiebeln, Curry oder Peperoni, kam es schon nach dem ersten Bissen zu einer wässrigen Nasensekretion, die zum Schnäuzen führte. Das war ihr lästig und sie fragte nach Lösungsmöglichkeiten.

Hier fanden wir etwas Ungewöhnliches. Unter „Peperoni D 30" sollte das Symptom verschwinden. Ich gab ihr

Peperoni D 30 als Stirnstrich,

und etwa eine Stunde später begaben wir uns zu dritt zu einem indischen Restaurant, um zu testen, wie sie auf scharfe Speisen reagieren würde.

Tatsächlich kam es nur ein einziges Mal kurz zu einem Gefühl des Nasenkribbelns ohne Sekretion, das dann rasch wieder verschwand, sodass sie ihr Taschentuch nicht ein einziges Mal benutzen musste!

Auch hier ist es erstaunlich, dass alles geht, auch wenn man es kaum zu glauben wagt.

Fall 265 – Ursachen für Depressionen und Sucht aufgeklärt

Anamnese vom 12. 12. 2014

Die 32 Jahre alte Zimmermannsfrau Iris erscheint am 12. 12. 2014 mit der Frage, wie sie zurecht kommen soll, ohne Antidepressiva zu nehmen.

Depressionen

2011 hatte sie ein Kind bekommen und damals die Antidepressiva abgesetzt. Dies ging auch das ganze Jahr gut, während sie ihr Kind gestillt hat.

Im Januar 2014 kam es dann zu häufigeren Auseinandersetzungen mit dem Ehemann, sodass es eine Krise gab, in der sie sich die Frage stellte, ob sie überhaupt noch zusammen bleiben wollten. In dieser Situation meinte der Ehemann, sie sollte doch am besten ihre alte Medikation wieder einnehmen, dann wäre sie friedlicher.

Nach einigen Tagen nahm sie dann die alte antidepressive Medikation wieder auf, und seither geht es ihr wieder deutlich besser, sodass der Haussegen seither wieder gerade hängt.

Vor wenigen Tagen hat sie nun dieses Mittel wieder abgesetzt und fragt nach, was sie tun könne, um nicht wieder in den Zustand der tiefsten Traurigkeit hinein zu geraten.
Wenn sie tagsüber durch Arbeit abgelenkt ist, geht es ihr gut, aber das Alleinsein mit ihrem inzwischen drei Jahre alten Kind ist für sie eine schlimme Situation, weil sie nicht zur Ruhe kommen kann.

Familienanamnese

Beide Eltern leben noch. Die Mutter sei immer sehr schwach gewesen, deshalb habe sie sich vorwiegend nicht an ihr, sondern an ihrer zehn Jahre älteren Schwester Lukretia orientiert. Diese sei stark gewesen und hätte sich teilweise auch gegen den Vater durchsetzen können. Sie hat einen Bruder, Niko, der acht Jahre älter ist als sie.

Als sie 17 Jahre alt war, erfuhr sie über einen Brief von ihrem Vater, dass es eine Abtreibung gegeben hatte. Dieses Kind war den Untersuchungen zu Folge behindert, und der behandelnde Gynäkologe hatte der Mutter ein Horrorszenario mit dem Leben eines behinderten Kindes geliefert und sie unter Druck gesetzt, das Kind unbedingt abzutreiben.

Der Vater war äußerst problematisch. Er war cholerisch, schrie die Mutter und die Kinder an und schlug die Mutter. Iris hatte fürchterliche Angst vor ihm und verbarrikadierte ihr Zimmer so, dass kein Mensch eintreten konnte.

Obwohl sie nun ausreichend geschützt war, war es ihr äußerst zuwider, dass der Vater pfiff, wenn er nach Hause kam, und sie gezwungen war, dieses Pfeifen hören und ertragen zu müssen.

Auch wenn er ihr gegenüber saß und Däumchen drehte, konnte sie diesem Anblick nicht entfliehen und empfand es als belastend, Zeuge dieser Bewegungen werden zu müssen, ohne dem Anblick entfliehen zu können. Dieses Gefühl der Ohnmacht verband sich mit einem körperlichen Symptom, dem Gefühl, als ob der Magen sich zusammenzöge.

Als sie 13 Jahre alt war, kam sie in eine psychiatrische Therapie, weil sie eine Essstörung entwickelte. Sie bekam unbeherrschbare Hungergefühle und aß. Wenn es dann zu viel war, wurde alles wieder erbrochen, worauf dann der Heißhunger erneut einsetzte. Diesen Teufelskreis konnte sie nicht willentlich durchbrechen.

Nach diesem klinischen Aufenthalt wollte sie auf keinen Fall nach Hause zurückkehren und kam so in ein betreutes Wohnen in einer Jugendgemeinschaft. Als sie 15 Jahre alt war, trennten sich die Eltern, und sie zog zu ihrer Mutter zurück.

Vegetative Symptomatik

Nachdem sie das alles erzählt hatte, ging es ihr nicht gut. Ihre Hände waren kalt, die Stirne überhitzt, sodass ich

Belladonna D 30,
Nux vomica D 30 und
Sonnengeflecht D 30

als Stirnstrich gab.

Nach wenigen Minuten kam es zum Temperaturausgleich und das vegetative Nervensystem war wieder im Gleichgewicht.

Wenn man eine wirksame Therapie machen möchte, sollte das vegetative Nervensystem so stabil sein, dass es auch reagieren kann, sonst verläuft die Therapie im Sande.

Kinesiologischer Test für Depressionen

Wir testeten alle Familienmitglieder durch. Der Vater

kam mit schwachem Arm bei der Fokussierung auf Depression.

Für ihn fand ich die Mittel

Zeugung D 100 Mio.,
Renes D 30,
Solidago D 12 und
Psycho Komplex Z.

Bei dem früh **verstorbenen Kind** kam der Arm ebenfalls sehr schwach, sodass ich auch diesen Teil der Familie therapierte.

Als einzige Mittel kamen

Tuberculinum KOCH alt D 200 und
Psycho Komplex Z.

Alle Mittel wurden dreimal als Stirnstrich gegeben.

Unmittelbare Wirkung des Stirnstriches

Zunächst hatte sie wieder an den Vater gedacht, danach kam es zu einem kurzen Zusammenziehen des Magens, dann hatte sie das Gefühl, als ob die ganze Wirbelsäule gestreckt würde und schließlich kam es zu einem Zucken im Beckenbereich, das wie eine Befreiung wirkte.

Süchte

Schon in der Jugend gab es eine Essstörung, Alkoholmissbrauch und Zigaretten.
Aber sie kommt auch leicht in einen Kaufrausch oder in die Internetsucht.

Die Mutter war schwach, konnte ihr keinen Widerstand leisten, gab immer nach, konnte nicht „nein" sagen und konnte daher kein Vorbild sein. Aus dieser „Widerstandslosigkeit", die sie selbst übernommen haben mag, entstanden dann die verschiedenen Abhängigkeiten.

Bei fehlendem Muttervorbild war die Schiene gebahnt für „keine weibliche Entwicklung" und somit möglicherweise auch für die Essstörung. Essstörungen haben unter anderem die Funktion, eine Unterernährung herbei zu führen und damit die Menarche zu verzögern und die Entwicklung der sekundären weiblichen Geschlechtsmerkmale hinauszuzögern.

Die Essstörung

Iris kann das Essen vom Magen nach oben befördern, ohne das es auffällt, weil sie die Peristaltik (die Bewegung) der Speiseröhre willkürlich nach oben lenken kann. Außerdem sei sie eine Art Wiederkäuer.

Immer, wenn das Essen im Magen angekommen ist und sich eine Art Völlegefühl entwickelt, kann sie, ähnlich wie ein Bauchredner, das Essen unauffällig wieder in die Mundhöhle drücken und dann die gleiche Speise erneut kauen und schlucken. Bei diesem wiederholten Kauvorgang entsteht dann das Gefühl, dass sie zu viel isst, oder es gibt ein Völlegefühl im Magen.

Das ist das Signal für den Brechreiz. Sie bricht dann alles wieder aus. Anschließend kommt es zum Heißhungergefühl. Ist der Kreislauf erst einmal in Gang gesetzt, wiederholt sich alles wie in einem Zwang.

Kinesiologischer Test für die Essstörung

Hier finde ich Mittel, die gegen Süchte wirken:

Dumortierit D 1000,
Leber Komplex Z,
Luesinum D 200,
Pulsatilla D unendlich,
Lac caninum D 100 Mio.,
Opium C 1000.

Nach Applikation dieser Mittel kommt das Stichwort Essstörung mit starkem Arm.

Unmittelbare Wirkung des Stirnstriches

Iris spürt ihren Magen, dann kommt es zum Zittern der rechten Hand, als ob diese die Süchte nicht loslassen wollte, und zu einem kurzen Zittern im Beckenbereich. Danach ist alles ruhig und sie ist entspannt.

Die Kaffeesucht

Sie sei eine „ideale Suchtpersönlichkeit", sagte sie, da sie bereit sei, auf alles mit Sucht zu reagieren.

Nun denkt sie in naher Zukunft daran, den Kaffee für eine Weile aufzugeben.

In der Vergangenheit hatte sie bei jedem Kaffeeentzug auch die dazu passenden Entzugserscheinungen, nämlich mehrere Tage heftige Kopfschmerzen, die auch unter Schmerzmedikation überhaupt nicht zurück gingen.

Hier schien Coffea D 100 Mio. gut zu helfen.

Erster mentaler Test

Bevor wir mit der erste Behandlung begonnen hatten, hatte ich Iris gebeten, an ihren Vater zu denken und zu beobachten, was sich im körperlichen Bereich ändert. Sie hatte nur wenige Sekunden an den Vater gedacht, wie er Däumchen dreht, und schon hatte sie das Gefühl, der Magen zieht sich zusammen. Das war auf der Skala bei der Intensität = 3. Sie erwähnte aber auch, dass sie sich in dieses Bild hinein steigern kann, und dann ist das unangenehme Gefühl bei Skala = 10.

Zweiter mentaler Test

Nach der Therapie mit mehreren Stirnstrichen machten wir den gleichen Versuch. Dieses Mal zog sich der Magen nicht zusammen.

Da sie aber nicht glauben konnte, dass dieses Symptom, das sie schon seit 15 Jahren begleiten mochte, einfach mal so verschwinden könnte, machte sie den Versuch erneut, konzentrierte sich auf den Vater, Dauer ca. 30 oder 40 Sekunden, aber es passierte einfach nichts.

Sie spürte nun, dass diese seltsame Stirnstrichtherapie tatsächlich etwas Wesentliches in ihr verändert hatte und schien sehr glücklich darüber zu sein. Es kam zwar noch zu einem leichten allgemeinen Unwohlgefühl, aber der Magen blieb völlig ruhig in seiner Lage.

Überlegungen

Iris war seit ca. 20 Jahren immer wieder in einer Psychotherapie, war stationär, hatte ihre Geschichte hunderte von Malen erzählt, durchdacht, wiederholt und durchleuchtet. Von Therapien hatte sie die Nase gestrichen voll, zumal sich nichts bewegte.

Mitfühlend fragte ich, ob es denn einem der vielen Psychotherapeuten gelungen sei, herauszufinden, warum sie überhaupt eine Depression bekommen hatte? Nein, das wäre so nie thematisiert worden. Sie habe vor allem Verhaltenstherapie durchgemacht, und da sucht man nicht nach den Ursachen.

Weiterhin fragte ich sie, ob denn jemals ein Therapeut auf die Idee gekommen sei, auch das vorzeitig verstorbene Geschwisterkind in die Therapie einzubeziehen? Nein, das Thema sei überhaupt nie angeschnitten worden.

1975 hatte ich noch beim Studium in der Psychiatrie in Lübeck gelernt, dass die Ursachen für Depressionen meistens unbekannt sind, und daher nur die medikamentöse Therapie zur Verfügung stehe. Eine „endogene" Depression käme eben „von selbst", ohne dass wir die Ursachen erkennen können.

Dieses Stadium konnte ich nun mit Hilfe der Kinesiologie leicht überwinden, und nach Offenlegen der Ursachen ist es natürlich sehr viel leichter, ein Therapiekonzept zu entwickeln, als wenn man im Dunkeln tappt.

Fall 266 – Rollentausch von Mutter und Kind

Zugang

Am 16. 12. 2014 erscheint erstmals Romana mit ihrem fast 12 Jahre alten Sohn Karl. Sie hatte Karl wegen Ängstlichkeit angemeldet.

Interessanterweise nahm Karl zwar auf dem Stuhl neben dem Schreibtisch Platz, aber die Mutter sprach die erste halbe Stunde ganz allein, sodass er sein Handy rauszog und Spiele spielte. Er machte einen sehr schweigsamen Eindruck.

Karl zieht zunächst seine Jacke nicht aus und behält auch die Mütze auf dem Kopf, obwohl er sehr warme Hände hat.

Anamnese vom 16.12. 2014

Beide verständigen sich darauf, dass die Mutter erzählt. Sie holt tief Luft. Ihr erster Satz bringt alles gleich zum Ausdruck.

„Karl und ich sind sehr symbiotisch miteinander verbunden."

Sie seien sehr eng miteinander verwoben. Sie sei eine sehr ängstliche Mutter. Immer mache sie sich Sorgen um ihre und seine Gesundheit. Er sei so blass, da müsse er ja krank sein, meint sie, korrigiert sich dann: „Aber er war schon immer blass, und war bisher nie krank, und das könnte ich ja auch wissen. Aber ich mache mir trotzdem Sorgen um ihn."

Sie hatte ihn 3 Jahre und 4 Monate gestillt.

Als die Tochter vor 19 Jahren geboren wurde, kam sie sofort auf die Intensivstation, daher könnten ihre Ängste rühren. Eine Aussage des Arztes damals hinsichtlich der Tochter habe sie schwer traumatisiert, sie sagte aber nicht, was der Arzt gemeint hatte. Möglicherweise sagte er, es ist kritisch, wir wissen nicht, ob wir Ihre Tochter durchbringen.

Karl hatte als Kleinkind Diphtherie, Pseudokrupp und multiple Nahrungsmittelallergien. Nachdem die Mutter dann ihre Nahrung selbst umgestellt hatte, gingen diese Erscheinungen wieder zurück. Damals nahm sie kein Gluten, kein Milcheiweiß und kein Schweinefleisch zu sich.

Später erfolgte bei Karl eine Ausleitung mit Schlangengiften, sodass heute nur noch Nüsse ein Problem darstellten. Gelegentlich sei der Notarzt bei ihnen zu Hause gewesen, gelegentlich gab es auch Cortisonspritzen.

Familienanamnese

Vor etwa 10 Jahren, vielleicht 2006, habe sich Romana, die Mutter von Karl, von ihrem Mann getrennt, alles sei auf ihre Initiative erfolgt. Damals wusste sie nicht, welch gravierende Auswirkungen der Verlust des Vaters für die Kinder haben kann. (Sie beginnt zu weinen, Karl verlässt das Zimmer).

Für **Verlust des Ehemannes** erhält Romana zunächst

Psycho Komplex Z und
Arsenicum album D unendlich.

Danach fühlte sie sich besser und stabiler und berichtete weiter: Danach sei sie emotional verhungert, denn der (neue) Mann war mit seiner Arbeit verheiratet, sie fühlte sich immer zurück gesetzt, hatte aber alles für ihn aufgegeben. Jetzt sei sie im psychotherapeutischen Bereich tätig.

2009 habe sie eine schwere Krise mit Suizidgedanken oder Versuchen gehabt, litt ein Jahr lang unter Depressionen. Damals war sie in zwei psychosomatischen Kliniken. Jetzt ist sie traurig, dass ihr Konzept von einer glücklichen Familie nicht aufgeht. Die Trennung erfolgte mit vielen Nachwehen.

Und so wurde Karl zum „Hüter seiner Mutter".

Der Exmann

Nun, da er von ihr weg ist, macht ihr Mann plötzlich alles richtig, aber sie kam damals immer zu kurz. Aber sie möchte den Mann auch nicht zurück haben. Ihre Vaterproblematik, auf die sie nicht näher eingeht, habe sie mit zwei unglücklichen Beziehungen bisher aufgearbeitet.

Sie habe ein tiefes Trauergefühl, auf der Skala = 7.

Sie sei voller unerfüllter Sehnsüchte.

Indirekte Anamnese bei Karl

Karl passt auf seine Mutter auf, dass es ihr gut geht.
Er trägt schon sehr früh die Verantwortung für sie.
Er bekommt immer mal wieder Luftnot.

Karl habe multiple Beschwerden. Sie selbst kann sich nicht darüber beruhigen. Er habe Angst vor bestimmten Arbeiten (in Fächern, in denen er nicht besonders gut steht). Er habe Angst vor Klassenarbeiten. Später stellt sich heraus, nur vor Klassenarbeiten in bestimmten Fächern.

Er hatte eine Strafarbeit bekommen und zu Hause geschimpft, er bringe die Lehrerin um, er habe so wenig Freizeit.

Ob ihre Ängste auf Karl abfärben würden?

Direkte Anamnese bei Karl:

Er macht sich Sorgen, dass der Hund sterben könnte, und er macht sich Sorgen um seine Mutter.

Für diese **Sorgen** erhält er

Natrium chloratum D 100 Mio., kleiner Bär sc D unendlich und Rubin D 1000.

Für die ungünstigen Familienverhältnisse erhält er Familienaufstellung D 1000.

Überlegungen:

Die Mutter ist ängstlich und schwach, der 11 Jahre alte Sohn sorgt sich nun um sie, aber versorgt sie auch mit seiner Aufmerksamkeit, und erhält dafür jede Menge Streicheleinheiten.

Ich hatte die Mutter gefragt, ob sie bereit sei, ihren Sohn loszulassen? Ihre Antwort lautete: „Ich weiß, dass ich ein Kind loslassen muss, wenn es mit 18 Jahren aus dem Haus geht."

Ich betone, dass das nicht die Antwort auf meine Frage ist. Ich weise sie darauf hin, dass im Alter von zwölf bis 20 Jahren die Zeitgenossen kopiert werden, und nicht die Eltern.

Sie meint, er habe ja genügend Freiheit, alle seine Zeitgenossen zu kopieren.

Eindruck:

Hier gibt es so viele Projektionen und unterirdische

Bindungen, die nicht gekappt werden wollen, dass eine Loslösung im Moment gar nicht in Sicht ist, obwohl es vom Entwicklungsstadium von Karl – zwölf Jahre – an der Zeit wäre, sich von der Mutter zu lösen.

Diese will das aber gar nicht, spielt die Schwache, Hilfsbedürftige und Ängstliche und zwingt daher immer Karl, ihr zu helfen, sich um sie zu kümmern und sie zu versorgen.

Alles kommt mir vor wie ein Falschspiel.

Karl braucht Rollentausch D 30.
Sie braucht und erhält Stramonium D 30 und Arsenicum album D unendlich.

Überlegungen zum Fall

Ist es sinnvoll und notwendig, Symbiosen zu „knacken", auseinander zu reißen, wenn beide sich in der Rolle wohl fühlen? Auch wenn ich erkennen kann, dass das nicht der Sinn einer Evolution ist, der Sinn einer persönlichen Entwicklung, sich in einem Schneckenhaus einzurichten, statt sich auf die Suche nach dem Sinn des Lebens in die Welt zu begeben, ihr zu begegnen und von ihren Erfahrungen zu profitieren?
Alleine schon die Stillzeit von fast dreieinhalb Jahren ist ja sehr auffällig und scheint das Konzept zu bedienen, sich das Kind möglichst nahe zu bringen, es möglichst im eigenen Spinnennetz zu verweben, im goldenen Käfig der Mutterliebe gefangen zu halten, sodass es möglichst gar keine Ausbruchsversuche unternehmen soll.

Und die Reaktion des Kindes? Still, schweigsam, verspielt, ohne Initiative, überbehütet, zieht es sich immer weiter in sich selbst zurück, weil es ahnt, dass es in einem Gefängnis sitzt, aus dem es mit eigener Kraft nicht ausbrechen kann.

Hier wäre also abzuwarten, ob es nach der Zeit der sozialen Abhängigkeit, nach Beendigung der Schulzeit oder zu einem vergleichbaren Zeitpunkt in dem Kind zu gären beginnt, dass es so nicht weiter gehen kann.

Vielleicht ist die Konditionierung der Mutter auf sich selbst so stark und gelungen, dass sich das Kind weiterhin um die Mutter Sorgen macht und um sonst nichts.

In vergleichbaren Fällen habe ich dann auch erlebt, dass die Mutter von dem Kind erwartet, dass es nur für die Mutter lebt.

In einem Fall in der Schweiz hatte ich gehört, dass die Mutter sogar die Liebesbriefe einer Verlobten ihres Sohnes abgefangen und verbrannt hatte, sodass der Sohn dachte, seine Verlobte mag ihn nicht mehr, weil er ja keine Briefe mehr von ihr erhielt. Die Enttäuschung wuchs in ihm und er löste sich innerlich von ihr. Ein gelungenes Werk der eifersüchtigen Mutter. Die Mutter hatte den Sohn für sich gerettet und für die Welt unbrauchbar gemacht.

In dem vorliegenden Fall ist es noch viel zu früh, um ein Urteil zu fällen oder eine Prognose zu wagen.

Dennoch ist es berechtigt, sich vergleichbare Fälle vor das geistige Auge zu rufen und zu beachten, wie Expositionen mit enger Mutterbindung im Leben eines Kindes zur Unselbständigkeit führen können.

Fall 267 – Ängste verschwinden unter Lachesis und Arsen

Anamnese vom 28. 02. 2005

Die Patientin Jacqueline kommt wegen Nickelallergie, chronischem Schnupfen, Depression, Ängsten und Überforderung. Seit dem 29. 06. 04 ist sie arbeitsunfähig! Seit zehn Jahren leidet sie unter Ängsten, die in den letzten drei Jahren zugenommen haben. Wenn sie auch nur an die Arbeit in der Essensausgabe in der Mensa denkt, bekommt sie ein Kloßgefühl im Hals, Trockenheit im Mund, der Kragen ist immer zu eng, sie redet wie ein Wasserfall.

Kinesiologischer Test

Angst, Herzklopfen, die linke Seite und der Schwiegervater kommen kinesiologisch schwach. Stark gegen Lachesis C 30. Der Nachtest ergibt, die Angst und das Herzklopfen sind jetzt stabil.

Anamnese vom 02. 03. 2005

Beim Test des Schwiegervaters Walter kommt es zu einer auffallenden kinesiologischen Hypotonie ihres Testarmes. Jacqueline ist sehr erstaunt und sagt wörtlich: „Ich weiß gar nicht, was mit meinem Arm los ist – ich kann ihn nicht halten".

Therapie

Trauma D 1.000.000,
Arsen D 1000 bis D 300.000 per Klopftechnik.

Wirkung: sehr tiefe Entspannung.

Weitere Therapie:

Lachesis C 30, 5 Tropfen (Fa. Reckeweg).

Im Nachtest ist der Schwiegervater Walter jetzt stabil.

Anamnese vom 04. 03. 2005

Die Angst ist deutlich geringer geworden, sie nimmt jetzt alles gelassener hin. Die Mitpatienten sprechen sie auf ihre bessere Stimmung an. Sie spürt kein Herzklopfen mehr beim Gedanken an die Arbeit.

Kinesiologisch ist sie immer noch hypoton.

Therapie

Opium C 1000,
Lachesis C 200,
Trauma D 1.000.000,
Arsen D 1000 bis D 400.000 per Klopftechnik.

Der Kopf wurde von mir nach links und zur Mitte hingedreht, da er nur nach rechts schaute.
Beim Gedanken an den Schwiegervater hatte sie vor der Therapie noch Herzklopfen, nach der Therapie nicht mehr. Die Mittel bewirkten wieder eine tiefe Entspannung.

Anamnese vom 07. 03. 2005

Am Wochenende war sie zuhause gewesen. Die Ängste waren noch stark. Sie hatte keinen Mut, mit dem Auto zu fahren, das alte Gefühl der Verzweiflung war wieder hochgekommen. Sie fühlt sich schwach, sie hat wieder panische Angst vor der Arbeit. Sie spürt Schwäche und Zittern. Dabei hat sie Verstopfung.

Lieblingsfarbe und Schrift. Es wird hellblau und dunkelbraun gewählt, die Schrift passt sehr gut zu Arsenschriften.

Die Haut ist sehr trocken, sie muss sich ständig eincremen, die Ellenbogen sind rau und schuppen.

Therapie:

Arsen D 30, D 200 und C 1000.

Anamnese vom 08. 03. 2005

Sie sieht besser und entspannter aus. Die Haut an den Ellenbogen ist jetzt glatt – wie vorausgesagt. Die Nase läuft wie Wasser und erinnert an eine kräftige Ausscheidungsreaktion. Die Ängste haben deutlich nachgelassen. Kinesiologisch ist sie erstmals gut reguliert und nicht hypoton.

Die Ängste kommen kinesiologisch noch schwach, stark gegen Arsen D 300.000.

Therapie:

Arsen D 30, D 200, D 1000, D 100.000 und D 300.000 als Globuli.

Nachtest
Ängste jetzt stabil. Trockene Haut stabil.

Anamnese vom 10. 03. 2005

Die Patientin verabschiedet sich, ist angstfrei; der unüberwindliche Berg ist zu einem winzigen Hügelchen geschrumpft. Sie denkt mit Lächeln an die Arbeit am Folgetag. Sie wünscht etwas gegen die Adipositas. Die

Mittel haben ihre Wirkung entfaltet.

Kinesiologisch kommen die Ängste jetzt erstmals stark! „Ich kann morgen arbeiten" kommt stark. Die Depression kommt mit starkem Arm als Zeichen dafür, dass dieses Stichwort keine Schwächung mehr auslöst.

Bedeutung: Angst und Depression sind keine Belastungen mehr.

Überlegungen zum Fall

Nach einem halben Jahr der Arbeitsunfähigkeit wegen Ängsten und Depressionen, die durch die häuslichen Verhältnisse ausgelöst worden waren (der Schwiegervater löste immerhin eine hypotone Reaktion aus – die schwerwiegendste Störung innerhalb des kinesiologischen Systems) – konnten innerhalb unserer Rehabilitationsmaßnahme in der Kinzigtalklink durch mehrfache homöopathische Therapie zumindest bis zum Ende der Maßnahme vollständig aufgelöst werden.

Ohne weitere flankierende Maßnahmen ist allerdings mit einem Rezidiv zu rechnen, sodass eine Sanierung der familiären Verhältnisse erforderlich ist, um einen dauerhaften Erfolg der Therapie und eine weitere Arbeitsfähigkeit zu ermöglichen.

Fall 268 – Spritzenphobie und Computerabsturz, Silicea und Opium

Anamnese vom 11. 03. 2005

Die 22 Jahre alte Lilo berichtet: Seit sie sich erinnern

kann, hat sie panische Angst vor Spritzen. Sie habe immer kalte Hände und Füße (gegenwärtig: Hände kalt) und friere immer. Es besteht also eine erhebliche Frösteligkeit. Ihre Zehen waren ihr einmal fast abgefroren. Sie war immer schlank gewesen. Jetzt hat sie in der Klinik 2 bis 3 kg an Gewicht zugenommen. Bisher war sie stets im untergewichtigen Bereich. Sie leide unter eingerissenen Fußnägeln, die Nägel seien weich. Das Haar sei spröde und die Haut sei trocken. Sie schläft fast nur mit Socken. Der Computer hakt, seit sie mit ihm arbeitet, also seit ca. 5 Jahren. Er stürzt mehrere Male pro Woche ab.

Sie hat große Mühe, ihre Ellenbogen zu strecken, hat sogar ein kleines Streckdefizit von ca. 10° beiderseits. Als ich den Ellenbogen locker anfasse, verkrampft sich ihr ganzer Oberkörper, spontan wendet sie sich ab. Biografisch kann sie diese Abwehr nicht einordnen, kennt auch den Beginn nicht genau.

Kinesiologischer Test

Frostigkeit, Angst vor Spritzen und Computerabstürze testen schwach. Beide Ellenbogen testen schwach. Alle Momente werden stark unter Silicea C 1000.

Erste Therapie

Silicea C 200 und C 1000, je 5 Tropfen hier. (Fa. Reckeweg)

Kinesiologischer Nachtest

Frostigkeit, Angst vor Spritzen und Computer testen jetzt mit starkem Arm.

Wirkung:

Beide Hände sind in der Zwischenzeit gut warm geworden (Wärme Stufe 1 von 2 Stufen, 1 = warm, 2 = heiß). Die Vorstellung einer Injektion in den Handrücken verursacht keine unguten Gefühle mehr! Die Ellenbogen sind noch steif.

Zweiter kinesiologischer Test, Zeit- und Kausaltest

Beide Ellenbogen testen schwach. Die Schwangerschaft, die Geburt und die Jahre 1 bis 6 kommen stark, das 7. Lebensjahr kommt schwach, das 8. bis 10. Lebensjahr kommen wieder stark.

Familienanamnese

Als sie sechs Jahre alt war, wurde ihr Bruder Stefan geboren. Bruder Stefan testet schwach, stark gegen Opium D 300.000.

Zweite Therapie

Opium D 1000 bis D 300.000 per Klopftechnik, Trauma D 1 Million als Globuli.

Zweiter kinesiologischer Nachtest

Die Ellenbogen testen jetzt beide stark.

Wirkung

Der Ellenbogen rechts und links lässt sich jetzt anfassen und angreifen, ohne dass es zu einer Abwehrhaltung kommt! Darauf angesprochen, empfindet sie auch selbst das Fehlen der ihr gut bekannten Abwehrreaktion.

Überlegungen zum Fall

Die Symptome Angst vor Spritzen, Kälte der Hände und Füße, der Gebrauch von Schlafsocken, die Frösteligkeit, die brüchigen Fußnägel und das grenzwertige Untergewicht waren ausreichend, um die Spur auf Silicea zu lenken.
Aus meiner Erfahrung hakt der Computer überdurchschnittlich häufig bei Silicea Patientinnen. Diese scheinen durch ihre Silizium-Ausstrahlung die Silizium Elemente im Computer zu stören, der bei genügend Falschinformationen keine Selbstregulierung mehr zustande bringt und daher „stehen bleibt".

Dieses Phänomen konnte ich bisher etwa in fünfzehn Fällen beobachten. Alle Fälle ließen sich durch Silicea lösen.

Nach Silicea haben sich die Hände spürbar aufgewärmt. Im mentalen Test kann sie sich jetzt eine Spritze ohne sich zu sträuben vorstellen – zwei wichtige Momente, die die Besserung im Gefühlsbereich und im vegetativen Bereich anzeigen. Das Haken des Computers lässt sich hier nicht nachprüfen.
Hinsichtlich der Abwehrreaktion bei Berührung der Ellenbogen kann man als Ursache getrost ein Trauma annehmen, das durch die Geburt des sechs Jahre jüngeren Bruders ausgelöst worden ist. Ich vermute, dass sie die Ellenbogen dazu verwendet, um ihren Bruder symbolisch von sich weg zu stoßen. Vielleicht wurde der Thronfolger mehr verwöhnt als sie selbst und sie litt unter unsäglichen Kränkungen. Nachdem sie Opium erhalten hatte, war diese Abwehrreaktion sofort verschwunden. Dies konnte sowohl durch die

Patientin selbst registriert und beobachtet werden, als auch durch den behandelnden Kollegen. Opium schien sie also schnell enttraumatisiert zu haben.

Hier konnte ich eine sehr schnelle Heilungsreaktion durch klassische homöopathische Einzelmittel beobachten. „Sekundenphänomen nach klassischer Homöopathie"!

Fall 269 – das moderierte Abschiedsgespräch

Die 48 Jahre alte Physiotherapeutin Linda hatte eine zweiwöchige Reise auf einem Schiff der „Hurtigrouten" nach Norwegen unternommen, um die Polarlichter zu sehen, und sie sah, was sie sich erträumt hatte. Die Reise war sehr schön. Aber schon wenige Tage danach ging es ihr so schlecht, wie vor zwei Jahren, als sie wegen Schwäche und nervlichem Zusammenbruch in eine Klinik eingeliefert werden musste.

Es geht ihr sehr schlecht, weil sie von Selbstzweifeln zernagt wird, weil ihr Selbstwertgefühl nicht funktioniert und sie nicht trägt. Weil sie denkt, das Ende des Lebens wäre ja auch nicht schlecht, weil sie alles hinterfragt und nicht weiß, wozu sie hier ist und wohin die Reise gehen soll.

Dabei kennt sie sich in allen Kulturen gut aus, ist spirituell und weiß, dass sie sich auch selbst pflegen sollte, aber die Fürsorge für sich selbst geht ihr völlig ab.

Als ich ihre Hände in die meinen nehme, spüre ich die Kälte in ihren Fingern, auf ihrem Handrücken und an ihren Handgelenken. In den nächsten Minuten erwärmen sie sich sehr rasch und gründlich, sodass ich den Eindruck habe, die Wärme, die ich ihr geben konnte, kann sie mir demnächst zurück geben.

Ich gebe einige Erklärungen ab zu den Mitteln

Silicea, Barium carbonicum und Anacardium, aber auch zu Tuberculinum KOCH alt D 200.

Zu allen Mitteln besteht ein so starker Bezug, dass ich später beim kinesiologischen Test bestätigt werde, ihr alle Mittel gleichzeitig zu geben.

Silicea steht für die Unbeweglichkeit, für den Versuch, voranzukommen und für das Scheitern, weil der Bergkristall zu tief wurzelt und einen Fortschritt behindert.

Barium carbonicum steht für die Unterentwicklung und die Schmächtigkeit.

Sie hatte multiple und rezidivierende Infekte durchgemacht. Wegen einer Mittelohrentzündung war sie am linken Ohr operiert worden. Wegen einer Ohrspeicheldrüsentuberkulose hatte sie als Kind die Einsamkeit einer Isolierstation als Einsamkeitstrauma erlebt. Die Mutter hatte Nierentuberkulose. Anacardium brauchte sie wohl als Schutz vor negativen Eindrücken.

Sie kümmert sich engagiert um andere, vernachlässigt sich aber selbst. Wie können wir ihr Programm des Helfersyndroms abfedern?

Das Helfersyndrom sieht bei ihr so aus: Wenn sie sich um andere kümmern kann, geht es ihr gut. Soll sie selbst Globuli einnehmen, vergisst sie das immer, da im Helfersyndrom der Glaubenssatz fixiert ist: Den anderen musst Du helfen, aber dir selbst darfst du dabei nichts Gutes tun.

Wenn sie daran denkt, sie könnte sich zurück lehnen und „nichts tun", bekommt sie Angst, es könnte ihr langweilig werden. Das ist Tuberculinum in Reinkultur.

Nachdem ihre Chefin ein Kind bekommen hatte und sich aus der Praxis zurückgezogen hatte, gab es keine SMS mehr, keine Anrufe, wie es ihr geht, plötzlich war die ganze angenehme Unterstützung weg. Nachdem sie mit ihr darüber gesprochen hatte, bekommt sie jetzt wieder Unterstützung. Immerhin hat sie ohne Auftrag die Verantwortung für die Praxis übernommen.

Bei der Selbstfindung fehlt ihr noch der Anker und die Ausgeglichenheit.

Für die **Selbstwertstörung** gebe ich zunächst die Mittel:

Anacardium D 30,
Silicea D 1000,
Barium carbonicum D 1000,
Tuberculinum KOCH alt D 200,
Rechtsdrehung D 1000 und
Psycho Komplex Z, zusätzlich
Selbstfürsorge D 30.

Danach war sie reif für den großen Schritt, der ihr heute noch bevor stand.

Ich bat sie, einmal tief in den Bauch zu atmen. Das ging nur sehr unvollständig, sodass ich schon an diesem Zeichen sehen konnte, dass sie wahrscheinlich als Zwilling konzipiert war und einen Zwilling intrauterin verloren hatte.

Ich erkundigte mich, wie es ihr bei Abschieden ergehen würde. Ganz schlecht, sie könne sich weder von Personen noch von Dingen trennen, alles würde nur Schmerz verursachen.

Wir sprachen darüber, wie ein moderiertes Abschiedsgespräch verlaufen würde, und dass sie den Schmerz aushalten sollte. Sie sollte sich jetzt also von einem Zwilling verabschieden, den sie noch im Bauch ihrer Mutter verloren hatte.

Ihr Zwillingsbruder hieß Carsten

Sie hatte die Vorstellung entwickelt, dass eigentlich Carsten das Leben nehmen sollte und sie abtreten sollte. Aber dann sei es anders gekommen, und nun habe sie unrechtmäßiger Weise das Leben erhalten und Carsten musste sich zurückziehen, ging rückwärts in die maternale Resorption und verschwand von der Bildfläche. Aus dieser Vorstellung bezieht sie noch in diesem Moment schwerste Schuldgefühle, dass sie an allem und jedem Schuld ist, am ersten und am zweiten Weltkrieg. Gerne würde sie die Welt verbessern, aber sie kann es nicht alleine schaffen.

Ich bitte sie, sich vorzustellen, dass jeder Mensch entsprechend seinen karmischen Voraussetzungen sein Leben antritt. Das gilt ohne Ausnahme, wenn man von den Erleuchteten absieht, die keine karmischen Bindungen mehr haben. Zunächst ist es somit also auch nicht möglich, das Leben und den Tod einfach zu vertauschen. Das lässt unser Karma nicht zu.

Wenn also Carsten ging, dann war es sein Schicksal,

sein Karma, und es gab gar keinen Tausch. Wir stellten uns vor, wie wir vor Yama, dem Weltenherrn, stehen, und mit ihm unsere nächste Inkarnation besprechen. Wir wollen also zusammen antreten. Yama stimmt zu, aber nur für 3 Monate. Wir fragen, warum nicht 20 Jahre? Er: Der Abschiedsschmerz bei Euch ist immer gleich groß, egal, ob nach 3 Monaten, 20 oder 80 Jahren. Daher sieht er keinen Vorteil, wenn wir länger zusammen bleiben.

Die Lektion in diesem Leben heißt also für uns: Abschied nehmen lernen.

Noch knirscht es in Linda, sie möchte es lieber anders, aber da sie sehen kann, dass sie dem jetzigen Leben sogar persönlich zugestimmt hat, kann sie ja schlecht eine Wut auf die „karmischen Macher" haben, sondern kann höchstens versuchen, das beste aus ihrer Lage zu machen. Hierzu entschließt sie sich endlich, unter Seufzen und Stöhnen gewissermaßen. Sie kann jetzt den Weg ihres Bruders segnen und auch von ihm den "Reisesegen" empfangen.

Nachdem das alles geschafft war, kann sie phantastisch tief in den Bauch atmen, kann wieder lachen, die Last ist abgefallen, und wie um unsere Trennung mit „Abschiedsfreude" zu besiegeln, hüpfen wir zusammen und schreien in die Welt: „hurrah, wir sehen uns bald wieder" – und wiederholen das einige Male.

Der Knoten ist geplatzt, und alle schwachen Momente wie Selbstwertstörung und Abschiedsschmerz kommen jetzt am kinesiologischen Arm mit Stärke.

Ein großer Schritt ist getan, der Gesichtsausdruck ist wunderschön, das Lächeln strahlend und die Augen wie zwei Sonnen.

Herzlich verabschieden wir uns voneinander.

Fall 270 – Essstörung und ihre Behandlung

Zugang

Die Mutter Traudel ist seit mehreren Jahren mit mir bekannt, seit wir uns bei einem Kurs mit buddhistischen Themen in Immenstadt getroffen hatten. Damals regnete es im Allgäu viel, die Wege zwischen dem Vortragszelt und den Arealen, in denen hunderte von kleinen Zelten von Kursteilnehmern aufgestellt waren, waren aufgeweicht, sodass alle in Regensachen und Gummistiefeln die Wege mühsam passierten und völlig durchnässt im Esszelt auftauchten. Damals nannte ich diese große Gruppe von Interessenten und Aspiranten die „erleuchtete Gummistiefelgesellschaft".

Von diesem großartigen Kurs her kannten wir uns also. Nun hatte Traudel ihre Tochter Irina am 07. 02. 2015 in meine Praxis in Königstein mitgebracht, weil diese unter einer Essstörung litt und Traudel unbedingt wünschte, dass sie mich einmal kennenlernen sollte. Die Erwartungen von Irina selbst waren dicht bei Null, da sie sich nicht vorstellen konnte, dass jemand etwas für ihren desolaten Zustand tun könnte.

Als ich sie das erst Mal im Café Kreiner in Königstein sah, hatte ich den Eindruck, dass sie uninteressiert am Leben war. Immerhin betrieb sie Sport, aber sonst schien sie in einer Phase der Interessenlosigkeit zu sein. Sie saß apathisch an ihrem Tisch und starrte müde immer in die gleiche Richtung.

Sie hatte sich hübsch zurecht gemacht, war gut geschminkt und wenn nicht der Zug einer Traurigkeit um ihre Lippen gespielt hätte, hätte man sie sofort als eine Schönheit erkannt.

Irgendwie konnte ich ein therapeutisches Bündnis erreichen, indem ich sie fragte, ob sie bereit sei, ihrem Leidensweg etwas Licht und Fülle hinzuzufügen. Sie sagte hierzu ja, und so konnte ich ihrer Mitarbeit oder Zustimmung bei unserer nun folgenden Arbeit sicher sein.

Auf die Frage, wie sie denn selbst ihre Essstörung empfinde, ob sie gut damit klar käme, ob es sie stören würde oder ob sie erheblich darunter zu leiden hätte, antwortete sie: „Diese Störung ist absolut ätzend, und mein Leidensdruck ist auf der Skala 0 bis 10 etwa bei 50".

Beim ersten kinesiologischen Test fragte ich sie, ob etwas unangenehm wäre. Ja, der rechte Oberarm habe Muskelkater vom Sport, und jetzt werde er auch noch belastet, das tue einfach weh. Auf der Schmerzskala bei Skala = 6, also zwischen stark und sehr stark.

Für diese unglückliche Situation konnte ich Verständnis aufbringen und schlug ihr vor, ihr erst einmal einige Mittel für die rechte Schulter einzustreichen, damit der Oberarm wieder schmerzfrei reagieren kann.

Nach der Applikation der Mittel für die **rechte Schulter**

Rhus tox D 30,
Musculus D 30 und

Halschakra D 30

war der Schmerz von der Skala = 6 auf Skala = 1
gewichen, sodass sie das erste Mal beeindruckt war
und plötzlich aufwachte, weil sie merkte, dass sich an
der richtigen und auch von ihr gewünschten Stelle
etwas tat.

Endlich hatte ich sie an der Angel.

Kinesiologischer Test

Für das Stichwort „**Essstörung**" fand ich die Mittel

Psycho Komplex Z,
Polio Nosode D 30,
Thuja D 200,
Kalium carbonicum D 30,
Lapacho D 1000,
Propolis D 1000,
Yucca D 1000,

Dazu brauchte Traudel noch Hilfe für ihre **Aura**

Auraaufbau D 30,
Aurainterferenz D 100 Mio. und
Auranaht D 30.

Diese Kombination hatte ich noch nie.
Sie zeigt, dass die Essstörung aus mindestens drei
Quellen gespeist wird, wenn man bei der Essstörung
das Wort „speisen" in diesem Zusammenhang etwas
zweideutig verwenden möchte.

Einmal ist eine Impffolge anzunehmen, die Folge der
Polio Impfung.

Hierzu gibt es eine interessante Beobachtung von Frau Antonie Peppler, die die kreative Homöopathie entwickelt hat.

Auf einem Kongress in Frankfurt über Geistheilung, der von dem Gründer der Schule Horst Krohne 2010 in Frankfurt geleitet wurde, demonstrierte Frau Peppler mit meiner Hilfe, dass der weiße Zucker im kinesiologischen Test den Arm schwächt. Sobald sie aber die Polio Nosode D 30 hinzu legte, war der Arm sofort stark.

Die Polio Nosode hat also mit Zucker, der Süße des Lebens und dem Verlangen nach Zucker viel zu tun.

Die zweite Ursache, die man aus dem Test erkennen kann, ist die gestörte Oberflächenspannug des Darmes.

Meistens reicht es, wenn man hierfür Lapacho D 1000 gibt. Bisher hatte ich aber noch nie beobachtet, dass alle drei Mittel, die die Darmoberflächenspannung verbessern können, benötigt werden. Hier kamen also noch die beiden Mittel Propolis D 1000 und Yucca D 1000 hinzu.

Die dritte Ursache erstaunt nicht weniger: Es schienen erhebliche Störungen im Auraaufbau vor zu liegen, denn die Aura von Irina ließ offensichtlich negative Felder herein und war auch deutlich verzerrt wie bei einem Zustand nach Schock, sodass die Kongruenz zwischen Aura und Körper nicht mehr gegeben war.

Aus diesem Grunde benötigte sie die Mittel Aurainterferenz D 100 Mio., Auraaufbau D 30 und Auranaht D 30.

Die Schockmittel sind alle im Psycho Komplex Z enthalten, ohne dass die dort untergebrachten 21 Mittel einzeln getestet worden wären.

Schließlich kann man hier von einer Therapieresistenz sprechen, wenn nicht als Ursache, so doch als Begleitphänomen. Aus diesem Grunde kam als therapeutisches Mittel die Rechtsdrehung D 1000. Nachdem ich ihr alle Mittel einmal als Stirnstrich im Liegen gegeben hatte, versetzte ich sie in einen Heilschlaf, den ich aus zeitlichen Gründen nach 10 bis 15 Minuten wieder abbrechen musste.

Mit völlig entspanntem Gesichtsausdruck, mit einem freudigen Strahlen in den Augen stand sie auf, und ich konnte mich über die Verwandlung nicht genug wundern, die in dieser kurzen Zeit stattgefunden hatte. Der traurige Zug um die Mundwinkel war verschwunden, und sie hatte ihre innere Schönheit wieder gewonnen, die jetzt auch äußerlich sichtbar wurde.

Mit großer Zufriedenheit konnte ich Irina wieder nach Hause lassen.

Im August 2015 erhalte ich diese Nachricht von der Mutter: Meine Tochter Irina hat seit der Behandlung wieder mehr Interesse und Anteilnahmsfreude am Leben. Das Essproblem ist nicht aus der Welt aber es nimmt nicht mehr ganz so viel Raum ein.

Fall 271 – Tod und Schuldenberg – der Weg zur Verzeihung

Die 65 Jahre alte Wiebke kommt im April 2015 zum zweiten Mal zu mir. Sie hat sich überlegt, dass bei ihr wohl doch eine Enttraumatisierung erforderlich ist, da sie immer noch weinen muss, wenn sie vom Tode ihres Mannes spricht. Es sind nicht nur Tränen der Trauer, dass er frühzeitig, vor zehn Jahren, verstorben, ist, sondern es sind auch Tränen der Wut und der Frustration, die da hoch kommen, weil er ihr immer gesagt hatte, es sei sehr gut für sie und die Kinder gesorgt, wenn er mal sterben würde. Und nach seinem Tod stellte sich heraus, dass keine Versicherung bezahlt war, dass die Firma pleite war, dass sie alle ungesichert in der Luft hingen und ihr Leben nun radikal umstellen mussten, weil nichts abgesichert war.

Diese Kränkungen machten ihr sehr zu schaffen und sie äußerte auch hierzu, dass es ihr bisher nicht gelungen ist, ihrem Mann zu verzeihen, dass er der Familie einen solchen Ballast hinterlassen und zugemutet hat.

Nach zwei Jahren hatte sie neben ihrem Beruf alle notwendigen Gänge zum Rechtsanwalt geschafft und es kam Erleichterung auf. Aber die Wut auf den Schuldigen war geblieben.

Sie möchte ihre Wut, ihren Zorn und ihre Tränen los werden.

Die Traumaanamnese

Zunächst fragte ich sie, wann ihr der Tod das erste Mal

begegnet ist. Sie zählte zahlreiche Todesfälle in der Familie auf. Die Großeltern waren „unproblematisch", der Vater ist 1988 gestorben, das hat sie „nicht umgeworfen", aber 2000 starb ihre Lieblingstante „qualvoll", und das hat sie sehr mitgenommen. Es erscheinen Tränen in ihren Augen. 2003 starb dann ihre Mutter, ebenfalls unter „elenden Umständen". Auch das hat sie nicht verkraften können. Später starben dann noch eine Schwester von ihr, eine Nichte und der Bruder ihres Mannes, der einzige, der noch von der Familie übrig geblieben war. Erneut erscheinen Tränen.

Die Angst mit dem unübersehbar hohen Schuldenberg war groß und jeden Tag präsent, es war ein „Alptraum ohne Ende". Der Tod des Mannes war schlimm, aber die Begleitumstände mit der Unsicherheit waren unerträglich.

Erster kinesiologischer Test

Von den Todesfällen kommen drei mit schwachem Arm, der der Lieblingstante, der der Mutter und der ihres Mannes.

Für die Todesfälle finde ich die Mittel:

Psycho Komplex Z und
Trauma Komplex Z.

Nach dem ersten Stirnstrich kam es zu einer tiefen Entspannung.

Zur weiteren Stabilisierung fragte ich kinesiologisch ab, ob sie auch den Stress Komplex und den Schutzkomplex benötigt. Diese Mittel sind offensichtlich zur Rezidivprophylaxe notwendig.

Nach dem zweiten Stirnstrich erreichte sie wieder eine tiefe Entspannung. Die Therapie der Trauer war hiermit abgeschlossen. Eine EMDR mit Augenbewegungen war offensichtlich nicht notwendig.

Mentaler Test

Als sie nun vom Tode ihres Mannes erzählte, kamen keine Tränen, aber als sie auf die schrecklichen Begleitumstände zu sprechen kam, flossen die Tränen in Strömen, und neben der Trauer kamen jetzt auch Wut und Zorn zum Ausdruck.

Zweiter kinesiologischer Test

Wut und Zorn kamen mit schwachem Arm, während der Tod des Mannes mit starkem Arm kam.

Nun folgte eine Alphasitzung, in der es zu einem moderierten Abschiedsgespräch zwischen ihr und ihrem Mann kam. Diese Sitzung hatte zwei Teile.

Erster Teil der Alphasitzung

Zunächst sahen wir uns ihren Mann als Konturenmännchen an. Hierbei fragte ich nach, ob es ein Schuldbewusstsein bei ihm gab. Ich konfrontierte ihn mit dem Vorwurf, dass er seine Familie an den Rand des Ruins gebracht hätte.

In seiner Aura gab es keinerlei Veränderungen, sodass ich daraus schließen konnte, dass er kein Schuldbewusstsein, keine Schuldgefühle hatte. Dies interpretierte ich dann so, dass er „sich etwas vorgemacht hatte, hinsichtlich der Sicherheit seiner Familie". Er dachte anscheinend, „irgendwie wird es schon gehen". Aber er hatte offensichtlich nichts mit „böser Absicht" gemacht oder die „Familie hereingelegt".

Wiebke konnte das auch so sehen und bestätigte mir in der Sitzung, dass sie ebenfalls davon ausgehe, dass er nichts absichtlich Böses getan hatte, sondern dass er sich einfach in die Tasche gelogen hatte.

Zweiter Teil der Alphasitzung

Wir stellten uns vor, beide treffen sich in einer gepflegten Parkanlage wie auf einem Friedhof und können miteinander sprechen.

Ich stellte ihm bei dieser Begegnung die Frage, wie er nur so verantwortungslos sein konnte, nichts geregelt zu haben. Er war ganz erstaunt aber auch zerknirscht, dass er das „irgendwie übersehen" hatte und fühlte sich unwohl. Nachdem er sich bei seiner Frau entschuldigt hatte für sein „Versehen", konnte sie ihm sein „Versagen" verzeihen und konnte ihn in Liebe gehen lassen.

Danach leuchteten ihre beiden Auren auf und sie gingen friedvoll auseinander.

Wirkung

Wiebke fühlte sich „wie von einer schweren Last befreit" und konnte noch einmal in die Entspannung gehen. Die Alphasitzung hatte offensichtlich die Knoten gelöst, die die innere Spannung von Wiebke bis heute aufrecht erhalten haben.

Fall 272 – Lieblingsfarbe und Schrift, Umschreibung der emotionalen Vergangenheit

Tatjana war super schön aufgemacht und wirkte wie eine alte Pharaonin. Sie hatte lange schwarze Haare, die leicht gelockt waren, sie hätte sofort in einem Schönheitssalon Aufnahmen machen können. Die Wimpern waren geschminkt, evtl. auch etwas verlängert, die grünlichen Augen blickten aus den umrandeten Augenlidern funkelnd hervor und erinnerten an spielerische Katzen. Sie mochte Mitte dreißig sein.

Als Hospitanten waren Christian und Lea anwesend. Es ging um die Umschreibung der Vergangenheit, nach dem Motto von Clemens Kuby: Es ist nie zu spät für eine glückliche Kindheit.

Sie erzählte vom Tod ihrer Schwester Oksana, die sich mit 16 Jahren umgebracht hatte. Sie selbst war damals sechs Jahre alt. Oksana war zu ihr wie eine Mutter.

Erstes Bild: Sie erinnerte sich daran, dass sie ihre Mutter trösten wollte und auf ihren Schoß krabbeln wollte. Die Mutter stieß sie aber zurück und gab sich ihrer Trauer um Oksana hin.

Der Großvater kam und schüttelte die Mutter und sagte: Hör mal, du kannst doch nicht einfach vergessen, dass du noch zwei Kinder hast.

Für diese Situation gab ich Tatjana

Psycho Komplex Z und
Acidum nitricum D 100 Mio.

Zweites Bild: Sie erinnerte sich daran, dass viele Leute kamen, um zu kondolieren. Sie saß auf der Treppe und fragte sich damals: Und wer kümmert sich um mich? Damals kam dann die Katze und leckte ihre Hände. Aber es kam kein Erwachsener.

Hierfür erhielt sie die Mittel

Psycho Komplex Z,
Ignatia D 100 Mio.,
Staphisagria D 100 Mio.,
Palladium D 100 Mio.,
Caladium D 100 Mio.,
Familienaufstellung D 1000.

Drittes Bild: Danach erzählte sie, dass sie durch Eric, ihren Mann, einmal retraumatisiert wurde.

Als sie nach dem zweiten Abgang einer frühen Schwangerschaft nach Hause kam, wusste sie zwar, dass Eric eine wichtige Arbeit vor sich hatte und hierfür zwei Freunde eingeladen hatte, um mit ihm die Akten durchzugehen, wer genau wann wie viel Geld vom Fußballverein entwendet hatte – es waren immerhin größere Summen – aber sie hoffte, dass er Zeit haben würde, sie zu trösten.

Leider sagte er als Antwort auf ihren Gruß nur „Hallo", ohne auch nur von den Akten aufzusehen.

Das kränkte sie schwer. Tatjana ging auf ihr Zimmer und weinte, bis er dann endlich nach zweieinhalb langen Stunden erschien und erschrak, wie schlecht es ihr ging.

Die Sorge für sich selbst

Andererseits sieht sie aber auch, dass sie vorher hätte anrufen können, ihm Bescheid sagen könne, ihn hätte bitten können, die Freunde nach Hause zu schicken und die wichtige Arbeit auf einen anderen Tag zu verlegen, um sich um sie zu kümmern.

Wir nannten das „nicht ausreichende Fürsorge für sich selbst".

Die Umschreibung

Das erste Bild verwandelten wir dahin gehend, dass die Mutter ihre Arme öffnet und sich von Tatjana trösten lässt. Das fühlte sich sehr warmherzig an.

Das zweite Bild war Tatjana auf der Treppe. In der neuen Version kommen mehrere Leute, um sie zu trösten. Alles spielt sich im gleichen Raum ab, in dem sie auch ihre Mutter getröstet hatte. Hier tröstet also das Kind die Mutter, nicht umgekehrt.

Das dritte Bild erfuhr Veränderungen in zwei Stufen:

Eric kümmerte sich um sie, schickte die Freunde weg.

Im zweiten Bild rief sie vorher an, und als sie zu Hause ankam, nahm Eric sie in seine Arme. Jetzt öffnete sich auch das verkrampfte Herz wieder und sie konnte Eric verzeihen, dass er seine Arbeit gemacht hatte, statt sich gleich um sie zu kümmern.

Ihr Gesicht hatte anschließend eine viel bessere Ausstrahlung und ihre alte Schönheit war wieder vollständig zu ihr zurückgekehrt.

Ehrgeiz

Wir sprachen darüber, dass sie ihre Mutter dadurch trösten wollte, dass sie besonders gute Leistungen nach Hause brachte. Die Mutter versuchte jedoch eher, sie zu bremsen, da sie sah, mit welchem Übereifer Tatjana ans Werk ging und die besten Noten von der Schule und auch vom Studium zurück brachte. Ich erzählte einen Fall von H. V. Müller, den er mit Tuberculinum KOCH gelöst hatte.

Tatjana erzählte, dass es in ihrer Familie noch mehrere solche Menschen gibt, die vor Ehrgeiz platzen und tatsächlich ein Leben lang Firmen aufbauen.

Schließlich berichtete sie von ihrem Opa, der nach dem Krieg zurück kam und eine Tuberkulose bekam. Damals war er drei oder sechs Monate im Lungen-Sanatorium im Odenwald.

Diese biografische Notiz von ihr war interessant und aufschlussreich, denn wenn ein nahes Familienmitglied an Tbc schwer erkrankt ist, bedeutet das immer eine mehr oder weniger schwerwiegende tuberkulinische Imprägnation, die sich auch histochemisch nachweisen lässt. Die Tuberkulose hinterlässt Spuren in den Genen, die weiter vererbt werden.

Lieblingsfarbe und Schrift nach MÜLLER

Als ich auf die Blautöne zeigte, die Tuberculinum als Lieblingsfarbe angibt, ein mittleres Blau, etwa dem Umschlag entsprechend von dem Buch „Abenteuer Homöopathie, Band 2", blickte sie gespannt auf ihre Bluse, die genau diese gleichen Farbtöne zeigte.

Zusätzlich erwähnte sie, dass weit mehr als die Hälfte

aller Kleider in ihrem Kleiderschrank genau diesen Farbton hätten! Schließlich kam ich auf die Schrift von Tuberculinum zu sprechen. Tatjana gab eine Schriftprobe ab, die den Tuberculinum Schriften von Müller sehr stark ähnelte, sodass es hier nach Müller eine völlige Übereinstimmung mit dem Konstitutionsmittel Tuberculinum gab!

Heute, nach Müllers Tod, hat der Kollege Ulrich Welte vom Narayana Verlag das Erbe von „Lieblingsfarbe und Schrift" angetreten und im Narayana Verlag das Buch „Handschrift und Homöopathie" herausgegeben, einen prächtigen überdimensionierten Band, in dem man pro Mittel meistens drei Schriftproben übereinander sehen kann, und diese Proben mit Schriftproben von Patienten optimal vergleichen kann.

Überlegungen zum Fall

Hier konnten wir also Traumata durch die Vorstellung auflösen, die Realität hätte auch ganz leicht anders verlaufen können. Wir haben über die alten "realen" Bilder neue Bilder hinzugedichtet, hinzugefügt, die später vom Unbewussten übernommen werden, sodass die alten Kränkungen wie eine alte Tapete unter einer neuen Tapete unsichtbar werden, ohne "real" zu verschwinden.

Fall 273 – Enttraumatisierung von persönlichen und familiären Gemeinschaftstraumata

Die etwa 45 Jahre alte Yvonne ist mir seit einigen Jahren bekannt. Sie erscheint am 12. 06. 2015 zum wiederholten Male. Sie ist künstlerisch veranlagt, schreibt und malt. Sie ist verheiratet und hat eine erwachsene Tochter, die sie einmal mitgebracht hat. Wir sitzen auf der Gartenterrasse und besehen uns einen Bildband über Jordanien.

Yvonne hat jetzt einen guten Trauma Therapeuten, mit dem sie sehr gut zu Recht kommt. Dieser sagt jedoch, es gibt ein altes und verborgenes Trauma, an das er nicht heran kommt, und das dafür sorgt, dass es nicht voran geht. Dieses alte Trauma wirkt wie eine Blockade.

Hierzu fällt mir ein, dass die Mutter von Yvonne wahrscheinlich gegen ihre Überzeugungen aber auf Drängen des Mannes eine Abtreibung vornehmen ließ, als ihr drittes Kind sich ankündigte. Vermutlich hat ihr Vater damals gesagt, das gehe so nicht, und die Umstände damals, die Vertreibung aus dem Osten und der Aufenthalt in den Auffanglagern im Westen waren sicherlich wenig dazu geeignet, ein drittes Kind aufzuziehen.

Als Ausgleich adoptierte die Mutter später, als Yvonne sechs Jahre alt war, ein Kind namens Hannelore, das damals drei Jahre alt sein mochte. Yvonne war sechs, ihre ältere Schwester Diana sieben oder acht Jahre. Die beiden Ältesten waren 1 ½ Jahre auseinander.

Als ich jetzt Yvonne fragte, warum denn noch ein Kind adoptiert worden sei, meinte sie „aus christlichen Motiven".

Diese „Leiche im Familienkeller" ist wahrscheinlich der Grund, warum es mit der Therapie nicht weiter geht. Möglicherweise auch der Grund, warum es Daniela, die Tochter von Yvonne, mit ihren Störungen so schwer hat.

Wir lokalisierten die beiden persönlichen Traumata im ersten Schwangerschaftsdrittel, hier kam mir das Bild, dass der Vater das Kind gar nicht wollte. Diese ablehnende Haltung kam im kinesiologischen Test durch das Mittel Acidum nitricum D 100 Mio. zum Ausdruck. Zusätzlich benötigten wir hierfür Trauma Komplex Z.

Das zweite Trauma platzierte sich zwischen dem 1. und 5. Lebensjahr, möglicherweise durch die Vertreibung bedingt, und die Ängstlichkeit ihrer Mutter natürlich. Im Rahmen der Vertreibung wurde die Mutter schwer traumatisiert, als sie Angst um das Leben ihrer Tochter hatte, die wie ein Bündel Wäsche in ein Paketabteil des Zuges geworfen worden war.

Hierfür benötigten wir die Mittel Trauma Komplex Z und Psycho Komplex Z.

Das Familientrauma, die Abtreibung, benötigte vier Mittel:

Trauma Komplex Z,
Psycho Komplex Z,
Lyssinum D 100 Mio. und
Thea chinensis D 100 Mio.

Nach dem Einstreichen dieser Mittel kam es zu einer sehr tiefen Entspannung mit dem Gefühl, dass alle Energien durch den Körper strömen. Danach erzählte mir Yvonne von einem Traum, der sich öfter wiederholte. Sie geht eine Treppe hinauf, aber oben steht „er", der Vater, dessen Namen sie nicht aussprechen kann, und sagt zu ihr: Du sollt hier auch nicht herauf kommen, so wie ich auch nicht heraufkommen konnte. Er hält sie mit Gewalt davon ab, diesen Treppenabsatz zu erreichen.

Yvonne spürt dann immer eine große Wucht, die von ihm ausgeht und die gegen sie gerichtet ist.

Dieses Bild wiederholt sich im Urlaub, wenn sie in die Berge fährt. Immer spürt sie, dass die Berge von ihrem Vater besetzt sind, und das macht sie unfähig, den Urlaub zu genießen.

Der Kampf in zwei Phasen

Erster Teil, die Entmachtung

Ich entmachte den Vater, der seine Macht nur geliehen hat, so wie man einen Bodyguard mietet, der seine Stärke jemandem verleiht, der keine Kraft hat.

Mit dem Mittel Lachesis D 300.000, entsprechend „Entmachtung D 30" kann ich seine Macht wegziehen.

Danach schrumpft der Vater. Sein Körper wird kleiner, sein Schwert ist plötzlich verschwunden und er steht hilflos und ängstlich auf dem Treppenabsatz.

Ich diskutiere mit ihm und sage, er hat zwei Möglichkeiten er kann freiwillig die Treppe runter gehen und sein Leben retten, oder er kann kämpfen, dann wird er erschlagen. Da seine Einsichtsfähigkeit nicht ausreichend ist, bleibt er auf dem Treppenabsatz stehen, aus Trotz, und Yvonne stellt sich neben ihn, um mit ihm zu kämpfen.

Zweiter Teil, der Kampf

Sie zieht ihren Säbel – in früheren Leben war sie anscheinend öfter schon einmal eine erfolgreiche Kriegerin – und wirft ihn damit die Treppe hinunter, setzt ihm nach und verpasst ihm einen solch kräftigen

Schlag, dass er weit ins Weltall hinaus fliegt und dort immer kleiner werdend mit dem Nichts verschmilzt. Dabei lacht sie herzhaft und laut, fast wie in einer richtigen Schlacht, und ist danach sehr erleichtert.

Therapiekontrolle mit Fotodokumentation

An dieser Stelle ist die Therapie beendet, wir machen ein Kontrollfoto, um ihr die entspannten Gesichtszüge zu zeigen, die sie jetzt hat. Begeistert meint sie, auf das Bild zeigend: „Ja, das bin ich".

Vor der Sitzung hatten wir zwei Fotos gemacht, die eine Bedrückung des Gemütes zeigten, die in der folgenden Aufnahme nicht mehr zu sehen war.

Überlegungen zum Fall

Hier hatten wir einen Traum als Vorlage, um eine Umschreibung des bisherigen Ausganges zu bewirken. Während sie früher die Treppe zurückgewichen war, konnte sie jetzt auf Augenhöhe mit dem Vater kämpfen und ihn aus ihren Träumen und aus ihrem Leben verbannen.

Wir folgten also dem bekannten Muster: Erst kommt die Vorbereitung mit homöopathischen Mitteln, dann wird in einer Alphasitzung oder in einer Sitzung, in der wir im Wachbewusstsein Bilder aktivieren, eine neue Bilderfolge generiert und eine neue Version des alten Traumes inszeniert.

Fall 274 – Absolute Energielosigkeit

Am 27. 10. 2008 kam eine 48 Jahre alte Frau aus der

Psychosomatik zu mir. Sie bat um eine internistische und homöopathische Konsultation und berichtete Folgendes.

Sie ist so erschöpft, dass sie schon nach einer Minute Training fertig ist und am nächsten Tag nicht mehr gehen kann. Am Tisch ist ihr so schwach zumute, dass sie Angst hat, vom Stuhl zu fallen. Sie fühlt sich sofort überanstrengt. Diese Erschöpfung dauerte bei ihr schon mindestens fünf Jahre an. Eine Ursache war bisher nicht gefunden worden. Wegen Depressionen hatte sie schon viele Klinikaufenthalte durchgemacht. Sie ist hoffnungslos und glaubt, nichts ändern zu können. Die Erschöpfung wird mit der Skala = 9 im Kopf und in den Beinen angegeben.

Der kinesiologische Test

Bei ihr finde ich einen Mangel an allen Vitaminen. Diese sind sofort „wieder da", wenn ich ihrer linken geschwächten und für Vitamine offensichtlich durchlässigen Niere Renes D 30 und Solidago D 12 gebe.

Hier kamen in der systemischen Testung auch Schwäche bei Familienkonflikten, bei den Seelenanteilen und bei der Lebenskraft. Die Mittel hierfür waren Familienaufstellung D 1000, Seelenanteile D 30 und Yucca D 1000.

Drei Chakren waren bei ihr geschlossen: Das Scheitelchakra, das Herzchakra und das Wurzelchakra. Diese Kombination von Schwachpunkten bei den wichtigsten Energiezentren ist ein äußerst schwerwiegender kinesiologischer Befund und erklärt, dass sie sich völlig energielos fühlt.

Hinderliche Glaubenssätze

Hier kam als letztes noch die Rubrik mit hinderlichen Glaubensätzen mit schwachem Arm. Diese kann man mit dem Präparat „hinderliche Glaubenssätze D 1000" beheben. Da es eine Erstbegegnung war, kümmerte ich mich in erster Linie um die Regeneration der Patientin und weniger um das Detail, welcher Glaubenssatz bei ihr ins Negative verkehrt war.

Therapieansatz

Für den extremen Vitaminmangel gab ich ausschließlich

Renes D 30 und
Solidago D 12.

Zusätzlich gab ich

hinderliche Glaubenssätze D 1000, dazu die drei geschwächten Chakren
Scheitelchakra D 30,
Herzchakra D 30 und
Wurzelchakra D 30,
Familienaufstellung D 1000,
Seelenanteile D 30 und
Yucca D 1000.

Nach einer Liegezeit von 5 Minuten fragte ich sie nach ihrer Energie.
Im Kopf war sie wieder „völlig klar", die Energie liege bei 100 %, und in den Beinen hatte die Schwäche von Skala = 9 auf Skala = 3 abgenommen, sie war also „dreimal stärker" als vorher.

Die Wirkung setzte in sehr kurzer Zeit ein, zwischen

dem Stirnstrich der Mittel und dem Aufstehen von der Liege lagen ca. sieben Minuten. Nach drei Tagen, also am 30. 10. 2008, wurde die Therapie wiederholt. Die Energie war immer noch stabil.

Überlegungen zum Fall

Auch bei einer schweren Erschöpfung, die sich über Jahre hinzieht, kann man durch eine energetisierende Therapie die Vitalität wieder herstellen.

Fall 275 – Trauer und Verlust, seismische Empfindlichkeit und Erwartungshaltungen

Die 47 Jahre alte Luitgard kommt am 21. 08. 2015 in meine Praxis, um einige Besonderheiten zu klären. Sie ist mit der homöopathischen Materie gut bekannt.

Anamnese vom 21. 08. 2015:

Ihre beiden 18 und 20 Jahre alten Kinder sind nun selbständig. Ihr Sohn ist vor einer Woche ins englischsprachige Ausland geflogen, um dort ein Jahr zu bleiben und die Sprache zu lernen.

Trauer und Verlust

Wenn sie daran denkt, dass sie ihren Sohn nun ein ganzes Jahr nicht mehr sehen wird, hat sie das Gefühl, als ob es ihr Herz zerreißen würde. Sie kann ihn noch nicht loslassen. Außerdem sei es jetzt das erste Mal in ihrem Leben, dass sie ganz mutterseelenallein in einem Haus wohnt, ohne Mann, ohne Kinder, niemand ist um sie herum. Andererseits hat sie viele Freunde und ist gut sozialisiert.

Seismische und elektromagnetische Empfindlichkeit

Wenn zu Hause WLAN eingeschaltet ist, hört sie ein leises Fiepen, das sie auf einem Oszillografen aufzeichnen könnte. Schaltet sie WLAN aus, ist das Fiepen verschwunden. Auch Antennen und Elektromasten wirken sich bei ihr belastend aus. WLAN ist die Abkürzung für "wireless local Area Network" = drahtloses lokales Netzwerk,

Der Rosenthaleffekt

Denkt man über Mäuse, sie seien klug, finden diese den Käse nach Durchwanderung eines Labyrinthes schnell. Denkt man, sie wären besonders langsam, laufen die Mäuse viel langsamer durch das Labyrinth. Das Denkmuster und die Erwartungshaltung beeinflusst bereits das Ergebnis.

Wikipedia zum Rosenthaleffekt

„In einem Laborexperiment wurden zwölf Studenten jeweils fünf Laborratten eines gleichen Stammes gegeben. Der einen Hälfte der Studenten wurde mitgeteilt, dass „ihre" Ratten darauf hingezüchtet wurden, einen Irrgarten besonders schnell zu durchlaufen, der anderen Hälfte der Studenten wurde mitgeteilt, dass „ihre" Ratten auf besondere Dummheit hingezüchtet wurden. Obwohl die Ratten in Wirklichkeit alle vom gleichen genetischen Stamm kamen, zeigten die Ratten, deren Versuchsleiter mitgeteilt wurde, dass ihre Ratten besonders intelligent sind, deutlich bessere Leistungen als die Ratten in der Kontrollgruppe. Die Erklärung von Rosenthal und Fode dafür war, dass die Projektionen der studentischen Versuchsleiter die Leistung der Ratten beeinflusst haben."

Im DocCheck Flexikon finde ich noch den Hinweis auf die Übertragbarkeit des Rosenthalmodells auf Schüler.

„Die Erstbeschreibung des Rosenthal-Effekts beruht auf einer Untersuchung des Leistungsstandes von Schülern in Abhängigkeit der Erwartungshaltung des Lehrers. Hierzu wurde dem Lehrer (Versuchsleiter) eine ihm unbekannte Schulklasse übergeben. Auf Grundlage einer willkürlichen fiktiven Vorbewertung der Schüler (gute Schüler, schlechte Schüler) konnte eine messbare Verbesserung des IQ´s der vermeintlich leistungsschwachen und eine Verschlechterung der leistungsstarken Schüler ermittelt werden."

Mit Hilfe von Rosenthaleffekt D 30 kann man anscheinend die Felder, die Vorurteile und Erwartungen enthalten, wirksam abschirmen. Hierdurch kann man dann auch selbst authentisch werden. Mit diesem Mittel Rosenthaleffekt D 30 könnte Luitgard die hinderlichen Glaubenssätze „Du machst alles falsch" und „Du isst zu viel" von ihrer Großmutter abschwächen.

Erste Therapie

Zunächst behandelten wir die Schwierigkeit, ihren Sohn loszulassen mit

Stramonium D unendlich.

Wirkung:

Sie hatte das Bild, als ob eine Perlenkette zerrisse. Danach wurde sie ruhig und sah auf das weite Meer. Als ich sie im Sinne des mentalen Testes fragte, ist es nicht schrecklich, dass der Sohn ein Jahr so weit weg ist? Antwortete sie ganz ruhig: „Soll er doch". Eine völlig andere Tonlage als die Besorgtheit zuvor. Die Umklammerung war gelöst.

Zweite Therapie

Für die Empfindlichkeit gegenüber Strahlung und gegenüber elektromagnetischen Feldern gab ich ihr per Stirnstrich

Ferrum magneticum D 30.

Wirkung

Sie konnte die Strahlung endlich in ihre Hände nehmen, dort verwandelte sich die Strahlung in ein Gitter, mit dem sie umgehen konnte. Somit konnte sie das Gitter auch entsorgen und sich so von der Strahlung befreien.

Dritte Therapie

Für die hinderlichen Glaubenssätze „Du machst alles falsch" und Ähnliches erhielt sie

Rosenthaleffekt D 30.

Jetzt sah Luitgard den Raum, in dem sie ihre Arbeit machte. Nach dem Stirnstrich wurde alles sehr hell, sie bekam ein weißes Leinentuch als Umhang, so, als ob sie unsichtbar werden würde, und ging aus dem Raum hinaus. Sie konnte sich also räumlich und inhaltlich von den Erwartungshaltungen entfernen, die früher wie ein Tuch um sie gelegt waren.

Ausblick

Durch die verschiedenen Therapien konnten wir

wesentliche Pathologien lösen. Wir konnten die Loslösung von einem 18 Jahre alten Kind bewirken, sie von fremder Erwartungsenergie befreien und ihre Empfindlichkeit gegenüber Strahlung verbessern.

Fall 276 – Psychotherapie mit homöopathischen Mitteln

Vitalia kommt fast etwas unfreiwillig mit meinem Freund Volker. Zunächst hatte sie alles abgelehnt, weil sie Volker nur schlecht und mich gar nicht kannte. Nachdem sie mich ‚gegoogelt' hatte, entschloss sie sich, mich kennenlernen zu wollen. Dennoch traf sie hier mit einiger innerer Anspannung ein. Wir machten das ‚warming up'-Gespräch draußen auf einer kleinen Terrasse im warmen Sonnenschein der bald untergehenden Sonne – es war ein schwüler Julitag gewesen.

Anamnese vom 21. 07. 15

Von Volker wusste ich, dass Vitalia mit ihren jetzt 82 Jahren noch in eine Psychotherapie gehen wollte, um alten Ballast abzuwerfen, den sie ein Leben lang mit sich herum geschleppt hatte. Hierzu gehörte, dass die Mutter unbedingt einen Jungen zuerst haben wollte, aber nun war es „nur" ein Mädchen geworden. Und später, als sie in die Schule ging, brachte sie nur Einsen mit nach Hause, was der Mutter auch nicht gefiel, da sie dachte, ihre Tochter wäre nicht normal.

Die erste Botschaft war also von ihrer Mutter: „So wollte ich Dich nicht". Das löste bei ihr ein intensives Schamgefühl aus, weil sie den Wünschen ihrer Mutter nicht entsprechen konnte. Ihre Tochter hat ihr vor einiger Zeit das Buch „Scham" geschenkt, und da erkannte sie, dass dies das Gefühl war, das sie lebenslänglich mit sich herum schleppte.

Überlegungen zur Scham

Das Mittel Tuberculinum KOCH alt ist das einzige einwertige Mittel, bei dem Scham im Repertorium angegeben ist. Aus dieser Kenntnis heraus fragte ich sie, ob es denn in der Familie Tuberkulose gegeben hätte? Ja, die Tante, die zuerst einen Jungen und dann ein Mädchen bekommen hatte, die Schwester der Mutter, die hatte „schwere Tuberkulose" gehabt, war dann auch sehr lange, jedenfalls länger als sechs Monate, in einem Sanatorium gewesen.

Die Kränkung

Die Mutter wollte nicht, dass sie so gute Noten nach Hause brachte. 1967 hat sie dann einen Intelligenztest gemacht, der so gut ausfiel, dass der Prüfer sagte, „Sie können nichts dafür, dass Sie immer Einsen nach Hause gebracht haben, Sie sind eben so schlau." Sie arbeitet auch heute noch mit 82 Jahre schnell und präzise.

Überlegungen zur Kränkung

Das Mittel für Kränkung ist oft Ignatia. Die Ignatiusbohne, Strychnos ignatii. Sie ist immerhin strychninhaltig und hat nicht nur die Widersprüchlichkeit für sich gebucht, sondern steht auch für ‚einen Kloß im Hals' haben. Kränkungen sind „Pillen, die man schlucken muss, aber nicht schlucken kann" – daher bleiben sie einem im Hals stecken und lassen sich nicht hinunter schlucken. Sie kannte auch den Ausdruck Globus hystericus, den lateinischen

Ausdruck für Kloß im Hals. Auf Nachfragen kannte sie ihn auch von sich selbst sehr gut, sie war auch einmal in Panik geraten, weil sie Angst hatte, keine Luft mehr zu bekommen.

Ich konnte auch Widersprüchlichkeit gut heraushören. Obwohl sie also mit vielem unzufrieden war und haderte, sagte sie glatt weg: „Ich halte mich für einen außerordentlich glücklichen Menschen" (wörtliches Zitat). Auch wenn der Gesichtsausdruck nicht dazu korrespondieren wollte, war das eine sehr interessante Bemerkung, die nicht so recht zu dem passen wollte, was sie loswerden wollte.

Zittern

Es gab eine ruhelose Bewegungsmotorik, die sie nicht unterdrücken konnte. Sie sagte, sie hätte neben den „restless legs" auch noch die „restless limbs" - die Ruhelosigkeit der Arme und der Beine. Genau genommen zitterte aber auch ihr Kopf mit.

Therapie

Nach den Mitteln

Tuberculinum KOCH alt D 1000,
Ignatia D 100 Mio.,
Gelsemium D 1000,
Acidum nitricum D 1000 und
Zincum metallicum D 12

kam es zu einer enormen psychischen Aufhellung, die sich auch in den Fotos widerspiegelt, die ich nach der Therapie angefertigt habe. Ihre Augen begannen zu leuchten, sie sprach plötzlich wie in einem Vortrag, irgendwie wurde sie lebendiger und gesprächiger, und die Wandlung war so enorm, dass auch der anwesende Hospitant dies mit großem Erstaunen bemerkte.

Nach der Therapie sagte sie, sie würde sich „erholt oder wie gut ausgeschlafen" fühlen. Der Arm war jetzt bei den Stichworten „Scham" und „kann es der Mutter nicht recht machen" stark, sodass ich erkennen konnte, dass die Energie bei ihr angekommen war.

Fall 277 – Auflösung von multiplen Traumata

Anamnese vom 27. 07. 2015

Die mit 55 Jahren jung wirkende, blonde Dame mit einem sympathischen und lächelnden Gesicht kommt auf Empfehlung einer Freundin am 27. 07. 2015 zu mir in die Praxis.

Berufsanamnese

35 Jahre lang war sie Pflegemanagerin im Schwesterndienst an einer Universitätsklinik. Sie hat immer einen sehr guten Kontakt zu den Patienten gefunden und bei Wundversorgungen nie Ekel empfunden, wenn es darum ging, durchnässte Verbände zu entfernen und neue Verbände anzulegen. Sie war die „Anfasserin von Dienst". Auch in der Hautklinik kam sie bestens zurecht. Vor vier Jahren kam es zu einem unerwarteten Absturz.

2008 hatte sie um eine Versetzung gebeten. Sie wollte wieder als „normale" Krankenschwester arbeiten, ohne das zusätzliche Management, das ihr zu viel wurde. Ihre damalige Oberin hat sich das angehört, ihr im Guten zum weiteren Management geraten. Als sie immer noch ablehnte, drohte die Oberin, sie per Anordnung zur Managerin zu machen. Diese Drohung hat sie dann auch wahr gemacht und Karla zur nächsten Arbeitsstelle zwangsbeordert. An dieser Stelle hatte sie eine nachgeordnete Schwester, die frech genug war, ihr ins Wort zu fallen oder ihr gar „den Mund zu verbieten". Diese dominante Schwester erinnerte sie dann immer wieder an ihre Kindheit, in der sie eine dominante Großmutter gehabt hatte, unter der sie unsäglich gelitten hatte.

Eines Tages kam es zum Eklat. Als sie mit ihrer Kollegin ein Wortgefecht hatte, versagten plötzlich alle ihre Muskeln, sie konnte sich nicht mehr bewegen, und irgendwie war es ein Gefühl, als ob eine Sicherung durchgebrannt wäre. Sie kam dann mit der Diagnose Depressionen ein Jahr lang stationär in ein Krankenhaus. Auch jetzt ist sie erwerbsunfähig geschrieben, und das schon im vierten Jahr.

Zahlreiche ambulante und stationäre Therapien hatte sie bereits durchlaufen, hatte auch mehrfach EMDR Sitzungen bei sehr einfühlsamen Therapeuten durchgemacht, um sich vom „Joch der Großmutter" zu befreien.

Sie selbst hat verschiedene Therapiemethoden erlernt, so auch das japanische Heilströmen, das ihr ermöglicht, ihre Hände aufzuwärmen, wenn sie kalt sind.

Sie kommt nun mit folgenden Fragestellungen:

Hat sie Störfelder durch Narben, von der Gallenoperation und von der Unterleibsoperation? Sind ihre Zähne in Ordnung? Oder sind das auch Störfelder?

Wie kann man eine Strategie gegen ihre Migräne entwickeln, die sie seit 1999 hat? Wie können wir ihre restlichen Traumata auflösen? Können wir ihre Scheidung nachbehandeln?

Kinesiologischer Test

Nachdem wir gesehen hatten, dass die Narben alle störungsfrei waren, testete ich die Ursachen für die Migräne aus.

Die Migräne

Es kam als erste Rubrik Impffolgen. Hier unterbrach die Kandidatin meinen Test und berichtete, dass sie 1974 eine Dreifachimpfung erhalten hatte, die sie schlecht vertragen hatte. Sie bekam eine Glomerulonephritis (Nierenentzündung) und wurde anschließend neun Monate in der Klinik behandelt. Sie erlitt neun Monate eine Therapie mit Cortison mit allen Nebenwirkungen wie beispielsweise einem Cushing Syndrom. Damals wurde auch eine Tonsillektomie durchgeführt, weil man glaubte, die Mandeln wären die Ursache für die Nierenentzündung.

Da ihr Vater an einem Nierenversagen verstorben war, hatten alle Angst, sie könnte ebenfalls ins Nierenversagen hinein geraten.

Es kamen die Nosoden für die DPT-Impfung:

Diphtherinum D 200,
Pertussinum D 30 und
Tetanus Toxin D 30.

Für die Migräne kam noch

Gelsemium D 1000,
Rechtsdrehung D 1000 und
Impffolgen D 30.

Die Homöo - Symptomologie

Seit 2003 weiß ich, dass man auch Symptome wie
„Zahnschmerzen" potenziert applizieren kann, als
Stirnstrich oder auch als Globuli. In diesem Fall fragte
ich, ob wir noch weitere Mittel für die Migräne
benötigen als jene, die ich nach der Systematik
aufgefunden hatte. Als ein „Ja" kam, fragte ich, ob wir
ein Mittel aus der klassischen Homöopathie, der
Homöo - Kinesiologie oder der Homöo -
Symptomologie benötigen. Hier kam als Antwort die
Symptomologie. Daher prüfte ich die „Impffolgen D 30",
da die Impfungen die Hauptursachen für die Migräne
bildeten.

Ablösung von alten Traumata

Wir kamen zum Hauptthema des Abends, die
Auflösung der multiplen Traumata, die sie von Kind an
begleitet haben und die jetzt zu einer Jahre
andauernden Erwerbsunfähigkeit geführt hatten. Drei
Personen hatten ihr in ihrem Leben besonders übel
mitgespielt.

Die Großmutter Berta

Karla hatte eine Zwillingsschwester und eine ältere
Schwester. Der Vater war früh an einem
Nierenversagen gestorben, und die Mutter erzog die
drei Kinder alleine. Die Großmutter wohnte im gleichen
Haus im ersten Stock, aber es gab keine Türe
zwischen den Etagen, sodass die Großmutter immer
freien Zutritt zum Erdgeschoss und zu der Wohnung

der Familie hatte. Da die Mutter finanziell von der Großmutter abhängig war, waren die Kinder gehalten, nett, freundlich und duldend der Großmutter gegenüber zu stehen.

Die Großmutter war eine bösartige Frau, die mit einem Stock überall stand und zuschlug, wenn es ihr passte. Es musste also gar kein Streich gespielt worden sein, sondern man bekam auch Schläge, wenn nichts vorgefallen war. Das Gerechtigkeitsgefühl wurde täglich verletzt. Karla hatte täglich Angst vor der Großmutter. Die Großmutter war ein Albtraum.

Mittel, die in Frage kommen

Da die Großmutter diktatorisch, streng und hartherzig war, kam hier das Mittel Arsenicum album in Frage. Da sie an Macht interessiert war, kam auch Lachesis in Frage. Schließlich war sie vielleicht selbst traumatisiert, durch den ersten Weltkrieg, hatte Verluste hinnehmen müssen, die sie nicht verkraften konnte, war enttäuscht worden, sodass sie sich jetzt an der Welt rächte. Genau genommen war sogar in Erwägung zu ziehen, dass die Großmutter Berta ihre Enkelin Karla besetzt hatte um so einen dauerhaften Einfluss auf sie zu haben.

Therapie im Alphazustand

Die Aura der Großmutter stellte sich als ein heißes Flammenmeer dar. Stellte ich die Mittel Arsenicum album D unendlich, Lachesis D 300.000, Psycho Komplex Z und Schutz Komplex Z neben diese Aura, erlosch sie langsam, glimmte noch und war dann ganz verschwunden. Ein Zeichen dafür, dass die Mittel richtig waren. Im Alphazustand gab ich diese Mittel der Großmutter, um sie von ihrer Hartherzigkeit zu heilen.

Der Exmann

Lange Jahre war Karla mit Lothar verheiratet. Sie bekamen keine Kinder. Lothar wurde zum Alkoholiker. 1997 ließ sie sich von ihm scheiden. In dieser Zeit drohte er, sich selbst zu töten, aber auch seine Exfrau Karla umzubringen. Einmal versuchte er sie zu überfahren, was ihm aber nicht gelang. Später ließ er sie beobachten, wusste alles über ihr Leben und terrorisierte sie. Er war ein Stalker.

Mittel, die in Frage kommen

Die **unberechenbare Wut, der Zorn, die verbale Gewalt, der Wahnsinn im Rausch**, das ist am ehesten

Hyoscyamus D 30

Die **Wildheit, das Kleben an der Exfrau, das Klammern**, ist

Stramonium D 30

Für die **Selbstzerstörung der Person und der Persönlichkeit** nehme ich oft

Luesinum D 200,

für **die Leber**

Hepar suis D 30 und
Nux vomica D 30.

Schließlich entspricht die Unberechenbarkeit und auch der Alkoholismus dem Planeten Neptun.

Therapie im Alphazustand

Die Aura von Lothar sieht aus wie ein Spinnennetz, das sich um einen Drachen gewickelt hat. Man sieht die giftgrüne Farbe der Haut, aber man sieht auch das Gefängnis, in dem der ganze kraftvolle Organismus eingesperrt ist. Nach der Applikation der oben genannten Mittel kam es zu einer Aufhellung, der Drache verschwand, und die Aura schien wie durchsichtig zu sein.

Die nachgeordnete Schwester

Am Arbeitsplatz hatte sie nun eine nachgeordnete Schwester, die so frech war, dass sie sich alles herausnahm. Man kam nicht gegen sie an, alle hatten Angst vor ihr. Und genau auf diese sollte sie nun „aufpassen" und zurechtweisen, wenn dies angebracht war.

Mittel, die in Frage kommen

Personen, die an **Macht** interessiert sind und **Machtspielchen** betreiben, brauchen in aller Regel

Lachesis D 300.000

Die **Dominanz** zielt oft auf

Arsenicum album D 100 Mio.

Schließlich schien diese Frau auch von Hass erfüllt zu sein, sodass hier

Natrium chloratum D 100 Mio. (Hass, in Synthesis 4 wertig neben Cicuta virosa) zusätzlich in Frage kam.

Therapie im Alphazustand

Die Aura der Schwester war erschreckend. Es gab lauter Raketen, die in ihrem Gürtel steckten, es sah aus wie ein Gürtel mit zahlreichen Sprengladungen, die jederzeit hoch gehen konnten. Nach Applikation der oben genannten Mittel gab es eine erhebliche Veränderung der Aura. Sie wurde zart rosa und violett, und die Raketen waren nicht mehr zu sehen.

Der kinesiologische Test

Nach dieser „Befreiung" von den pathologischen Persönlichkeiten, die Karla jahrelang erdulden musste, kam es zu einer Stabilität auf ganzer Linie. Alle Stichworte, die zunächst den Arm geschwächt hatten, waren jetzt stark: Migräne, Großmutter, Exmann und Arbeitskollegin.

24. Rechtsdrehung

Fall 278 – Wie gehen wir mit einer Linksdrehung um? Kaffee, Schamanismus

In einem Kurs in Münster testeten wir als Demonstration für das Kollegium. Am 20. 09. 2015 testete ich die Kollegin Tilly. Interessanterweise hatte sie schon bei der Grundtestung einen Schwachpunkt bei dem Stichwort „exogene Störfelder". Wir testeten also alle Kleidungs- und Metallstücke, die dem Körper eng anliegen. Bei dem Stichwort „Kleidung" war der Arm schwach, bei „Metallen" stark. Wir orteten den Gürtel als Objekt der Schwächung, hier aber nicht die Schnalle aus Metall, sondern das Leder. Da wir keine

Symptome hatten, testeten wir im ‚Richtig-Falsch-System'. Wir fanden, dass der Gürtel Störfeldcharakter hatte und eine Linksdrehung besaß.

Bei der Frage, wie wir die Linksdrehung umdrehen könnten, fanden wir, dass wir den Gürtel manuell umdrehen konnten. Wir konnten also durch rechtsgerichtete kreisende Fingerbewegungen die ursprüngliche Linksdrehung in eine Rechtsdrehung umwandeln. Danach gab es im Grundtest keine Schwächung mehr und wir testeten kinesiologisch, dass der Gürtel jetzt rechtsdrehend war und nicht mehr den Charakter eines linksdrehenden Störfeldes hatte.

Hierzu passend hatten wir auch einen Versuch zum Thema Rechtsdrehung mit Kaffee durchgeführt.

Zunächst wurde von fast allen 22 Teilnehmern die subjektiv empfundene Bitterkeit des Kaffees auf der Skala 0 bis 10 bestimmt. Anschließend wurde eine manuelle Rechtsdrehung mit dem rechten Zeigefinger durchgeführt, danach wurde die Bitterkeit erneut bestimmt. Bei allen Kursteilnehmern ohne Ausnahme wurde ein deutlicher Rückgang des bitteren Geschmacks um ca. 3 Einheiten im Durchschnitt (auf der Skala 0 bis 10) registriert. Die Rechtsdrehung kann also mit einem unserer Sinnesorgane, den Geschmacksknospen, erfasst und gespürt werden.

In einem anderen Kurs konnten wir nachweisen, dass auch die optische Linksdrehung schwächt, während die optische Rechtsdrehung stärkt. Im Gesundheitszentrum Fokko in Lübeck hängt ein großes Bild, das eine rechtsdrehende Spirale zeigt. Testet man das Bild, kommt der Arm stark. In einer Praxis in Hamburg hatte ich ein Bild mit fünf linksdrehenden Spiralen entdeckt, künstlerisch und farblich sehr schön anzusehen. Die Wirkung auf unser System war jedoch schwächend. Demnach scheint es eine akustische, eine geschmackliche und eine optische Ebene zu geben, die eine Rechts- und eine Linksdrehung deutlich zu unterscheiden vermag.

In einigen Fällen konnte ich erkennen, dass eine Therapieresistenz gegen konventionelle oder homöopathische Medizin mit einer Linksdrehung einhergeht. Diese Therapieresistenz lässt sich durchbrechen, wenn man dem Patienten die Information Rechtsdrehung D 1000 oder höhere Potenzierungen der Rechtsdrehung als Stirnstrich oder als Globuli gibt.

25. Rückenschmerzen

Fall 279 – Rückenschmerzen und Burn-out-Syndrom

Um 11 Uhr saß die Freundin von Vera schon im Foyer, Frauke, Krankenschwester ihres Zeichens und sehr sympathisch.

Zunächst fielen die hoch stehenden Augen auf, sodass wir fotografierten.

Frauke hatte multiple Krankheiten hinter sich gebracht, zahlreiche OPs, und so kam sie wegen allgemeiner Schwäche, Erschöpfung, aber auch einer Neigung zur Warzenbildung am Hals und einem empfindlichen rechten Mundwinkel.

Von den letzten Operationen seit 2011 hat sie sich „nie

wieder erholt".
Sie ist glücklich verheiratet, Kinder waren ihr versagt, nachdem sie einige Fehlgeburten und eine Totgeburt hinter sich gebracht hatte.

Für die Erschöpfung fand ich dreizehn Mittel aus dem Bereich der psychisch wirksamen Mittel, für den Mundwinkel den Intrinsic Faktor D 30 und für die Warzen Thuja D 200.

Der Mann sagte noch: Na, sei mal nicht zu optimistisch, dann bist du anschließend auch nicht enttäuscht, wenn was nicht klappt. Aber sie war optimistisch, und wir konnten alles rasch auflösen.

Für die Rückenschmerzen hatte ich ihr die 10 Standardmittel gegeben plus Narbenunterspritzung D 30. Das hatte zur Folge, dass sie innerhalb kürzester Zeit, genau genommen schon direkt nach Beendigung der Stirnstriche, im Rücken nichts mehr spürte außer Wärme und Wohlgefühl. Dieses hielt sich auch bis zur Verabschiedung. Auch der Mund spannte zunächst deutlich, nach dem Stirnstrich mit Intrinsic Faktor D 30 war die Spannung sofort weniger. Direkt nach Beendigung des Stirnstriches bat ich sie, den Mund wieder weit zu öffnen, und sie war erstaunt festzustellen, dass die Spannung quasi halbiert war, obwohl wir „physisch" nichts gemacht hatten.

Verlauf vom 10. 12. 2013

Ihre Freundin Vera berichtet über Frauke am 10. 12. 2013, dass die allgemeine Kraft wieder gekommen sei, dass der Mundwinkel nicht mehr spanne und dass sie wieder warme Füße habe.

Am 21. 12. 2013 erhalte ich eine Weihnachtskarte. „Ich kann berichten, dass es mir seit meinem Besuch bei Ihnen in Bad Soden-Salmünster sehr viel besser geht." Sie ist wacher, kann besser lesen, schläft beim Lesen nicht mehr ein, kann ihre Schmerzen besser ertragen, das Leben macht ihr wieder mehr Freude, sie ist sehr dankbar dafür.

Am 01. 02. 2014 erhalte ich wieder eine Nachricht, diesmal von Frauke: „Ich kann Ihnen voller Freude mitteilen, dass es mir weiterhin sehr gut geht, und dass sich meine Beschwerden weiter gebessert haben. Die Parästhesien in den Beinen sind deutlich weniger geworden, ebenso die Rückenschmerzen, sodass ich die Schmerzmittel reduzieren konnte. Selbst bei sehr ungemütlichem Wetter geht es mir wesentlich besser, und ich kann mir wieder jeden Tag, so wie früher, im Spiegel zulächeln. Ich bin wieder aktiver - Hobbys, Wassergymnastik, Krankengymnastik, Kontakte usw., was mich sehr freut. Allerdings habe ich oft heftige Schmerzen vom Ischiasnerven her, wogegen ich, wenn vorhanden, gern noch einmal ein Mittel hätte.

Auch die Haut um meine Mundwinkel spannt nicht mehr und die Rötung ist fast weg. Nur bei den Warzen kann ich bisher keine Veränderung erkennen, was vielleicht noch kommt. Alles in Allem bin ich Ihnen (und dem lieben Gott) sehr, sehr dankbar und hoffe, dass Sie noch viele Jahre Gutes tun können."

Überlegungen zum Fall

Die rasche und auch längere Zeit anhaltende Besserung scheint mir auf zwei Dinge zurückzuführen zu sein. Einmal wurden endlich die Narbenstörfelder richtig behandelt, und zum anderen gib es eine sehr positiv getönte Grundeinstellung, die zu dem Heilungserfolg beigetragen haben mag.

Fall 280 – Rückenschmerzen mit Taubheitsgefühl verschwinden im Sekundenphänomen, akustische Inhalation

Bei einem Informationsvortrag in Halle berichtete Diana am 09. 05. 2014 über postoperative Schmerzen in der rechten Lendenwirbelsäule und über ein gelegentlich auftretendes Taubheitsgefühl im rechten Bein, das sie sehr stören würde. Außerdem habe sie immer das Gefühl, nicht richtig auf dem Boden auftreten zu können. Es wäre ein Gefühl, als ob ein Buch zwischen ihrer Sohle und dem Boden läge, sodass sie kein Erdungsgefühl spüren könnte.

Tastbefund

Als ich den Rücken abtastete, konnte ich an der unteren Lendenwirbelsäule einen druckschmerzhaften Punkt finden. Auf der Skala lag der ausgelöste Schmerz bei 3.

Erster kinesiologischer Test

Die zehn Standardmittel für den Rücken scheinen ausreichend zu sein.

Akustische Inhalation

Nach der Testung sagte Diana spontan: „Ich habe keine Schmerzen mehr".
Alle waren sehr verwundert, denn außer den Armbewegungen und der Nennung der Mittel war noch nichts geschehen.

Zweiter kinesioloigscher Test

Wir testeten, ob sie noch Rückenschmerzen habe. Es kam ein „Nein". Wir testeten, Rückenschmerzen vor Nennung der zehn Rückenmittel: Rückenschmerzen waren da. Nach Nennung der zehn Rückenmittel: Rückenschmerzen waren weg. Es handelte sich also um eine so von mir genannte „akustische Inhalation" – ein Phänomen, das es in der Schulmedizin und in der klassischen Homöopathie nicht gibt oder nicht beobachtet worden ist, jedenfalls nicht beschrieben wurde.

Dritter kinesiologischer Test

Wir testeten, ob ein Stirnstrich noch notwendig ist oder nicht. Er war notwendig, sodass wir diese zehn Mittel applizierten:

Alle Meridiane D 30,
Atlas Komplex Z,
Beinlängendifferenz D 30,
C3, C4 Komplement D 30,
Harnsäure D 200,
Hirnhautverziehung D 30,
Medulla spinalis D 30,
Merkur Pl D 30,
Rhus tox D 30,
Schlange sc D 30.

Ergebnis

Diana war bis zum Ende des Abends schmerzfrei, etwa zwei Stunden später war also alles noch in bester Ordnung. Sie kommentierte: So gut habe sich der Rücken seit der Operation schon nicht mehr angefühlt.

Zu der Frage, wie sich der Verlauf ohne weitere homöopathische Therapie gestaltet hat, schreibt Diana am 21. 08. 15 folgendes:
Mit der Behandlung war ich sehr zufrieden. Die Linderung hielt ca. 3 Wochen an. Das rechte Bein ist nicht mehr ganz so taub wie am Anfang, aber bei Berührungen merke ich den Unterschied. Die Rückenschmerzen sind in einem erträglichen Rahmen. Ich habe mich damit abgefunden.

Gedanken zum Fall

Hier gibt es einen Fall, in dem nur ein Stirnstrich an einem Vorbereitungsabend durchgeführt wurde, gewissermaßen als Demonstration, wie Homöo-Kinesiologie funktioniert.

Erstaunlicherweise ist sogar das Taubheitsgefühl im rechten Bein zurückgegangen und hat sich in verminderter Form ein ganzes Jahr so gehalten. Über die Intensität der Rückenschmerzen vorher und nachher konnte ich keine konkreten Angaben in Erfahrung bringen, sodass das Thema Rückenschmerzen kaum zu beurteilen ist.

Immerhin zeigt dieser Fall, dass es nach einem Stirnstrich auch Langzeitergebnisse geben kann.

Fall 281 – Rückenschmerzen bei Spinalkanalstenose, Sekundenphänomen

Anamnese vom 28. 10. 2014

Der ehemalige Deutschlehrer Volker kommt in Begleitung seiner Frau Inga, die ich schon aus früheren Kursen kenne. Er sprüht vor Lebenslust und hat einen witzigen Humor. Zunächst machten wir uns bekannt, und trotz seines fortgeschrittenen Alters konnten wir uns rasch auf eine vertraute Anrede einigen. Er war immerhin Jahrgang 1937, mithin 77 Jahre alt.

Als ich etwas scherzhaft zu ihm sage, na dann werde ich Dich wohl schmerzfrei hier wieder raus lassen, meinte er mit hoch gezogenen Augenbrauen, er sei Skeptiker.

Er kommt also wegen Rückenschmerzen, die auf eine Spinalkanalstenose zurückgeführt wurden. Eine Operation ist da wohl die einzige Option. Die Rückenschmerzen werden im Sitzen auf der Skala 0 bis 10 bei 5, beim Gehen bei Skala = 7 eingestuft.

Nach dem kinesiologischen Test gebe ich die Mittel

Psycho Komplex Z
Rückenstandard Z
Musculus D 30,
Ligamentum D 30 und
Rechtsdrehung D 1000.

Die Wirkung dieser Therapie war frappierend. Er konnte schmerzfrei aufstehen, konnte schmerzfrei gehen und versuchte nun, obwohl er viel Angst hatte, es könnten heftige Schmerzen auftreten, zu laufen, indem er einen langsamen Jogging Schritt versuchte. Sogar das Joggen gelang ohne Schmerzen.

Zweite Beschwerde

Nun tat ihm aber noch der linke Oberschenkel weh, die Muskulatur zog, und dieser Schmerz war so stark wie vor der Therapie. Bei einem zweiten kinesiologischen Test stellten wir fest, dass diese Schmerzen von einem Narbenstörfeld herrührten. Er war an einem Blasenkrebs operiert worden, und diese Narbe verursachte die Schmerzen in der angrenzenden Muskulatur.

Als zweite Therapie gab ich Narbenunterspritzung D 30 als Stirnstrich (5x).

Die Wirkung war ebenfalls überraschend schnell. Die Schmerzen, die sich wie Muskelkater oder Muskelziehen angefühlt hatten, waren ebenfalls im Sekundenphänomen verschwunden. Er war sprachlos, und das, wo er als Deutschlehrer sehr sprachgewandt war und sich vornehmst auszudrücken wusste. Wir witzelten über die „Dauer seiner Sprachlosigkeit".

Gebeugte Haltung

Schließlich nahmen wir uns noch seine Haltung vor.

Seine Frau sagt ihm schon seit 10 Jahren, er solle doch mal gerade gehen. Er antwortet aber auch seit zehn Jahren: „Es geht aber nicht". Also drückte ich ihn langsam in die aufrechte Haltung hinein, denn nach Rückenstandard Z und nach Psycho Komplex Z waren die Voraussetzungen für eine muskuläre Entspannung gegeben. Es zog noch, weil die Sehnenverkürzungen nicht schnell genug nachgaben, aber immerhin konnte er kerzengerade stehen, als ob er einen Ladestock verschluckt hätte. Die Frau schlug als Beispiel für die aufrechte Haltung das Verschlucken eines Besens vor, aber als Liebhaber der militärischen Literatur blieb ich beim Ladestock.

Mit großer Begeisterung verließ er mich schmerzfrei

und mit aufrechter Haltung, so, wie ich anfangs scherzhaft angedeutet hatte, ich würde ihn gerne ohne Schmerzen nach Hause entlassen.

Verlauf

Als ich ihn ein Jahr später wieder sah und ihn fragte, wie es ihm mit seinem Rücken gehen würde, antwortete er schalkhaft: "Es geht mir so gut, als ob ich an meinem Rücken noch nie etwas gehabt hätte." Ein erfreulicher Langzeiterfolg.

26. Schilddrüsenerkrankungen

Fall 282 – Ursache für die Schilddrüsen-Unterfunktion: Stress

Anamnese vom 27. 11. 2014

Sonja ist 31 Jahre alt, das ältere von zwei Kindern von Veronika, die ich aus einem Kurs in Lübeck her kenne. Sie bringt ihre Schilddrüsenwerte mit. Die Antikörper gegen Thyreoidea (Schilddrüse) liegen bei 400 (viel zu hoch), die Werte für T3 und T4 sind im Normbereich. Der letzte von vier Werten, die im April, Juni, August und November 2014 abgenommen worden waren zeigt ein leicht erhöhtes TSH, sodass hier eine zunehmende Schilddrüsenunterfunktion anzunehmen ist. TSH steht für "thyreoidea stimulierendes Hormon" und wird in der Hypophyse gebildet.

Die Werte T3 und T4 waren auch nur deshalb im Normbereich, weil seit Januar die L-Thyroxin Dosis immer wieder angeglichen worden ist, von ursprünglich

50 über 75, 100 auf jetzt 125 µg L-Thyroxin täglich. Kinesiologisch sieht es so aus, dass sich unter homöopathischer Therapie die verkleinerte Schilddrüse sogar wieder vergrößern kann. Die Funktion würde sich zumindest so weit normalisieren, dass nur noch 50 µg L – Thyroxin als Substitutionstherapie erforderlich ist.

Als Mittel für die **Schilddrüsen - Unterfunktion** finde ich

Helleborus D 30,
Schilddrüse D 30,
Halschakra D 30 und
Antikörperbildung D 30.

Seit dem 10. Lebensjahr klagt sie im Sommer über Heuschnupfen. Dieser ist extrem lästig, denn die Nase läuft, die Augen jucken, sie kratzt sich, bis alles rot ist, der Gaumen juckt und sie „wird wahnsinnig". Hierfür finde ich die Mittel

Antikörperbildung D 30,
Mucosa D 30,
Thymus D 30,
Herzchakra D 30,
Cardiospermum D 30 und
Histamin D 30.

Sie stellt die kluge Frage, ob wir auch herausfinden können, was denn nun die Ursache für ihre Schilddrüsenunterfunktion sei?

Im kinesiologischen Test finde ich als einzige Rubrik die psychischen Belastungen. Davon hatte sie viele, da sie erst im Oktober eine wichtige Test Arbeit geschrieben hat, um Steuergehilfin zu werden. Sie hat eine 5 Tage Woche, macht aber täglich Überstunden, und Samstags geht sie zur Fortbildung, sodass sie sechs Tage beschäftigt ist, und das seit ca. eineinhalb Jahren. Überbelastung testet kinesiologisch schwach, sodass wir nun Mittel für die Überbelastung suchen. Ich finde folgende:

Nebenniere D 30,
Rhus tox D 30,
Serotonin D 30,
Rechtsdrehung D unendlich.

Nach dem Stirnstrich kommen alle zunächst schwachen Momente mit starkem Arm als Ausdruck dafür, dass die Energie des Stirnstriches „angekommen" ist.

Überlegungen zum Fall

Bei hohem Antikörperspiegel und langsamer Entwicklung zur Schilddrüsen Unterfunktion hin kann man eine Hashimoto - Thyreoiditis (Schilddrüsenentzündung) annehmen, die unbehandelt zur langsamen Zerstörung der Schilddrüse mit dauerhafter Unterfunktion führt. Zur Effektivität des Falles wären Kontrollwerte von T3, T4 und vor allem TSH erforderlich, die aber nicht zu erhalten waren. So kann hier zwar gezeigt werden, wie man bei Hashimoto in aller Regel vorgehen kann, aber nicht, wie weit dieser Einzelfall erfolgreich war.

27. Schwer einzuordnende Fälle

Fall 283 – Therapie der Beidhändigkeit

Tamara berichtete am Ende eines Kurses im September 2015, dass sie eine Beidhänderin sei. Ihr Vater sei ebenfalls Linkshänder wie sie, aber die Mutter Rechtshänderin. Bei den Arm- und Fingerstellungen stellte sich heraus, dass sie die Hände mal rechts mal links verschränkte, dass sie den Daumen einmal oben einmal unten hatte und dass sie beim Klatschen eher die linke Handfläche bewegte als die rechte.

Kinesiologisch konnte ich erfahren, dass sie rechts und links gleichermaßen geschickt war. Sie war eine klassische Beidhänderin.

Es gab ein Symptom, das sie störte, und das uns auf die Idee brachte, ihre Beidhändigkeit zu behandeln.

Wenn sie mit dem Rad auf einem engen Pfad fuhr, gab es einen Kampf zwischen dem rechten und linken Arm, sodass sie nur mit Mühe geradeaus steuern konnte. Diese Problematik hätte sie gerne aufgelöst.

Erster mentaler Test

Wir baten sie, den Grad der Unsicherheit auf dem Rad bei engen Wegen auf der Skala 0 bis 10 festzulegen. Sie schätzte auf der Skala = 8. Eine erhebliche Beeinträchtigung.

Kinesiologischer Test

Beidhändigkeit testet mit starkem Arm im Sinne von „ja". Unsicherheit auf dem Rad auf engen Pfaden ebenfalls „ja".

Wir testeten nun, ob sie von einem der drei „beidseitigen" Mitteln profitieren würde. Wir stellten die Mittel Corpus callosum D 30, Merkur Pl D 30 und Smaragd D 1000 zur Auswahl, die alle drei mit einer Stärkung des Systems kamen. Das beste Mittel schien hier Corpus callosum D 30 zu sein. Nachdem wir dieses Mittel als Stirnstrich appliziert hatten, baten wir sie um einen erneuten mentalen Test.

Zweiter mentaler Test

Jetzt berichtete sie, dass sie viel lockerer und entspannter an die Vorstellung eines engen Pfades herangehen konnte. Und der Kampf zwischen den Armen war von Skala = 8 auf Skala = 3 zurückgegangen. Beifall brandete auf, dass sich in so kurzer Zeit so viel ändern konnte.

Verlauf

In einer Mail vom 28. 09. 2015 teilt sie uns das erfreuliche Ergebnis mit: „Meine Radfahrprobleme sind so gut wie weg! Am Wochenende sind wir gefahren und ich hatte keinen Stress mehr bei schmalen Wegen! Danke!!"

Die Therapie der Beidhändigkeit schien mit Hilfe eines einzigen Stirnstriches gelungen zu sein.

Fall 284 - Multiple Störungen

Raphaela kam am 16. 02. 2015 auf mich zu, weil sie eine Freundin einer mir gut bekannten Heilpraktikerin war. Einerseits kam sie, um ihren schlecht einstellbaren Bluthochdruck nachsehen zu lassen, andererseits hatte sie ein ganzes Bündel von Problemen, das sie mir präsentierte.

Kurz zuvor hatte ich noch jemanden zum Bahnhof gebracht, dabei kurz kontrolliert, ob die Zimmertemperatur in meinem Praxiszimmer akzeptabel sei und entsetzt festgestellt, dass über das Wochenende die Heizung ausgestellt war und das Eckzimmer im KIS Hotel eiskalt war. Vielleicht nicht gerade Null Grad wie draußen bei den Rosenmontagsumzügen, aber doch eisig kalt.

Die Heizung hatte es bis zu meiner Rückkehr nicht geschafft, akzeptable Temperaturen zustande zu bringen, und so fröstelten wir beide, als wir mit der Behandlung begannen.

Zunächst berichtete sie mir von einer Makuladegeneration, von der ihr Auge auf die Dauer blind würde. Hierfür hatte sie zwar schon das Mittel Retina D 30, den gesunden Augenhintergrund, und Retinol D 30, das Vitamin A, erhalten, kinesiologisch ergänzten wir diese Symptomatik nun mit dem ganzen gesunden Auge,

Oculus D 30 und mit dem
Nervus opticus D 30, dem Sehnerv.

Nun erzählte mir Raphaela von ihrer Familie.

367

Der Sohn Ernst hatte einen Diabetes mellitus Typ 1 bekommen, als er 12 Jahre alt war. Da er sich konstant geweigert hatte, Insulin zu spritzen hat das die Mutter für ihn erledigt, bis er 18 Jahre alt war.

Die Tochter Nicola wurde mit 15 Jahren schwanger und bekam mit 16 Jahren ihren Sohn Michael, der ebenfalls von ihr, Raphaela, erzogen worden war.

Ihr Mann zog sich von all diesen Schwierigkeiten zurück und begann zu trinken, sodass er auch keine Hilfe war.

Sehr schlimme Dinge hörte ich, als sie von ihrer Schwiegermutter zwei Beispiele erzählte, wie sie von ihr behandelt wurde.

Hier füge ich ein, wie Schwiegermütter oft fühlen: Die Schwiegertochter nimmt ihr den einzigen Sohn weg, der nicht die Aufgabe hat, ein eigenes Leben zu führen, sondern ausschließlich der Mutter bis zum Lebensende zur Verfügung stehen sollte. Ich erwähne das nur zum besseren Verständnis, was jetzt folgt. Es ist nicht als Rechtfertigung zu verstehen.

Raphaela wurde also bei Hochzeiten eingeladen, aber nur mit dem Vorbehalt, dass sie vorher der Schwiegermutter ihre Garderobe präsentiert. Erst, nachdem ihre Garderobe abgesegnet war, durfte sie zur Hochzeit eingeladen und zugelassen werden.

Bei großen Familienfeiern befahl die Schwiegermutter Raphaela, erst dann zu essen, wenn alle anderen Gäste satt waren. Sie war also das Aschenputtel am untersten Ende des Tisches. Da sie übergewichtig ist, sollte diese Zurücksetzung wahrscheinlich bedeuten: Du bist ja ziemlich dick, also isst Du auch ziemlich viel, nicht, dass für die anderen nichts übrig bleibt, nein, warte gefälligst, bis der letzte Teller leer ist, bevor Du meine Speisen anrührst.

Mit Demütigungen dieser Größenordnung haben wir alle die allergrößten Schwierigkeiten. Der Familie zu Liebe unterdrücken wir unsere Wut, unseren Zorn, unsere Kränkung, springen der Schwiegermutter nicht an den Hals oder versuchen sie zu erwürgen, sondern halten schön still und versuchen, das Untragbare zu tragen und das Unannehmbare anzunehmen. Unter diesen Umständen leidet unsere Leber und unsere Gallenblase, es schwillt der Hals an und der Blutdruck steigt.

Sie berichtete von Gelenkschwellungen, vor allem an den Knöcheln, aber auch an den Handgelenken. Für die Gelenkschwellungen an beiden Füßen, den Innen- und Außenknöcheln, und für einen besseren Lymphabfluss gab ich Lymphkomplex Z, in dem auch das herzwirksame Kalium carbonicum D 30 enthalten ist.

Um den erhöhten Blutdruck gut einzustellen, reichten die konventionellen Antihypertensiva nicht mehr aus, hier ist die Bereinigung im Sinne der Familienaufstellung nach Hellinger gefragt. Wir ahmten diese Technik der familiären Konfliktlösung mit Familienaufstellung D 1000 nach.

Für die **Belastung durch die Familienmitglieder** finde ich folgende Mittel:

Psycho Komplex Z,
Kalium phos. D unendlich,
Cimicifuga D 30,
Argentum nitricum D 1000.

Die **Schilddrüse** zeigte schon lange eine

Unterfunktion. Sie nimmt zwar L-Thyroxin 100 µg tgl., aber es zeigt sich keine Wirkung. Bei dem Test, ob die Medikation wirksam und verträglich ist, stellt sich heraus: die Verträglichkeit ist gut, die Wirksamkeit schlecht. Unwirksame Mittel können und sollen rasch abgesetzt werden.

Aus diesem Grunde gab ich die Mittel:

Schilddrüse D 30
Halschakra D 30 und
Helleborus D 30.

Sie klagte über Schlaflosigkeit: Punkt 0 Uhr 30 wache sie auf und kann bis in die Morgenstunden zwischen 6 und 7 Uhr nicht mehr einschlafen. Vermutlich gehen ihr die ganzen kränkenden Situationen Tag und Nacht durch den Kopf, können aber keine Auflösung finden.

Für „**Gedankenandrang nachts**" gab ich

Coffea D 100 Mio.

Hierzu passend erzählte sie mir, dass sie pro Tag höchstens eine Tasse Kaffee verträgt, sonst bekommt sie Herzklopfen. Diese Unverträglichkeit des arabischen Getränkes ist gleichzeitig eine Indikation für Coffea. Nachdem wir also in der „Umgebung des Blutdruckes" aufgeräumt haben, kommen nun noch für den Bluthochdruck die Mittel:

Arnica D 30,
Pressorezeptoren D 30,
Arteriae D 30,
Cor suis D 30.

Therapie und Wirkung

Alle Mittel werden in dieser Sitzung einmalig als Stirnstrich gegeben. Danach entspannt sich Raphaela tief und kommt wieder zum vollen Bewusstsein mit einem warmen Gefühl im Bauch, dem Eindruck, als ob sie ihre Mitte wieder gefunden hätte. Obwohl also im Außen noch nichts geregelt ist, hat sie den Vorgeschmack von Harmonie schon gespürt, der auch unter schwierigsten Umständen möglich ist: Das Verbleiben in der inneren Mitte.

Verlauf vom 18. 02. 2015

Am Telefon berichtet sie, es gehe ihr deutlich besser! Leider wurden keine Details genannt.

Überlegungen zum Fall

Beim Bluthochdruck finden wir nur in 6 % der Fälle organische Ursachen wie eine Nierenarterienstenose, die sich operativ entfernen oder korrigieren lassen. In 94 % der Fälle können wir keine organische Ursachen feststellen. Aus meiner Sicht ist die Summe aller Kränkungen im Leben die Ursache für Bluthochdruck. Aus Rücksicht auf den Familienfrieden oder aus Rücksicht auf den Arbeitgeber oder Kollegen an der Arbeitsstelle nehmen wir viele Ungerechtigkeiten, Kränkungen und Demütigungen in Kauf.

Persönliche Demütigungen führen fast immer zum Bluthochdruck, sodass hier eine Familien- und Berufsanamnese notwendig sind, um die Personen ausfindig zu machen, die den Blutdruck mit verursachen.

Fall 285 – Schmerzhafte Schwellung des rechten Unterarmes, Z. n. Marfan Syndrom, Sekundenphänomen

Anamnese vom 26. 02. 2008

Die 28 Jahre alte Kirsten ist mir von einer erfolgreichen Behandlung gegen das Marfan Syndrom von 1995 her noch in sehr guter Erinnerung. Damals kam es unter einer homöopathischen Behandlung mit Silicea D 1000 zu einer raschen Schmerzminderung der leicht überstreckbaren Gelenke.

Das Marfan Syndrom ist eine seltene Erkrankung des Stoffwechsels. Da ein wichtiger Eiweißbaustein fehlt, der für die Stabilität der Bänder und Sehnen zuständig ist, kommt es zu einem schwachen Bandapparat. Diesen Bandapparat kann man leicht prüfen, indem man versucht, die Finger nach rückwärts zu verbiegen. Bei normalen Bändern gelingt das bis etwa 90°. Beim Marfan Syndrom ist eine erhebliche Überstreckung möglich, oft können die Finger sogar den Unterarm rückwärtig berühren.

Dieses Mal kommt Kirsten wegen plötzlich aufgetretener Schmerzen und Schwellungen, die sich auf den rechten Unterarm, das rechte Handgelenk und den rechten Handrücken beziehen. Bei Anstrengungen wird alles schlimmer. Diese Symptome waren im Oktober 2006 aufgetreten.

Bisher gab es eine Behandlung durch mehrere Orthopäden, dabei wurde eine Ruhigstellung des Armes durch Gipsverbände versucht. Es wurde Krankengymnastik verordnet. Es wurden ein Neurologe, ein Rheumatologe, ein Handchirurg und ein Psychotherapeut konsultiert. Es wurden mehrere

MRT's angefertigt, aber es konnte bisher keine Diagnose gestellt werden. Der Verdacht auf ein Karpaltunnelsyndrom blieb vage und ließ sich auch durch die klinischen Erscheinungen nicht erhärten.

In dieser Situation, die nun fast eineinhalb Jahre anhielt, wurde der Weg zu mir in der Hoffnung angetreten, dass ich eine Diagnose finden würde und eine Therapie etablieren könnte.

Vorgeschichte

2002 war ihre beste Freundin bei einem Autounfall verstorben, 1998 hatte eine Freundin Suizid begangen, 1999 starb der Opa an den Folgen eines Apoplexes und die Oma an „gebrochenem Herzen".

Berufliche Anamnese

Kirsten hatte gelernt, mit mehrfach behinderten Menschen umzugehen und arbeitete nun in einer Behinderteneinrichtung. Der Umgang mit den Menschen machte ihr Freude. Es gab jedoch zwei Wermutstropfen, die sie an der Berufswahl zweifeln ließen.

Sie hatte einen Chef, der sie ständig in ihrer Arbeit einschränkte und eine Kollegin, die neidisch auf sie war und mit Eifersucht reagierte. In diesem Klima konnte sie also nicht gedeihen und welkte gewissermaßen vor sich hin. In ihrer Verzweiflung überlegte sie sich, ob sie den Beruf wechseln sollte und Logopädin werden sollte.

Kinesiologische Systemtestung für den rechten Unterarm

Zunächst fand ich einen Vitamin B 12 Mangel und einen Vitamin C Mangel mit schwachem Arm, stark gegen Intrinsic Faktor D 30, Solidago D 12 und Renes D 30. Die linke Niere kommt schwach, die Mutter kommt schwach, der Gegentest ist stark, beides wird durch Solidago D 12 und Renes D 30 stabilisiert.

Negative Felder reagieren mit schwachem Arm, stark gegen Dumortierit D 100 Mio. Hier nehme ich an, dass die Kollegin bei der Arbeit negative Auswirkungen auf Kisten hat. Organbezug schwach, stark gegen Hypophyse D 12. Simile schwach, stark gegen Calcium silicatum D 100.000, Konstitution schwach, stark gegen Silicea D 1000. Beide Mittel, das Simile und das Konstitutionsmittel, lassen sich jedoch nicht gegeneinander austauschen.

Therapie

Die Mittel 1 bis 7 werden als Stirnstrich gegeben.

Wirkung

Um 17 Uhr 40 erfolgte die Therapie mit Stirnstrich, um 17 Uhr 42 berichtete Kirsten, dass das Schwellungsgefühl abnimmt, später ist es nicht mehr zu spüren. Als wir nach den Schwellungen suchen, sind diese nicht mehr zu sehen oder zu tasten. Es gab also nach einer langen Leidenszeit sogar ein Sekundenphänomen.

Empfehlung

Solidago D 12,

Renes D 30,
Dumortierit D 100 Mio,
Hypophyse D 12,
Calcium silicatum D 100.000 und
Silicea D 1000

je 1 x 5 Globuli tgl. für sechs Wochen einnehmen,
dann 1 x 5 Globuli pro Woche für 6 Monate. Der
Intrinsic Faktor D 30 scheint verzichtbar zu sein.

Überlegungen zum Fall

Beim Rechtshänder ist eine schmerzhafte
Einschränkung des rechten Armes immer verdächtig
auf eine psychosomatische Komponente. In diesem
Fall ist der Zweifel an der Berufswahl die Ursache für
die Schmerzen. Einerseits arbeitet sie gerne mit
mehrfach behinderten Menschen, andererseits hat sie
einen Chef, der sie einschränkt und eine Kollegin, die
sie beneidet und mit Eifersucht reagiert.
Daher wird abschließend noch eine Dosis

Lachesis D 300.000

gegeben, die bei der Resonanz der beiden Frauen
auch auf die Kollegin wirken soll. Sie überlegt, ob sie
auf Logopädin umlernt. Die Entscheidung ist noch nicht
gefallen. Sobald die Botschaft des Armes verstanden
wird, kann die Symptomatik aufhören. Dies geschah
heute mit rasender Geschwindigkeit.

Verlauf

Am 16. 03. 2008 erhalte ich per Mail die Nachricht,
dass der Arm wieder angeschwollen ist. In Bezug auf
die Kollegin, die bisher mit Eifersucht reagiert hatte,
gab es hingegen gute Nachrichten. Wörtlich schreibt

Kirsten: "...Ach ja aber zur eifersüchtigen Kollegin kann ich sagen: Sie ist anhänglicher denn je und sagte mir erst gestern, wie sehr sie unsere Freundschaft schätzt :-). Also alles in allem ein großer Erfolg..."

28. Störfelder als Krankheitsursache

Fall 286 – Chemische Imprägnation von Schuhen als exogenes Störfeld

Schon Anfang 2006 hatte ich eine Patientin, bei der auffiel, dass die Schuhe und deren Fasern ein schweres exogenes Störfeld bilden können. Am 09. 01. 2007 kam ein 17 Jahre altes Mädchen wegen einer Colitis ulzerosa zu mir. Um sie vollständig zu stabilisieren, wurde eine systemische Testung für Colitis durchgeführt. Als Ursache fand ich vier **belastete Zähne, einer mit bakterieller Komponente**, sodass zunächst
Kieferostitis D 30 und
Doxycyclin

empfohlen wurde, sowie eine zahnärztliche Abklärung.

Eine **Spritzenphobie** verschwand unter

Silicea C 1000

rasch, **Prüfungsängste** verschwanden unter

Argentum nitricum C 1000

ebenfalls rasch. Es blieben noch **exogene Störfelder** bestehen: Eine Armbanduhr und ein Paar neue Stiefel.

Die Armbanduhr konnte letztlich mit

Störfeld D 30

entstört werden, die Unverträglichkeit der Stiefel wurde durch eine

Linksdrehung im Leder verursacht. In diesem Fall wurde die Umwandlung von links- nach rechtsdrehend manuell mit einem Hilfsmittel durchgeführt. Anschließend erschienen die Stiefel als rechtsdrehend und die Stabilisierung der Colitis war somit vollständig.

Verlauf

Die Mutter dieses Mädchens berichtete mir einige Wochen später, dass die Behandlung erfolgreich gewesen sei. Ihre Tochter hatte auf der Klassenfahrt nach Kroatien keinerlei Probleme mit dem Stuhlgang, und sie konnte sogar ein Referat halten, ohne von Durchfällen gequält zu werden.

Anscheinend ist Argentum nitricum ein gutes Simile für Patienten mit Colitis ulzerosa und Morbus Crohn.

29. Traumata und Schockfolgen

Fall 287 – Erhöhter Muskeltonus bei multiplen Traumata in der Kindheit

Anamnese vom 11. 12. 2014

Seit 17 Jahren verspürt der jetzt 38 Jahre alte Bauingenieur Kurt einen erhöhten Muskeltonus, der sich je nach Belastung ins Unerträgliche steigert. Obwohl er viele psychotherapeutische Sitzungen hinter sich hat und eine Rehabilitation im psychosomatischen Bereich absolviert hatte, konnte sein Problem nicht gelöst werden. Antidepressiva blieben wirkungslos. Alle Impfungen wurden gut vertragen, auch alle Tetanus - Impfungen.

Eine Heilpraktikerin, die er telefonisch konsultiert hatte und seine ältere Schwester hatten mein erstes Buch gelesen und angeregt, sich bei mir anzumelden. Im Vorfeld der Therapie hatte ich ihm drei Mittel zugeschickt, die in einem solchen Fall helfen können: Tetanus Toxin D 30, Musculus D 30 und Cuprum metallicum D 1000. Die Wirkung blieb jedoch aus. Aus diesem Grunde trafen wir uns am 11. 12. 2014 zur Konsultation.

Befund

Der rechte Unterarm ist leicht gespannt, der linke Unterarm ist mittelstark verspannt, die Muskelzüge sind einzeln verhärtet, schmerzen aber unter Druck nicht. Deutliche Maximalspannung im Schulter-Nacken-Bereich, hier ist der Tonus stark erhöht, vom Tastbefund her auf der Skala = 8. Hier gibt er auch die größten Beschwerden an.

Familienanamnese

Sein Vater ist 2014 nach einer Lungenoperation verstorben. Das Verhältnis zu seiner Mutter ist gut. Bei ihr ist er auch aufgewachsen, nachdem sie sich vom Vater getrennt hatte. Damals war er ungefähr neun Jahre alt. Der Stiefvater war ihm ein sehr guter Vater gewesen, weit besser, als es sein leiblicher Vater war.

Das Verhältnis zu seiner 3 ½ Jahre älteren Schwester ist sehr gut. Das Verhältnis zu seiner Exfreundin ist ebenfalls sehr gut, sie haben sich vor drei Jahren in Frieden getrennt.

Das erste Mal begegnete er dem Tod, als ein Klassenkamerad mit 15 Jahren nachts bei einem Autounfall gestorben war. Er war betrunken, saß als Beifahrer in einem Auto, das mitten auf der Straße stehen blieb. Nachdem alle anderen ausgestiegen waren, kam ein Raser, der nicht aufzuhalten war, und rammte das Auto so von der Seite, dass der Schulkamerad sofort tot war. Das war damals der erste Todesfall, den er erlebt hatte. Er meinte, mit diesem Ereignis sei er gut fertig geworden.

Der leibliche Vater war eine manisch-depressive Persönlichkeit, an die er nur schmerzliche Erinnerungen habe. Er sei oft weg gewesen, habe oft getrunken, habe das ganze Geld der Familie verspielt, verprasst oder auch in seinen manischen Zuständen verschenkt. Da er zu Hause häufig so laut wurde, dass seine Mutter, er und seine Schwester das nicht mehr aushalten konnten, mussten sie „oft flüchten" und übernachteten dann bei seinem Cousin und bei anderen Verwandten, die sie in solchen Situationen notfallmäßig aufnahmen. In diesem Zusammenhang sind zahlreiche verbale und andere Traumata zu vermuten, die aber nicht einzeln aufgedeckt wurden.

Unter anderem hat er Angst, er könnte auch eines Tages eine manische Depression bekommen und zu einer Katastrophe werden.

Diagnose

Erhöhter Muskeltonus, bisher therapieresistent.

Zustand nach multiplen Traumata in der Kindheit

Kinesiologischer Test für den erhöhten Muskeltonus:

Alle Meridiane D 30,
Nebenniere D 30,
Musculus D 30,
Rechtsdrehung D 1000.

Kinesiologischer Test für den leiblichen Vater:

Psycho Komplex Z,
Zeugung D 100 Mio.,
Renes D 30,
Solidago D 12.

Therapie

Insgesamt wurden drei Stirnstriche von allen acht Mitteln gegeben.

Wirkung nach der Therapie

Danach kam es zu einer so tiefen Entspannung, dass er nicht ganz sicher war, ob er sogar auf dem Stuhl eingeschlafen war.

Befund nach der Therapie

Der linke Unterarm ist jetzt butterweich, der rechte Unterarm ist weiterhin weich geblieben, die Schulter-Nacken-Partie ist um ca. ein Drittel weicher geworden, von Skala = 8 auf Skala = 4 bis 5 in der Spannung gesunken. Der ganze Körper ist jetzt gut durchwärmt, und die Hände, die vorher zwischen kalt und kühl waren, sind jetzt ebenfalls „schön warm".

Kinesiologisch kommen die Stichworte „Muskelspannung" und „leiblicher Vater" mit starkem Arm.

Ausblick

Selbst wenn der Verlauf mit Schwankungen einhergehen sollte, weiß er doch jetzt, dass der Körper in der Lage ist, sich völlig zu entspannen.

Falls es zu einem nicht befriedigenden Ergebnis kommen sollte, wäre noch zu prüfen, ob der Todesfall des Mitschülers ein weiteres Trauma darstellt, das den erhöhten Muskeltonus mit verursacht. Kinesiologisch gab es hierauf bisher keinen Hinweis.

Fall 288 – Telefonberatung nach schwerem Sturz

Telefonische Anamnese vom 10. 12. 2014

Vor vier Tagen, am Samstag, 06. 12. 14, war die etwa 62 Jahre alte Krankenschwester Claudia beim Betreten der Kirche in B. über eine Schlaufe gestolpert und auf den Boden geknallt. Die Schlaufe sollte immer unter einem Teppich liegen, aber dieses Mal war sie wie eine Falle auf dem Teppich gelegen. In der Dunkelheit hatte Claudia diese Schlinge nicht gesehen und war in die Falle getreten. In ihr verfing sie sich also, stolperte und flog mit großem Schwung nach vorne. Zunächst stützte sie sich mit den Händen auf, aber der Schwung war so groß, dass sie mit dem Kopf heftig aufschlug und sich das Nasenbein brach.

Es blutete heftig aus der Wunde an der Nase, die Nase schwoll an, die beiden jungen Frauen, die sie vom

Boden aufgehoben und hingesetzt hatten, verschwanden schnell, und die älteren Damen konnten ihr nicht helfen, sodass sie trotz ihres Schocks alles alleine erledigen musste. Sie rief mit ihrem Handy den Notarzt an, der sie abholte.

Claudia meldete sich also am Mittwoch vor meinem Konzert bei mir. Jetzt gab es vier beunruhigende Symptome. Eine geschwollene Nase, die rechte Seite schmerzte, der Arm und das Bein, auf das sie gefallen war, und dazu noch ein ständiger Hustenreiz, der fast durch jeden Atemzug ausgelöst wurde. Gleichzeitig brodelte es in der linken Lunge, sodass sie zunächst nur schwer sprechen konnte. Außerdem war sie immer noch von dem Sturz benebelt und fühlte, dass sie neben sich stehen würde. Da sie den Stirnstrich bereits erlernt hatte, gab ich ihr die Mittel, die sie sich einstreichen sollte,

für die **gebrochene Nase**

Arnica D 1000,
Symphytum D 12,
Stirnchakra D 30 und
Rechtsdrehung D 1000.

Für den **Hustenreiz bei jedem Atemzug** – Ursache konnte ein Pleuraerguss sein –

Bryonia D 100.000.

Für die **Benommenheit** erhielt sie die enttraumatisierenden Mittel

Opium C 1000,
Aconit D 1000,
Türkis D 100 Mio.,

EMDR D 1000,
Mandelkern D 30 und
limbisches System D 30.

Nachdem wir innerhalb von 10 Minuten drei Stirnstriche gegeben hatten, hatte sich alles rasch zum Guten geändert.

Wirkung der Stirnstriche:

Sie kann wieder tief atmen ohne zu husten, es brodelt in der Lunge weniger, der rechte lädierte Arm fühlt sich so an, als ob Menthol um den Arm herum gewickelt wäre, und sie ist nun viel klarer im Kopf.

Ich selbst höre die Stimme viel lauter und klarer als zu Beginn, und der Husten ist völlig weg geblieben.

Empfehlung

Röntgen Thorax, um einen Pleuraerguss auszuschließen.

Es wird stündlich ein Stirnstrich mit allen Mitteln empfohlen.

Verlauf

Unter dieser Therapie wurde keine weitere Diagnostik mehr durchgeführt, da alles rasch und komplikationslos abheilte.

Fall 289 – Eine Enttraumatisierung mit Augenbewegungen

Am Nachmittag des 06. Januar 2015, erschien bei mir eine junge und schwer traumatisierte Patientin. Am 21. Dezember 2014 war Ludmila 23 Jahre alt geworden. Am 19. Dezember hatte sie Besuch von ihrer Cousine gehabt, die in ihrer Wohnung schlief. Morgens um fünf Uhr gab es ein komisches Geräusch, das sie nicht einordnen konnte, stand auf, sah aber keinen Gegenstand, der heruntergefallen wäre.

Sie legte sich wieder schlafen. Um sechs Uhr stand die Cousine auf, um draußen zu rauchen. Sie öffnete die Türe zur Terrasse und stieß einen Schrei aus. Ludmila sprang aus dem Bett, wie von einer Tarantel gestochen und sah nach, was ihre Cousine so sehr erschreckt hatte.

Beide standen sie totenbleich in der Türe zur Terrasse. Im Scheinwerferlicht von Taschenlampen sahen sie die Kontur eines Mannes, der über der Terrasse schwebte. Ein unheimlicher Anblick. Erst jetzt erkannten sie, dass der Mann nicht auf ihre Schreie reagiert hatte und merkten, dass er tot war. Der Nachbar über ihnen hatte sich am Balkon aufgehängt und war nun schwebend über ihrer Terrasse gelandet.
Die Kriminalpolizei schnitt ihn ab und legte ihn auf den Terrassenboden, deckten ihn mit einer Decke zu, aber nicht ganz, sodass ein Turnschuh hervorragte, der ebenfalls ein traumatisches Bild abgab. Schließlich war noch das Ende des abgeschnittenen Seils da, das im Winde hin und her wehte, das Ende war ausgefranst und zerfetzt vom Schnitt, ebenfalls ein bedrohliches Bild, das sich tief in ihr Bewusstsein eingegraben hatte.

Seither kann sie nicht mehr alleine aus dem Haus gehen, ständig sieht sie diese Bilder vor ihrem inneren Auge, sie schläft schlecht, kann auch nicht alleine sein und ist daher zu ihrer Mutter gezogen, weil sie sich hier sicher fühlt.

Erste Annäherung – der mentale Test

Als erstes nach einem Aufwärmgespräch bitte ich sie, sich noch einmal den aufgehängten Mann vorzustellen.

Ich kann förmlich sehen, wie sich in ihrer Brust alles zusammenzieht, wie ihr Atem stockt und wie sie mit den Tränen kämpft. Wir brechen den Test rasch ab, das Trauma ist deutlich, die Angst und der Schrecken liegen auf der Skala bei 10.

Als vorbereitende Mittel gebe ich fünf Traumamittel. Danach machen wir eine Sitzung mit Augenbewegungen, EMDR nach Shapiro.

Zunächst sieht sie sich den Turnschuh an, dann das Seil, das aber irgendwie weg fliegt, und als sie sich den Mann ansehen soll, ist der Oberkörper nur noch als Nackenkontur oder als Drahtschlinge zu sehen, jedenfalls fehlt der dreidimensionale Aspekt eines Körpers.

Als der Druck auf die Brust stark wird, gebe ich noch als Stirnstrich:

Kardio Komplex Z,
Naja tripudians D 30 und
Strophanthin D 30.

Als sie von ihrer Traurigkeit spricht, die sie oft schon morgens überfällt, sodass sie den ganzen Tag weinen könnte, beschließen wir, auch die Kränkungen der Vergangenheit aufzulösen.

Sie meint, das wären aber viele, da kämen wir heute nicht durch alle Szenen durch.

Ein Freund hat sie schwer enttäuscht. Hierfür finde ich die Mittel:

Psycho Komplex Z,
Kalium phosphoricum D unendlich,
Argentum nitricum D 1000 und
Cimicifuga D 30.

Hierunter stabilisiert sie sich schnell.

Sie leidet, wenn jemand sie nicht so nimmt, wie sie ist. Warum wohl? Sie hat sich ja selbst noch nicht akzeptiert, daher die Empfindlichkeit.

Also stärke ich ihren Selbstwert mit den Mitteln:

Silicea D 1000,
Barium carbonicum D 1000 und
Anacardium D 1000.

Nachdem sie jeweils zwei Stirnstriche von diesen drei aufbauenden Mitteln erhalten hatte, stieg vor ihrem inneren Auge ein interessantes „Video", mit traumartigen Bildern auf. Die Mutter mit einem Knüppel in der Hand, und anderes.

Nun beginnt sie auch zu lächeln, die Zornfalte auf ihrer Stirne verschwindet, und sie beginnt heiter zu werden.

Schließlich testen wir, ob der Vater noch behandelt werden muss, aber durch die Partnermittel Renes D 30 und Solidago D 12 hatten wir die Probleme energetisch bereits ausreichend behandelt.

Wir sprechen noch über die Dosierung.

Der mentale Test am Ende der Sitzung ergibt, dass sie den erhängten Mann nicht mehr sehen kann und sie dabei auch entspannt bleibt. Keine Störung der Atmung, kein Krampf im Herzbereich, keine Tränen.

Die Enttraumatisierung hat anscheinend gut geklappt. Der Verlauf bestätigt diese Vermutung.

Am 13. 01. 2015, eine Woche nach unserer Sitzung, erhielt ich von der Mutter die beruhigende Mail, dass Ludmila keine Ängste mehr hat, das Haus gut verlassen kann, sogar wieder in ihrer alten Wohnung lebt, ohne Bauchschmerzen zu bekommen und sich gut fühlt und auch gut schläft. Sie arbeitet wieder und ist ein fröhlicher Mensch, die Verängstigung ist verschwunden. Ein sehr zufriedenstellendes Ergebnis durch eine Enttraumatisierung mit Homöopathie und EMDR.

Fall 290 – Enttraumatisierung im Alphazustand

Am 09. 05. 2015 hatten wir einen Alphakurs in Halle. Eine Kollegin, Johanna, erzählte mir, dass sie unbedingt noch eine Behandlung benötigen würde, da sie noch schwer an einem Erlebnis trage.

Sie berichtete mit stockender Stimme und kleinen Unterbrechungen, später auch mit Tränen in den Augen, dass sie im Jahre 1999 einen schweren Schock erlitten hatte.

Ihr Mann hatte sie verlassen und ihr eine Bürgschaft hinterlassen, die sich auf 100.000 DM belief. Sie erhielt also diesen Brief von der Bank mit dieser unglaublich schlimmen Zahl, und brach innerlich völlig zusammen. Drei Tage lang verkroch sie sich unter der Bettdecke unter der Vorstellung, dass sie diesen Betrag in ihrem ganzen Leben nie zusammen bringen könnte und „verschwand von der Bildfläche" - also unter der Decke.

Noch bevor wir in den Alphazustand gingen, bat ich sie, von ihrer erhöhten Augenposition noch ein Foto machen zu dürfen, da es nach der Therapie vielleicht zu spät sei, denn wenn die Augenposition sich erst einmal normalisiert hat, dann bleibt sie in aller Regel stabil.

Aus diesem Grunde gab es ein Foto, das zeigt, dass beide Augen deutlich hoch stehen und die Sklera für ca. 2 Millimeter unterhalb der Iris zu sehen war.

Jetzt schaute ich mir ihre Aura an und erkannte, dass ca. **60 % der Kopfaura fehlten**. Ich gab ihr zunächst

Energiefeld D 30,
um die Aura aufzufüllen. Die Folge war, dass das gesamte Konturenmännchen im Nebel verschwand und ich überhaupt nichts mehr sehen konnte. Sie war von der Bildfläche verschwunden.

Irgendwie machte sie noch einmal den gleichen Zustand durch, den sie hatte, als sie unter der Decke lag und am liebsten „weg" gewesen wäre. Sie kam dann aus dem Nebel zurück, die Aura füllte sich mit Farbe und Intensität, und als sie ganz zum Schluss die Augen wieder öffnete, konnte sie die Farben intensiver wahrnehmen als zuvor.

Bevor sie die Augen öffnete, erlebte sie noch etwas sehr Schönes. Sie spürte, wie die Herzaura wie ein Riesenrad um sie herum flimmerte. So etwas Ähnliches konnte ich auch über mein inneres Auge sehen, sodass alles schön übereinstimmte.

Als sie die Augen wieder öffnete, konnten alle Teilnehmer sehen, dass die Augenposition sich normalisiert hatte. Dies wurde zusätzlich fotografisch dokumentiert, um es allen Teilnehmern noch einmal ganz genau zu zeigen.

Wir schlossen den mentalen Test an. Johanna erzählte noch einmal die Geschichte, als sie den Brief erhielt, mit der Bürgschaft, und dabei kicherte sie, weil sie sich nicht vorstellen konnte, dass es jetzt plötzlich ganz leicht ging, diese schlimme Geschichte zu erzählen. Aber es war leicht, und man konnte sehen, dass die Geschichte von einer völlig anderen, einer befreiten Person erzählt wurde, die für uns alle wie neu geboren wirkte.

Verlauf vom 09. 05. 2015

Als sich alle nach dem Kurs voneinander verabschiedeten, umarmte Johanna eine Kollegin. Noch während dieser innigen Berührung schwanden ihr alle Kräfte und sie fühlte sich nach wenigen Sekunden völlig leer, völlig ausgepumpt, als ob jemand ihr alle Luft rausgelassen hätte. Sie war schwach und unglücklich, und die Augenposition war plötzlich wieder hoch stehend, wie vor der Therapie am Nachmittag.

Sie war unglücklich und wütend über sich selbst, sie war hilflos und ohnmächtig, und irgendwie auch voller Zorn. Zunächst gab sie der Kollegin die Schuld, die sie **energetisch „ausgesaugt"** hatte. Aber so einfach ist das nicht. War es nun ein Zufall, oder hatte dieses kleine Ereignis eine Bedeutung? Nachdem ich ihr

Energiefeld D 30

gegeben hatte, wusste ich, dass sich alles wieder einrenken würde.

Tatsächlich konnte ich später in einem Gespräch über diesen merkwürdigen Vorfall Klarheit gewinnen. Johanna hatte in den letzten Monaten eine besonders schöne Herzensenergie entfaltet, aber nun wurde sie missionarisch und verteilte diese Herzensenergie an alle, ob sie nun wollten oder nicht.

Im esoterischen Bereich gilt, dass man nur Energien austauschen darf, wenn das von beiden Seiten gewünscht und genehmigt ist, man fragt auch vor jeder Sitzung nach, ob eine Therapie erlaubt ist oder besser unterlassen werden sollte. Hier hatten also bereits am 09. Mai 2015 mehrere Grenzüberschreitungen statt gefunden, die ich mit einem Auge registrierte, die aber nicht ausreichten, um eine entsprechende Bemerkung zu machen. Nun war also eine energetische Situation eingetreten, die anscheinend kein Zufall war, sondern die eine Wissenserweiterung bedeutete.

Als ich Johanna am nächsten Tag wieder sah, war die Augenposition wieder völlig in Ordnung, sie war innerlich stabil und konnte auch den kritischen Punkt, den ich ihr vorsichtig auseinander setzte, gut annehmen. So hatte die Therapie auch noch ein wirkungsvolles Nachspiel, das wir im energetischen Sinne nutzbar machen konnten.

30. Urologische Erkrankungen

Fall 291 – Vorgehen bei Prostatakarzinom

Anamnese vom 15. 12. 2014

Der im März 1944 geborene, mithin 70 Jahre alte Patient erscheint auf Empfehlung seiner Frau, die als Kieferorthopädin langjährige energetische Erfahrung besitzt. Er selbst ist als Steuerberater tätig gewesen. Er erscheint als großer, kräftiger und noch sehr rüstiger Herr.

Vor 18 Monaten wurde im Rahmen der Diabeteskontrollen ein normaler PSA Wert von 3 ng/ml fest gestellt. Zwei Monate später war dieser Wert bei einer weiteren Kontrolle auf 5 gestiegen. Als der Urologe einen Monat später wieder eine PSA Kontrolle durchführte, war der Wert auf 6 gestiegen. Daraufhin wurde eine Stanzbiopsie durchgeführt, bei der Krebszellen gefunden wurden.

Da Ludwig einer Operation ablehnend gegenüber stand, suchte er einen Heilpraktiker in Lüneburg oder Umgebung auf, der ihn ein Jahr lang alternativ behandelte.

Er erhielt Infusionen mit Vitaminen und Enzymen, erhielt Hydrocolontherapie und ein Schneidezahn wurde saniert. Der PSA Wert war dann innerhalb von einem Jahr nur noch geringfügig gestiegen. Danach schloss der Kollege die Praxis, und nun suchte Ludwig nach Alternativen.

Seine Frau hatte an einem meiner Kurse

teilgenommen und ihn bei mir angemeldet.

Es gibt keine Beschwerden von Seiten der Prostata, und falls der Wert noch unter 8 liegen sollte, wäre das noch im gängigen Normalbereich.

Von Seiten eines seit 1998 bestehenden Diabetes mellitus gibt es keine Komplikationen, anscheinend ist er diätetisch eingestellt, und der jährlich kontrollierte HbA1C Wert liegt zwischen 6,0 und 7,0. Sein Diabetologe ist mit ihm zufrieden.

Es sind keine Schädigungen an den Organen Auge, Niere, Gefäße oder periphere Nerven erkennbar.

Kinesiologischer Test für die Prostata

Als erstes kommen die **Mikroorganismen** mit schwachem Arm, hier die Bakterien, die zum Ausgleich benötigen:

Bakterien Nosode D 30 und
Imipenem D 30.

Als nächstes kommen die **Impffolgen** mit schwachem Arm, hier

Polio Nosode D 30,
Diphtherinum D 200 und
Thuja D 200.

Erweiterte Anamnese

Hier unterbricht der Patient die Untersuchung kurz, um mitzuteilen, dass er als Kleinkind, 1944 oder 1945, eine schwere Diphtherie gehabt habe, die in einem Kinderheim bei Lüneburg ausgeheilt wurde. Damals hatten die Eltern große Anstrengungen unternommen, um ihn durchzubringen. Es sei knapp gewesen.

Weiterer kinesioloischer Test

Es kommt die **RNS Störung**, die kurz erläutert wird.

Hier finde ich die Mittel für Tumoren:

RNS D 30,
Viscum album D 100 Mio.,
Chemotherapie D 30 und
Radium bromatum D 16.

Bei den Organen kommen die Mittel:

Alle Meridiane D 30,
Sakralchakra D 30 und
Prostata D 30.

Schließlich erscheint noch die

Rechtsdrehung in D 1000.

Kontrolle

Dieses Programm wird für alle Fälle noch einmal durch getestet, um sicher zu gehen, nichts übersehen zu haben.

Der Test stellt sich beim zweiten Mal genau so dar wie beim ersten Mal.

Therapie:

Alle 14 Mittel werden einmalig als Stirnstrich gegeben.

Die Prostata kommt nach der Therapie mit starkem Arm.

In der Entspannung spürt er für kurze Zeit ein Kribbeln in den Fingerspitzen.

Beim Nachtest erfahre ich kinesiologisch, dass der PSA Wert unter dieser Therapie sinken wird. Eine Kontrolle in einem Jahr wird für ausreichend gehalten.

Am 05. 09. 2015 erhalte ich zur Frage des Verlaufes von der Ehefrau folgende Mail:

„Lieber Heinrich,
Du fragtest uns, wie es aussieht mit dem PSA-Wert von Ludwig, weswegen wir im Dezember letzten Jahres bei Dir waren. Der Wert betrug damals 8,8 und stieg im März auf 9,7. Die Globuli hat Ludwig unter meiner Aufsicht eingenommen, bis sie verbraucht waren und siehe da: Die letzte Messung im August betrug: 5,3! Das ist doch wirklich sensationell!!! Außerdem haben sich die Triglyceridwerte zum Positiven entwickelt – alles in allem also alles bestens. Vielen Dank für Deine Hilfe … Liebe Grüße"

Es ist interessant zu sehen, dass es unter der homöopathischen Therapie zunächst zu einem leichten Anstieg des PSA Wertes gekommen ist, bevor der Wert dann um 3,5 ng/ml auf 5,3 ng/ml gesunken ist, wenn man den Ausgangswert von 8,8 ng/ml zu Grunde legt.

Da ein Rückgang des Wertes kaum spontan erfolgt sein dürfte, kann man hier annehmen, dass es zu einem Effekt der homöopathischen Therapie gekommen ist, der sich in diesem Fall laborchemisch kontrollieren ließ.

Fall 292 – Chronische Prostatitis verschwindet unter Dreierkombination

Otmar ist 44 Jahre alt und kontaktiert mich zunächst über das Telefon. Er hat eine Empfehlung erhalten, sich an mich zu wenden. Am 01. 09. 2013 erhalte ich eine Email von dem 44 Jahre alten Mann. Er hat in der Nachbarschaft Patienten von mir getroffen, die ihm empfohlen hatten, sich in schwierigen medizinischen Situationen an mich zu wenden. Jetzt habe er solche Probleme, weswegen er mich kontaktieren möchte.

Er schreibt mir: „Bekannte von mir, die ich öfter mal im Lübecker Stadtpark treffe, haben mir von Ihnen erzählt. Dieses Paar ist auch bei Ihnen in Behandlung. Ich habe eine Krankheit, die von der Schulmedizin nicht heilbar ist und ich suche nach alternativen Möglichkeiten. Mit der Homöopathie bin ich schon durch meinen Nachbarn in Berührung gekommen. Der hatte sich beim Plattenverlegen so auf den Daumen gehauen, dass dieser blau anlief. Dann hat er homöopathische Mittel genommen und am nächsten Tag war fast nichts mehr zu sehen, da war ich unglaublich überrascht.
Aber nun zu meinem Problem: Im Januar 2012 stellte eine Urologin fest, dass ich Kalkablagerungen in der Prostata (chronische Prostataentzündung) habe. Diese chronische Prostataentzündung entlädt sich in eine akute Prostataentzündung, sodass ich Antibiotika nehmen muss. 2012 hatte ich diese nur im Januar, doch in 2013 hatte ich nun schon drei akute Prostataentzündungen und jedes Mal Antibiotika ....

Die Schulmedizin kann nur gegen die akute Entzündung helfen, doch ich möchte gerne etwas gegen die chronische Verkalkung machen. Denken Sie, dass Sie mir dabei helfen können?"

Noch am gleichen Tag schrieb ich eine Antwort und gab diese Empfehlung:

Prostata D 30,
C3, C4 Komplement D 30,
Sakralchakra D 30.

Am 19. 06. 15 berichtet mir Otmar in einem Telefongespräch Folgendes: Seit der Einnahme der Globuli 6 Wochen tgl., dann 6 Monate 1 x pro Woche, habe er keinerlei Probleme mehr gehabt für 1 ¼ Jahre! Zu Beginn von 2015 erlitt er anscheinend noch einmal ein Rezidiv einer Prostatitis mit Antibiotikaeinnahme. Die schmerzfreien 1 ¼ Jahre waren eine Erlösung für ihn. Er führt diese schmerzfreie Zeit auf die Wirkung der Globuli zurück. Früher hatte er drei Mal pro Jahr eine Prostatitis, die jedes Mal antibiotisch behandelt wurde. Jetzt möchte er die gleichen Mittel noch einmal erhalten.

Im November 2015 erhalte ich eine Mail von ihm, in der er bestätigt, dass er weiterhin beschwerdefrei ist.

Überlegungen zum Fall

Bei Therapieresistenz im konventionellen Sinne konnte ich bei einer chronischen Prostatitis mit dem Organpräparat „gesunde Prostata" und einem entzündungshemmenden Mittel sowie der Stärkung des zuständigen Chakras das Immunsystem anscheinend so weit stimulieren, dass es zum Ende der rezidivierenden Entzündungen der Prostata gekommen ist.

Fall 293 – Der Kreatininwert sinkt unter Lespedeza capitata

Der 84 Jahre alte Patient mit dem Namen des berühmten Malers Otto Müller kam im Oktober 2000 in die Rehabilitation nach einer Bestrahlung der Niere wegen Nierenzellkarzinom im Stadium pT3a.

Im Labor fanden wir am 19. 10. 2000 einen deutlich erhöhten Kreatininwert von 2,9 mg / dl. Der Normwert liegt unter 0,9 mg / dl. Möglicherweise mag der Wert zunächst noch sehr hoch gelegen haben, weil eine Niere bestrahlt worden war. Selen und Zink lagen unter den Normbereichen: Selen = 51 ng/ml, n = 53 bis 105 ng/ml, Zink lag bei 65 micg / dl, n = 70 bis 127 micg / dl.

Beide Spurenelemente wurden bei uns im Sinne der orthomolekularen Therapie substituiert. Bei der Fragestellung, wie man den erhöhten Kreatininwert möglichst rasch wieder senken kann, wurde von meiner Seite aus

Lespedeza capitata D 1, Urtinktur, 3 x 20 Tropfen täglich eingesetzt (Lespenephryl).
Immerhin waren mir damals zwei wissenschaftliche Arbeiten zugänglich, die nahe legten, dass Lespedeza capitata die Nieren stärken können, einschließlich der Absenkung des Kreatinins.

Am 24. 10. 2000 zeigte sich bereits ein Effekt der Normalisierung, der Kreatininwert lag jetzt noch bei 2,7 mg/dl. Die letzte Kontrolle machten wir am 01. 11. 2000, mit einem Wert von 2,4 mg / dl. Eine weitere Blutentnahme erfolgte nicht, möglicherweise, weil der Patient erst in der letzten Minute eine Woche Verlängerung erhalten hatte.

Immerhin zeigt dieses kleine Beispiel, dass unter Lespedeza Verbesserungen der Nierenfunktion erkennbar werden. Von Lespedeza gibt es zwei Arten, die beide den Kreatininwert senken können: Lespedeza capitata und Lespedeza Sieboldi.

Da auch Resonium gegeben wurde, 2 x 15 Gramm täglich, und einmal 40 mg Furosemid, lässt sich bei der Therapie nicht beurteilen, welches Mittel den Hauptanteil für die Verbesserung des Kreatiniwertes tragen mochte. Außerdem wurde Selenium ACE 0 – 0 – 1 gegeben.

Fall 294 – Blaseninkontinenz, Aufdeckung verschiedener Ursachen

Am 06. 07. 2015 suchte mich in Lübeck eine kräftig wirkende 58 Jahre alte Frau auf. Marion ist in schwarz gekleidet und trägt eine dunkle Korallenkette, die Freundin einer Bekannten, die auf deren Empfehlung kommt.

Seit ca. 10 Jahren hat sie zunehmende Blaseninkontinenz, die sie „psychische Inkontinenz" nennt, da alle Organe regelrecht sind und sie meint, das müsse dann wohl von der Psyche kommen. Sie leidet unter imperativem Harndrang. Wenn sie Harndrang spürt, muss sie blitzschnell auf die nächste Toilette, sonst beginnt es zu tröpfeln.

Gynäkologisch und hausärztlicherseits war alles in Ordnung, der Beckenboden war fest, eine urologische Blasenuntersuchung ergab regelrechte Druckverhältnisse und keinen Restharn. Von einer OP wurde abgeraten, da sie keine Verbesserung verspricht. Im kinesiologischen Test werden alle bekannten Ursachen getestet. Dabei stellt sich heraus, dass es drei interessante Ursachen gibt, die keineswegs selbstverständlich sind:

Ein Strahlenstörfeld
eine Hirnhautverziehung und
eine Linksdrehung.

Für die **Strahlungsursache** finde ich das Mittel:

Uranium nitricum D 30,

Für die Hirnhautverziehung:

Skoliose Komplex Z,

für die Organe, die gestärkt werden sollen:

Vesica urinaria D 30,
Mucosa D 30,
alle Meridiane D 30 und
Merkur Pl D 30

und für die Therapieresistenz:
Rechtsdrehung D 1000.

Nach dem Stirnstrich kommt es nach einer Atemübung, passiven Muskelbewegungen und einer Auramassage zu einem entspannten Schläfchen. Der Arm ist anschließend bei dem Stichwort „imperativer Harndrang" stark. Später bestätigte sie, dass sie vor 24 Jahren mehrere Male in kurzer Zeit hintereinander die Treppe herunter gefallen sei! Das ist eine Situation, bei der sich die Hirnhäute verziehen und später zu Problemen führen, speziell in den Hüft- und Kniegelenken. Hier schienen die Rückenprellungen nach Jahren zu einer Blaseninkontinenz geführt zu haben.

31. Vegetative Symptomatik

Fall 295 – Kalte Beine werden im Sekundenphänomen wieder warm

Die Schaufensterkrankheit wird normalerweise durch eine Verengung der arteriellen Gefäße verursacht. Kommt zu wenig Blut in die Beine, fühlen sich diese subjektiv und objektiv kalt an. Tatsächlich gibt es beim Gehen irgendwann einen Sauerstoffmangel in den Muskeln. Dieser Mangel löst Schmerzen aus, sodass der Betreffende stehen bleibt, um Zeit zu gewinnen. Der Muskel bekommt dann in wenigen Minuten wieder genügend Sauerstoff, der Schmerz lässt nach und die nächste Teilstrecke kann in Angriff genommen werden.

Bei meinem Patienten Malte, 77 Jahre alt, der mich am 29. 04. 2014 in Lübeck aufgesucht hat, dem Vater eines guten Freundes, gab es eine Besonderheit.

Er klagte über Kältegefühl in beiden Beinen, von den Füßen bis zur Mitte des Oberschenkels. Die Kälte trat aber vor allem im Sitzen auf und ging beim Stehen oder Gehen wieder zurück, wenn auch nicht vollständig. Hier schien also keine arterielle Verschlusskrankheit (AVK) vorzuliegen sondern eine andere Störung, die es aufzuklären galt.

Dieses Kältegefühl bestand schon seit mindestens vierzig Jahren! Erst wenn im Sommer die Temperaturen die 30°C im Schatten überschreiten, zieht er seine langen Unterhosen aus und kann dann in normalen langen Hosen gehen.

Bei der Befragung gab Malte einen wertvollen Hinweis auf die Mittelwahl. Er berichtete, dass er äußerst zugempfindlich war. Beim Autofahren darf das Fenster nicht einmal einen Spalt weit geöffnet werden, weil er sonst sofort ein verstärktes Kältegefühl in den Beinen bekommt. Einerseits suchen wir also das Mittel unter "Kälte verschlimmert" - hier gibt es ca. 300 Mittel im homöopathischen Arzneimittelschatz. Vor allem aber sehen wir nach unter „Empfindlichkeit gegen Zugluft". Hier kommen in erster Linie infrage:

Aconit und
Kalium carbonicum.

Bei ihm war es also Kalium carbonicum, das kinesiologisch getestet wurde.

Die nächste Frage, die beantwortet werden sollte, war die Höhe der Potenz. D 30 und D 1000 kamen überhaupt nicht, es war ausschließlich die D 100 Mio., die wirksam war. Ich gab also das Mittel

Kalium carbonicum D 100 Mio.

Als Ergänzung zu diesem Kältemittel gab ich dann noch

Arteriae D 30 und
Sakralchakra D 30,

das Chakra, das die unteren Extremitäten mit Energie versorgt. Nach dem Stirnstrich dieser drei Mittel kam es zu einem sofortigen Verschwinden des Kältegefühls. Dieses hielt mindestens eine Stunde an, so lange benötigte ich noch, um weitere

Familienmitglieder zu behandeln.

Auf der Skala 0 bis 10 hatte er die Intensität des Kältegefühls im Sitzen während der Behandlung mit Skala = 3 bis 4 angegeben, also ein leichtes bis mittelstarkes Kältegefühl. Nach dem Stirnstrich sagte er wörtlich: „Das Kältegefühl ist völlig weg". Ein Sekundenphänomen bei einer Temperaturregulationsstörung nach mehr als vierzig Jahren ist durchaus ungewöhnlich!

Fall 296 – Vier Monate alte Schmerzen gehen unter Therapie rasch zurück. Verdacht auf Diverticulitis

Am 09. 05. 2014 berichtete mir der ca. 50 Jahre alte Christophorus über seit Januar 2014 bestehende drückende Schmerzen im linken Unterbauch. Die linke Bauchhälfte ist beim Tasten auch hart und gespannt, während die rechte Bauchhälfte weich und gut eindrückbar erscheint. Die Schmerzintensität bewegt sich dauerhaft bei Skala = 3. Meine Verdachtsdiagnose lautete: Diverticulitis. Bisher wurde ihm eine Coloskopie angeboten, die er aber noch nicht hinter sich hat.

Bei der Familienanamnese stellte sich heraus, dass das Verhältnis zu seinem Vater „durchwachsen" ist.

Wir fanden für ihn ein Mittel für die **Psyche**,

Psycho Komplex Z,

für den Darm ergaben sich die Mittel:

C3, C4 Komplement D 30,

Colon suis D 30,
Mucosa D 30,
Milzchakra D 30,
Bakterien Nosode D 30 und
Imipenem D 30.

Ergebnis

Nach der Therapie mit Stirnstrich sind die Bauchschmerzen etwas zurückgegangen, Skala = 2, nach einer halben Stunde bei Skala = 0, nicht mehr zu spüren. Der Bauch ist sofort auf der linken Seite sehr weich geworden, sodass alle tastenden Kolleginnen erstaunt waren.

Verlauf vom 01. 05. 2015

„Ein paar Monate hatte Christophorus keine Schmerzen. Er hatte dann aber die Einstreichungen (Stirnstriche) weggelassen. Bei einer Darmspiegelung Mitte 2014 wurde keine Diverticulitis festgestellt. Der Dickdarm wäre tip-top und der Arzt hat vermutet, dass die Schmerzen vom Rücken ausstrahlen würden. Christophorus hat allerdings keine Rückenschmerzen, sondern die Bauchschmerzen an der gleichen Stelle. Christophorus wurde seine Schmerzen für ca. 4 Wochen durch die Hydro-Colon-Therapie los. Ende des Jahres fing es wieder an und er ging zum Heilpraktiker, der ihm verschiedene pflanzliche Tabletten verschrieb.

Die Symptome sind unter dieser Therapie die gleichen geblieben, nur schwächer ausgeprägt. Er empfindet an der schmerzenden Stelle eine höhere Körpertemperatur. Christophorus hatte bei einer Blutuntersuchung keine auffälligen Werte, außer einem erhöhten Gesamt-Cholesterinwert."

Überlegungen zum Fall

Die Bauchschmerzen im linken Unterbauch ohne Veränderungen des Blutbildes können einerseits auf Narbenbildungen zurückgeführt werden, die sich im Rahmen einer Entzündung bilden können und dann die Eigenbewegungen des Darmes behindern. Bei einer Divertikulitis kommt es zu kleinen Darmausstülpungen, in denen Kotreste verbleiben können, die langfristig zu lokalen Entzündungen mit Tenesmen, Darmschmerzen einhergehen können.

Diese kleinen Vertiefungen sieht man in der Coloskopie nicht unbedingt, sodass die Diagnose Divertikulitis aus meiner Sicht durchaus aufrecht erhalten werden kann.

Hierfür spricht auch, dass die Therapie mit den Darm bezogenen Mitteln (und nicht Rücken bezogenen Mitteln) sehr schnell und über mehrere Monate erfolgreich war.
Letztlich hatte ich empfohlen, die Mittel regelmäßig als Globuli einzunehmen, was aber nicht akzeptiert wurde.
Eventuell war damit auch die Chance für eine dauerhafte Ausheilung und Rückbildung der Divertikel nicht völlig ausgeschöpft worden.

Fall 297 – Vegetativer Symptomenkomplex bei Überforderung

Ein Fall von Burn Out

Was ‚burn-out' auch immer bedeuten mag, übersetzt heißt es so viel wie „ausgebrannt", es ist das Endergebnis einer Überforderung im Beruf oder durch die Familie, die physisch oder psychisch bedingt sein mag.

Traudel kam am 11. 05. 2015 über ihre Hausärztin zu mir, die ich schon seit einem Jahr gut kenne. Sie klagte über multiple Symptome, die alle im Zusammenhang mit der Überforderung im Beruf stehen. Sie hatte den Beruf gewechselt, war dann in einem Betrieb, in dem sich die Geschäftsführer häufig abwechselten, sodass es keine Kontinuität an der Arbeitsstelle gab.

Bei dem Gefühl der Überforderung, das immer öfter eintrat, gab es zunächst eine allgemeine Nervosität mit innerer Unruhe, dann aber auch einen Blutdruckanstieg, Herzklopfen, das bis zum Halse ging, und einen rasenden Puls. Auch wenn sich die Krise gelegt hatte, schlug der Puls immer noch viel zu schnell. Sie kam nicht wieder zurück in die Ruhephase.

Zu der Überforderung kam noch eine private Katastrophe. Beim Elbehochwasser 2013 wurde ihr Keller überschwemmt, in dem sie eine nagelneue Dusche installiert hatte. Das bedeutete einen erheblichen Geldverlust und eine schwere Frustration.

Die Familienverhältnisse erscheinen geordnet, es gibt keine Spannungen.

Konstitution Lachesis

Traudel trägt ein T-Shirt mit weitem Ausschnitt, einen Kragen zuzuschließen kann sie sich überhaupt nicht vorstellen. Als ich sie danach frage, antwortet sie gleich mit einer Gegenbewegung, so, als ob sie einen zu engen Kragen oder Rollkragenpullover sofort vom Hals wegziehen würde. Eine typische Geste, die man nur bei Lachesis Patientinnen findet.

Ich frage, ob sie einen Gürtel trägt. Tatsächlich, sie hat keinen Gürtel! Zuhause besitzt sie einige, die sie auch trägt, aber gerade heute eben nicht. Aber die ganze linke Körperseite sei schwach, in der linken Achsel habe sie immer einen Muskelkrampf, der bei Bewegungen schmerze, und die Seiten fühlen sich einfach verschieden an.

Lachesistest nach Zeeden

Als ich den Triceps links und rechts mit meinen Fingern leicht eindrücke, die Rückseite des rechten und linken Oberarmes, erzählt sie schon, dass es links deutlich unangenehmer sei als rechtsseitig. Auch die Spannung, die ich links spüren kann, ist deutlich stärker als auf der rechten Seite. Der Test fällt also „positiv" aus, die linke Seite ist empfindlicher und stärker gespannt als die rechte Seite.

Um das Mittel Lachesis zu bestätigen, frage ich später noch nach den Menses. Sie meint, sie seien immer noch sehr pünktlich, bei ihren knapp 55 Jahren, aber immer vor den Menses spürt sie zwei Tage lang Bauchschmerzen, die mit Einsetzen der Periode schlagartig verschwinden. Diese prämenstruellen Schmerzen, die mit Einsetzen der Periode verschwinden, sind typisch für Lachesis.

Kinesiologischer Test

Überforderung testet schwach, stark gegen Lachesis D 30 und Psycho Komplex Z.

Therapie

Sie erhält einen Stirnstrich mit

Lachesis D 30 und dem
Psycho Komplex Z.

Wirkung

Nach dem Stirnstrich frage ich nach dem Seitenunterschied. Diesen kann sie jetzt nicht mehr spüren.

Ich wiederhole den Lachesis Test nach Zeeden, und siehe da, die Spannung ist jetzt rechts und links genau gleich. Entsprechend kann sie auch keinen Unterschied mehr angeben. Da ich eine Hospitantin bei der Sitzung habe, wird mein Befund vorher und nachher durch eine zweite Person bestätigt. Die Krämpfe in der linken Achselhöhle sind deutlich schwächer geworden, ohne ganz verschwunden zu sein.

Fall 298 – Ursachen für schwere Erschöpfung

Carolus, 59 Jahre alt, Wirtschaftsprüfer, besuchte mich am 27. Mai 2015 in Lübeck. Er hatte eine weite Anreise aus Westfalen. Dort hatte ich seine Schwester bereits behandelt, und so kam er über verschiedene Empfehlungen zu mir.

Anamnese vom 27. 05. 2015

Er leide schon seit etwa fünf Jahren unter schwerer Erschöpfung, morgens komme er nur mit größter Mühe aus dem Bett, und alles gehe sehr langsam, bis er endlich einsatzfähig sei.

Im letzten Jahr sei er aus der Kanzlei ausgestiegen, in der er 25 Jahre tätig war. Es wurde immer nur über die Strategie gesprochen, dann wurde der Leistungsdruck erhöht und die Arbeit hatte immer weniger Freude gemacht. Jetzt ist er selbständig, kommt damit auch gut zurecht, und je nach der Anzahl der Aufträge geht es mal besser mal schlechter.

Vom Hausarzt hatte er ein antidepressives Mittel erhalten, das aber nicht gewirkt hat.

Er leide unter Krampfadern, die er als straffes Gefühl in beiden Unterschenkeln spürt, es kribbelt auch und juckt, sodass er hier einen permanenten leichten Leidensdruck hat.
Seit ca. zehn Jahren ist ein zu hoher Blutdruck bekannt, der aber mit Ramipril sehr gut eingestellt ist.

Er leide unter einem rauschenden Tinnitus, der vorwiegend linksseitig auftritt, manchmal aber auch rechts zu hören ist. Hier gibt es gelegentlich einen Seitenwechsel. Die ganze rechte Körperseite kribbelt, juckt und schmerzt. Er leide unter Nackenverspannungen auf der rechten Seite, die so stark sind, dass er den Kopf nur mit Mühe und unter Schmerzen nach links drehen kann.

Laborchemisch sei alles in Ordnung gewesen, es habe keine Abweichungen von der Norm gegeben. Es werden keine Laborwerte vorgelegt.

Urlaub

Er ist weltoffen, kennt Indien von einer Dienstreise her,

er fährt zur Jagd nach Mecklenburg-Vorpommern. Aber Urlaube zur Entspannung gibt es kaum. Seine Frau macht möglichst gar keinen Urlaub. Bei ihm sieht das dann so aus: Wenn meine Frau keinen Urlaub macht, dann mache ich auch keinen Urlaub. Hier kommt der Gedanke auf, es könnte sich hier um den hinderlichen Glaubenssatz handeln: „Ich darf keinen Urlaub machen".

Familienanamnese

1996 wurde seine Tochter Kerstin geboren, 1999 sein Sohn David. Das Verhältnis ist mittelprächtig, mit Kerstin gibt es kaum Gespräche, und bei David dreht sich die Welt um Grafikkarten.

Seine Mutter ist betagt, er hatte sie für lange Zeit zweimal pro Monat besucht. Seit der Selbständigkeit hatte er dann zu wenig Zeit für Besuche.

Der Vater ist plötzlich an einem Herzinfarkt gestorben, als er, Carolus, 23 Jahre alt war und das Studium der Betriebswirtschaft gerade abgeschlossen hatte. Er hatte geheiratet, kam aus dem ersten gemeinsamen Urlaub zurück und musste dann, als ältestes Kind männlichen Geschlechts, den elterlichen Betrieb übernehmen und führen. Nach zweieinhalb Jahren schied er aus dem Betrieb aus. Daraufhin wurde der Betrieb abgewickelt und verkauft. Das hat die Mutter ihm wohl übel genommen, und so kam es zu einer Kontaktlosigkeit, bis seine Tochter geboren wurde. Danach sprachen die beiden zwar wieder miteinander, aber die Probleme wurden nie angesprochen oder geklärt.

Die Geschwisterreihe

Er war also der zweitälteste von zahlreichen Geschwistern. Seine älteste Schwester, Nicola, steht ihm nahe. Drei seiner Geschwister sind bereits gestorben. Ein jüngerer Bruder, Siegbert, kam sechsjährig, beim Spielen unter einen rollenden Holzstapel und wurde von ihm erschlagen. Eine weitere Schwester starb mit 49 Jahren an einem Brustkrebs und ein Kind starb kurz vor der Geburt.

Bestimmung der Intensitätsgrade und körperliche Untersuchung

Bei der Varikosis gab Carolus an, dass es doch erheblich kribbelte in beiden Unterschenkeln. Er gab die Intensität auf der Skala bei 3 an.

Als wir die Unterschenkel untersuchten, konnten wir mit der Hand die Temperatur über den Venen und unter dem Kniegelenk feststellen. Es war jeweils ein großer Unterschied. Über der Vene konnte man eine leichte Wärme spüren, unterhalb der Kniescheibe war die Haut kalt.

Die Schmerzen im rechten Nacken wurden auf der Skala mit 4 angegeben. Hier konnte man eine erhebliche Muskelhärte tasten, links hingegen war die Muskulatur weich und nachgiebig. Die Kopfdrehung nach links gelang nur bis ca. 45° und war schmerzhaft.

Der Tinnitus linksseitig wurde auf der Skala mit 6 angegeben, die Qualität mit einem diffusen Rauschen. Obwohl der Ton recht laut war, störte er ihn tagsüber kaum.

Der kinesiologische Test

Für die Erschöpfung fand ich die Mittel:

Psycho Komplex Z,
Acidum nitricum D unendlich,
Radium bromatum D 16,
Rosenquarz D 100 Mio.,
Turmalin D 100 Mio.,
Hinderliche Glaubenssätze D 1000,
Alle Meridiane D 30,
Hypophyse D 12,
Energiefeld D 30,
Rechtsdrehung D 1000 und
Cicuta virosa D 1000,

für den Bluthochdruck:

Pressorezeptoren D 30,
Kardio Komplex Z,
Schilddrüse D 30 und
Halschakra D 30,

für die rechte Körperhälfte:

Leber Komplex Z,

für die Varikosis beider Unterschenkel:

Lymph Komplex Z,

für die Nackenverspannung rechtsseitig:

Rücken Standard Z,
Musculus D 30,
Ligamentum D 30 und
Rechtsdrehung D 1000,

für den Tinnitus:

Tinnitus Komplex Z,
Labyrinthus D 30 und
Lac caninum D 1000.

Bei der Erschöpfung kam neben psychischen
Ursachen – den familiären Auseinandersetzungen, die
nie geklärt wurden und dem beruflichen Druck – auch
eine **Strahlungsursache** zum Vorschein. Der Bettplatz
war gestört. Grundsätzlich könnte man auch das Bett
verstellen, aber da das in kaum einer Wohnung geht,
wählten wir die homöopathische Medikation. Hier
kamen die Mittel, die eine Strahlung abmildern oder
aufheben können,

Radium bromatum D 16,
Turmalin D 100 Mio. und
Rosenquarz D 100 Mio.

Zusätzlich schienen **hinderliche Glaubenssätze** die
Lebensenergie zu schwächen, hier vielleicht als
Beispiel: „Ich darf keinen Urlaub machen" – als wir das
kinesiologisch bestätigt bekamen, klopften wir den
Satz am Akupunkturpunkt Dünndarm 3 um in den
befreienden Satz:
„Ich darf Urlaub machen, soviel ich benötige".

Anschließend war der Satz energetisch installiert.

Die **ablehnende Haltung der Mutter** erforderte

Acidum nitricum,

und für die Wiederherstellung der **Lebensenergie**
benötigte er die Vitalitätsmittel

412

Medulla ossis D 30 und
Yucca D 1000.

Schließlich kam noch das Mittel gegen
Therapieresistenz,

Rechtsdrehung D 1000.

Für die **rechte Körperhälfte** ist

Lycopodium D 1000 zuständig –

es ist im Leber Komplex Z enthalten.

Der **Nacken** sprach auf den

Rücken Standard Z an, sowie auf die lockernden Mittel
Cuprum metallicum D 1000,
Musculus D 30 und
Ligamentum D 30.

Therapie

Alle Mittel wurden einmalig eingestrichen.

Danach konnte sich Carolus 45 Minuten entspannen
und die Regeneration konnte beginnen.

Wirkung

Nach der Therapie testeten wir alle Schwachpunkte mit
starkem Arm.

Bei der Untersuchung stellten wir fest, dass die Vene
im rechten Unterschenkel an Wärme verloren hatte, als
ob sie sich zusammengezogen hätte und nun weniger
Wärme abgeben würde. Linksseitig sahen wir keinen

Unterschied zum Zustand vorher.

Der Nacken war rechtsseitig etwas lockerer geworden, die Muskulatur war aber immer noch recht fest, jedoch linksseitig war eine enorme weitere Entspannung eingetreten. Die Kopfrotation ging auch etwas leichter und weiter als vorher, ca. 60°. Hier war eine diskrete Besserung eingetreten.

Beim Tinnitus änderte sich zwar nichts in der Intensität, die weiterhin auf der Skala mit 6 angegeben wurde, aber das Geräusch hatte einen anderen Charakter angenommen. Es war weniger unscharf, also „besser zu hören".

Hierzu erzählte ich ihm von einem Fall, den ich 1991 in Ortenberg erlebt hatte. Ein Patient aus Glücksstadt war zu Besuch, und nach der ersten Ohrakupunktur sagte er, er „höre das Geräusch jetzt besser". Das war ja nicht mein Therapieziel gewesen, sodass ich zunächst verunsichert war.

Am nächsten Tag erzählte er mir, das Geräusch sei jetzt wesentlich leiser geworden. Außerdem habe er mir verschwiegen, dass er ja auch schwerhörig sei. Und so schien sich zunächst die Schwerhörigkeit gebessert zu haben, bevor das Ohrgeräusch leiser wurde.

Im Falle von Carolus mochte es sich ähnlich verhalten. Eine Änderung der Geräuschqualität weckt Hoffnung, da eine Bewegung immer zeigt, dass das Geräusch nicht fixiert ist.

Weiteres Vorgehen beim Bluthochdruck

Hier empfahl ich ihm, die nächsten vier Wochen die

alte Medikation beizubehalten.

Das Kriterium wäre, wenn er beim Blutdruck auf Werte kommt, die bei weniger als 120 / 80 plus minus 10 liegen, kann er mit der Reduktion der Abenddosis beginnen.

Erster Verlauf vom 29. 07. 2015

Aktuelle Anamnese

Am vergangenen Wochenende, dem 24. bis 26. Juli 2015 hatte er heftige Bauchschmerzen bekommen, die vom Magen bis zum Unterbauch zogen, so etwas war ihm völlig unbekannt.

Da er sich nicht bewusst war, etwas Falsches gegessen zu haben, aber andererseits auch kein Verdacht auf eine internistische Krankheit vorlag, wie etwa eine Diverticulitis, nahm er an, es könnten ja auch die Globuli gewesen sein, die nach sieben Wochen der täglichen Einnahme eine explosive Wirkung zeigten. Er setzte die Globuli ab, und seit Montag, dem 27. 07. 15 war alles wieder in Butter. Die Rückenschmerzen waren für einen Tag vollständig weg, die rechte Körperhälfte neigte sich erstmals der linken zu, endlich spürte er wieder die eigene Kraft, als ob er Bäume ausreißen könnte und das Wohlgefühl war überwältigend.

Auch wenn es bei ihm keine Ausscheidungsreaktion gab, wie wir es aus der klassischen Homöopathie und vor allem von Sehgal kennen, schien sich hier doch etwas gewaltsam „zurecht gerückt" zu haben, das dann kurzfristig mit diesen Beschwerden einher ging. Es gab also keinen Schnupfen, keinen Durchfall und keinen Hautausschlag, sondern Bauchschmerzen.

Nach diesem interessanten Bericht, den ich nicht sofort richtig einordnen konnte, gingen wir die Entwicklung seiner Beschwerden durch. Überall zeigten sich Besserungstendenzen!

Die Erschöpfung

Insgesamt schläft er besser, ist morgens immer noch erschöpft, sodass das Aufstehen schwer fällt, aber die Müdigkeit hat insgesamt deutlich nachgelassen. Diese Besserung trat ein, obwohl er schon lange keinen richtigen Erholungsurlaub mehr gemacht hat. Er fühlt sich psychisch besser. Von seinen noch übrig gebliebenen Tabletten Cipralex hatte er noch den Rest genommen und dann damit ausgesetzt. Das ging ohne psychische Beeinträchtigung.

An einem Tag in der Woche fühlte er sich so gut, dass er Bäume ausreißen könnte. Seine Frau hat ihn schon gefragt: Hast Du Drogen genommen?

Der Blutdruck

Er misst jeden Morgen seinen Blutdruck, der mit Ramipril gut eingestellt ist. Meistens liegt er bei 120 bis 130 zu 80 bis 90 Millimeter Quecksilbersäule. Seit der homöopathischen Zusatztherapie gibt es aber auch vermehrt „Ausreißer nach unten", sodass er morgens nur noch 110 mmHg hat. Eine sehr erfreuliche Entwicklung. Diese Ausreißer haben sich nun gehäuft.

Die Venen

Der rechte Unterschenkel ist weiterhin normal warm bis kühl, während er linksseitig noch eine deutliche Überwärmung hat. Der Effekt, der vor zwei Monaten als Sekundenphänomen erschien, hat sich also mindestens zwei Monate gehalten!

Die Seitendifferenz

Oft hat er rechtsseitig Schmerzen, Druck im rechten Kopf oder Verspannungen in der Schulter oder auch Rückenschmerzen rechts im Lendenwirbelsäulenbereich. Diese Beschwerden wechseln sich aber ab und sind nur selten gleichzeitig zu spüren. In der letzten Zeit haben diese Beschwerden deutlich abgenommen. Außerdem habe er einmal gespürt, dass seine schwache rechte Seite so stark wurde, dass sie sich fast bis nach links ausgedehnt habe. Ein deutlicher Fortschritt.

Der Tinnitus

Obwohl der Tinnitus im wesentlichen gleich geblieben ist, gibt es auch hier Veränderungen. Er hört nun verschiedene Veränderungen, öfter mal leise, mal lauter, und es kommt Bewegung in die Akustik.

Der Zahnbereich

Seit einigen Jahren meldete sich der siebte Zahn links unten immer wieder; der Zahnarzt wollte ihn schon mehrfach ziehen, aber immer kurz zuvor hatte sich sein Zahn wieder beruhigt.

Hierfür finde ich die Mittel

Kieferostitis D 30,
C3, C4 Komplement D 30 und
Imipenem D 30.

Die Beziehungen

In der letzten Sitzung sahen wir, dass die Mutter ihn noch psychisch belastete. Heute gab es beim Stichwort Mutter keinen Stress mehr, aber im ‚Richtig-Falsch-System' erkannten wir, dass die Beziehung zur Mutter noch gestört ist, auch ohne Moment der Belastung oder der Schwächung.

Hierfür fanden wir das Mittel

Arsenicum album D unendlich,

das er gewissermaßen für seine Mutter einnehmen kann. Die Begründung liegt darin, dass es für die Verbesserung einer Beziehung egal ist, wer das Mittel nimmt.

Die Schilddrüse

Der Hausarzt hatte bemerkt, dass sein Ruhepuls zu hoch ist. Hier maßen wir den Puls einmal mit 100, einmal mit 96 pro Minute. Für eine Ruhesituation auffallend hoch, man würde hier einen Puls von 64 bis 76 erwarten, aber nicht mehr.

Der Hausarzt hatte laut nachgedacht, ob er ihm einen Betablocker verschreiben soll, um die Pulsfrequenz zu senken. Aber ein anderer Kollege hat ihm davon abgeraten, zumal der Effekt eines längeren und ausgeglicheneren Lebens dadurch nicht wissenschaftlich gesichert sei. Für die Ursache des schnellen Pulses hatte sich bisher niemand interessiert.

Wir testeten die Schilddrüse, die kam mit schwachem Arm, ebenso der schnelle Puls. Der Gegentest zeigte, dass es einen Zusammenhang zwischen schnellem Puls und Schilddrüse gab. 2010 wurde seine Schilddrüse komplett entfernt, seither nimmt er Euthyrox 100 µg tgl.

Damals war er noch in der Kanzlei tätig, hatte täglich viel Stress, viel Arbeit, auch Ärger mit der Strategie der Kanzlei, sodass er damals vermutlich mehr Euthyrox benötigte als heute, wo er seit 1,5 Jahren aus dem Betrieb ausgeschieden und selbständig ist.

Die optimale Dosis, die er heute benötigt lag zwischen 75 und 100 µg täglich, sodassich empfahl, die Euthyrox Dosis dahingehend zu reduzieren, dass er jeden zweiten Tag 100 und jeden anderen zweiten Tag 75 µg Euthyrox nehmen sollte. Der Puls geht unter so einer reduzierten Dosierung voraussichtlich deutlich zurück.

Die Dosisfindung

Für die Symptome Blutdruck und Tinnitus benötigt er die Globuli täglich, für alle anderen Situationen reichen nun 2 x 5 bis 10 Globuli pro Woche.

Gedanken zum Fall

Bei einer schweren Erschöpfung mit psychischem und sozialem Hintergrund konnte eine deutliche Besserung innerhalb von acht Wochen erreicht werden, die sich aber noch weiterhin steigern lässt. Neben den Verbesserungen in dem Bereich der Seitendifferenz des Körpers, der Venen, des Blutdrucks und marginal auch im Bereich des Tinnitus kamen neue Bereiche hinzu, die therapiert wurden.

Für den schnellen Puls fanden wir als Ursache die

Schilddrüsenmedikation, hier war eine „Hyperthyreosis factitia" anzunehmen, eine Schilddrüsenüberfunktion durch die substituierende Schilddrüsenmedikation.

Ein Zahn, der schon seit Jahren entzündet ist und immer wieder durch Antibiotika Ruhe gab, wird nun homöopathisch behandelt.

Letzter Verlauf vom 31. 10. 2017.

Carolus berichtet, dass seine Frau nun wieder weicher geworden sei und viel Humor zeigte. Ein wesentliche Verbesserung der häuslichen Verhältnisse war die Folge.

Nachdem der Blutdruck unter dem sukzessiven Reduzieren des Valsartan wieder angestiegen war, entschloss er sich, das Valsartan ganz abzusetzen. Danach war der Blutdruck stabil bei 125 / 88 mm Hg, sehr zufriedenstellend.

Die rechte Körperseite ist noch besser an die linke angeglichen als bisher, und seit einem Kundalini Seminar sind beide Schultern weich und schmerzfrei.

32. Venenerkrankungen

Fall 299 – Entzündete Hämorrhoide

Am 26. März 2015 hatte Norma nachmittags am Strand der Westküste in Südindien gebadet. Es gab hier zwar immer einen warmen Wind, aber letztlich war die Badehose des Bikini doch nass. So ging sie in ihr

Appartement und setzte sich der etwas zugigen und kühlen Klimaanlage aus. Abends spürte sie ihre alte Hämorrhoide, die sie seit der Geburt ihres Sohnes vor 28 Jahren bei Kälteeinwirkung immer wieder bemerkt hatte.

Dreimal im Jahr entzündet sich diese kräftige Vene und plagt sie dann mehrere Tage mit Juckreiz, Druck und Wundheitsgefühl. Am schlimmsten ist es immer auf der Toilette. Nun also war es wieder passiert, der Kältereiz hatte die Hämorrhoide zur Entzündung gebracht und die Schmerzen am nächsten Morgen waren heftig.

Nach dem Yoga kamen also sie und ihre Freundin mit der Bitte auf mich zu, doch möglichst sofort etwas zu unternehmen, um dem Leiden rasch Paroli zu bieten. Wir standen zu viert auf dem Weg, denn aus meiner Nachbarschaft hatte sich auch noch eine junge Frau eingefunden, die ähnlich wie Norma ebenfalls eine Heilerausbildung genossen hatte und nun interessiert zusah, was wohl geschehen würde. Ich sagte zu ihr, indem ich ihr den Stirnstrich gab: „Alle Mittel, die wir gerade gefunden haben, gehen in der optimalen Dosierung hinein". Sie fragte: „Welche Mittel?" Sie hätte noch gar keine gehört. Ich lachte und meinte, in meinem Kopf sei die Liste schon so gut wie vollständig. Für die **Entzündung** gab ich

C3, C4 Komplement D 30 und
Belladonna D 30.

Da Hämorrhoiden immer dann entstehen, wenn zu viel Druck auf dem Pfortaderkreislauf liegt, lohnt es sich immer, die **Leber zu entspannen**, damit der Druck sinkt und damit auch die hervorquellende Hämorrhoide wieder zurück gleiten kann. Hierfür gab ich die Mittel Leber Komplex Z und Nux vomica D 30.

Schließlich gab es noch ein nahe liegendes **Simile**. Ein Mittel, das Entzündungen am Mund und am After repräsentiert und auch einen erheblichen Juckreiz im Mittelbild hat,

Sulfur D 1000.

Da sich alles an der **Vene und der Schleimhaut** abspielte, gab ich noch die Organmittel

Vena saphena magna D 30 und
Mucosa D 30.

Und schließlich berücksichtigte ich noch, dass die Hämorrhoiden ziemlich genau in der **Körpermitte** liegen, daher gab ich zum Schluss noch

Alle Meridiane D 30 (in diesem Präparat ist auch das Konzeptions- und Lenkergefäß auf D 30 potenziert enthalten) und
Merkur Pl D 30. Der Merkur ist der Planet, der für die Mitte zuständig ist.

Norma war wie angewurzelt stehen geblieben, die Beine wurden plötzlich ganz schwer und sie hatte das Gefühl, dass sie den Platz gar nicht verlassen kann, weil sie sich mit der Erde verwachsen fühlte.

Nach etwa einer Minute sagte sie: „Es brennt wie Feuer". Ich freute mich, da es eine schöne Erstreaktion auf Sulfur war, die sie hier erlebte, ein Zeichen dafür, dass alles seinen richtigen Weg gehen würde. Nach einer weiteren Minute bemerkte sie, dass sich alles entspannte und die Schmerzen nachließen.
Als ich Norma mittags wieder traf, war sie außer sich vor Begeisterung, das hätte sie ja noch nie erlebt, statt drei Tage Leidenszeit sei alles so schnell zurück

gegangen, dass sie selbst auf der Toilette kaum noch Schwierigkeiten hatte, alle Schmerzen seien im Hinblick auf die Intensität höchstens noch bei Skala = 2. Es waren also sehr gut zu ertragende Irritationsgefühle.

So konnte ich also zwischen Yoga und Strand vermutlich eine unheilsame Situation abwenden, die sonst unweigerlich eingetreten wäre. Der Tag war gewissermaßen gerettet.

33. Vitaminmangel

Fall 300 – Vitamin B 12 Spiegel steigt rasant an unter Intrinsic Faktor D 30

Die Klassenkameradin eines alten Freundes von mir wurde zu mir überwiesen. Ich sehe die etwa 70 Jahre alte Pauline am 20. 02. 2015 das erste Mal. Sie hat seit 2013 immer wieder einen niedrigen Vitamin B 12 Spiegel, um die 150 IE, nach Injektionen war er kurzfristig auf 1.100 IE gestiegen, aber sie kann den hohen Vitamin B 12 Spiegel nicht halten. Ursache schien mir ein Intrinsic Faktor Mangel zu sein. Der aber wäre im Blut gemessen worden und sei normal gewesen.

Bisher hatte ich noch nie gehört, dass man den Intrinsic Faktor im Blut messen kann, da er ja von den Belegzellen der Magenschleimhaut in den Darm hinein sezerniert wird.
Interessanterweise hatte sie aber auch Brennen an der Zungenspitze und auf der rechten Zungenseite. Nach dem ersten Stirnstrich mit Intrinsic Faktor D 30 war die

Zungenspitze wieder regelrecht, und sie spürte kein Brennen mehr, nur rechts davon gab es noch eine brennende Sensation, die aber nach mehrfachem Nachfragen immer schwächer wurde.

Sie klagte über Muskelschmerzen im linken und rechten Oberarm. Zusätzlich gab es Schmerzen in beiden Leistenbeugen. Ich fragte mich, ob es Muskelschmerzen durch B 12- Mangel geben könnte? Anscheinend war das möglich.

Jedenfalls gingen die Muskelschmerzen im linken Oberarm nach Musculus D 30 und Intrinsic Faktor D 30 sehr rasch weg, rechts hielten sie sich noch. Nach einem zweiten Stirnstrich „Musculus D 30" wurde auch der rechte Arm zunächst halb frei, dann ganz frei, gelegentlich kam aber noch ein kleiner Muskelschmerz durch. In der Leiste blieben die Schmerzen anscheinend stationär.

Als Ergänzung zum Labor empfahl ich, den CK-Wert zu bestimmen, um eine Myolyse (Muskelzersetzung) auszuschließen. An der vierten Zehe rechts gab es gelegentlich, so auch am Vorabend, ein heftiges Pochen, mit Schmerzen, die so stark waren, dass sie nicht einmal die Decke auf den Zehen ertragen konnte – **Gicht im vierten Zehengrundgelenk** rechts. Bisher konnte keine Diagnose für diese Störung etabliert werden.

Hierfür gab ich dann

Gelenkstandard Z,
Musculus D 30,
Ligamentum D 30 und
Rechtsdrehung D 1000.

Pauline war ganz angetan von der Therapie, obwohl sie sich nicht vorstellen konnte, was hier eigentlich gespielt wurde.

Den Verlauf erfuhr ich durch eine Mail vom 28. 04. 2015.

„Die prickelnde, empfindliche Zungenspitze hat sich verabschiedet, lediglich überfallartig auftretende Trockenheit im hinteren Zungenbereich stört ziemlich.

Ganz Erfreuliches kann ich aber von meiner B12-Versorgung berichten. Nachdem Ende vergangenen Jahres der Vitamin B 12 Spiegel mit 194 pmol ermittelt worden war, hatte ich mit Spritzen begonnen 4 Stck. oder 5 Stck. Weil ohnehin ein Blutbild gemacht wurde habe ich diesen Wert am 09. 03. 2015 kontrollieren lassen. Ergebnis: 1123 pmol !!! Das kann m. E. nur durch die von Ihnen verordneten Globuli Intrinsic Faktor D 30 möglich geworden sein."

Überlegungen zum Fall

Hier stimmen Symptomatik und Laborchemie gut überein. Vitamin B 12-Mangel ist eine der wenigen Mangelzustände, die das Symptom Zungenbrennen hervorrufen. Durch den Intrinsic Faktor D 30 ist es offensichtlich zu einer besseren B 12 Resorption gekommen: Das Zungenbrennen ist verschwunden, und der Vitamin B 12 Spiegel blieb nun endlich hoch und tendierte nicht mehr dazu, nach kurzer Zeit wieder abzufallen.

425

Zweites Inhaltsverzeichnis – Diagnosen, Stichworte und Symptome

Diagnosen und Symptome

Ablehnung, Fall 276
Abschied von einem Geist, Fall 253
Abschiedsschmerz, Fall 253
Afterschmerzen, Fall 299
Akustische Inhalation, Fall 280
Allergien, Fall 234, Fall 240
Alphatechnik, Fall 250
Angst, Fall 267, Fall 238
Ängstlichkeit, Fall 224, Fall 262, Fall 266
Asthma bronchiale, Fall 201
Augenposition, erhöht, Fall 234
Auraaussehen, Fall 277
AVK, Arterielle Verschlusskrankheit, Fall 223

Bauchschmerzen, Fall 296
Beidhändigkeit, Fall 283
Beine, kalt, Fall 295
Beziehungsstörung, Fall 298
Blaue Lippen nach dem Sport, Fall 222
Bluthochdruck, Fall 237, Fall 239, Fall 284, Fall 298
Borreliose, Fall 220
Burn-out-Syndrom, Fall 279

Chemische Imprägnation, Fall 286
Chronische Polyarthritis, Fall 224
Colitis ulcerosa, Fall 286, Fall 212, Fall 218, Fall 214
Computerabsturz, Fall 233, Fall 268

Demütigung, Fall 284
Depression Fall 267, Fall 263, Fall 265
Diverticulitis, Fall 296
Dornwarzen, Fall 253

Ekzem, Fall 232
Energiemangel, Fall 274
Enttäuschungen, Fall 289
Enttraumatisierung mit Augenbewegungen (EMDR),
    Fall 289
Epilepsie, Fall 262
Erhöhter Muskeltonus, Fall 287
Erkältungsneigung, Fall 234
Erpressung, Fall 255
Erschöpfbarkeit, Fall 205
Erschöpfung, Fall 254, Fall 279, Fall 298
Erstreaktion = Schwindel, Fall 257, Fall 239
Erwartungshaltung, Fall 275
Essstörung, Fall 270
Exogene Störfelder, Fall 286, Fall 278

Faltenbildung in der Cornea nach Lasertherapie,
    Fall 207
Familienaufstellung D 1000, Fall 272
Familientrauma, Fall 273
Festhalten an alten liebgewordenen Gegenständen,
    Fall 210, Fall 275
Fieber unklarer Genese, Fall 219
Finger, Schwellung, Fall 229
Fremdenergien, Fall 251
Frösteligkeit, Fall 203

Gallenblasensteine, Fall 240
Gebrochene Nase, Fall 288
Gedankenkarussell, Fall 284
Gelenkschmerzen, Fall 225, Fall 230, Fall 236,
    Fall 300
Geräuschempfindlichkeit, Fall 255
Gesichtsasymmetrie, Fall 242

Haarausfall, Fall 231
Hals zu eng, Fall 267, Fall 253

Haltung, ablehnend, Fall 273
Haltung, gekrümmt, Fall 281
Hämorrhoiden, Fall 299
Harndrang, imperativ, Fall 221
Harninkontinenz, Fall 294
Hartherzigkeit, Fall 277
Hautekzem, Fall 232, Fall 235
Hepatitis C, Fall 217, Fall 221
Herpes zoster am After, Fall 233
Herzdruck, Fall 215
Herzkrankheiten, Prophylaxe, Fall 204
Herzstolpern, Fall 238
Heuschnupfen, Fall 203, Fall 282
Hinderliche Glaubenssätze, Fall 240
Hirnhautverziehung durch Rückenprellung, Fall 258
Homöo - Symptomologie, Fall 207
Homozysteinspiegel, Fall 236
Hörsturz, Fall 242, Fall 244
Hüftschmerzen, Fall 221, Fall 227
Husten, Fall 240
Hustenanfälle, Fall 240

Impffolge, Fall 245, Fall 277
Infektanfälligkeit, Fall 204
Internetverbindung gestört, Fall 211
Ischialgie, Fall 236

Juckreiz, , Fall 235, Fall 236

Kaffee Unverträglichkeit, Fall 255
Kaffee, Fall 278
Kälte, Hände und Füße, Fall 254
Kälteempfindlichkeit, Fall 205
Kitzelhusten in Bauchlage, Fall 264
Knieschmerzen, Fall 226, Fall 249
Konzentrationsschwäche, Fall 203
Köperzittern, Fall 256

Körperhälfte, rechts geschwächt, Fall 298
Körpertemperatur unausgeglichen, Fall 265
Krämpfe, Fall 221, Fall 255
Kränkung, Fall 230, Fall 276, Fall 231
Kreatininwert hoch, Fall 293

Lactoseintoleranz, Fall 217
Lärmempfindlichkeit, Fall 205
Liebesbeziehung, alte, Fall 248
Linksdrehung, Fall 278
Lymphknoten, Fall 248
Lymphom, Fall 205

Maculadegeneration, Fall 284
Mammakarzinom, Fall 247
Manuelle Rechtsdrehung, Fall 215
Migräne, Fall 277
Morbus Grover, Fall 233
Morbus Meulengracht, Fall 246
Motorische Nervosität, Fall 203
Müdigkeit in den Augen, Fall 255
Multiple Sklerose, Fall 254, Fall 259, Fall 260,
Mundwinkel, wund, Fall 279
Muskelkrämpfe, Fall 228
Muskelspannung, Fall 249, Fall 255, Fall 257,
Muskelzittern, Fall 204, Fall 249
Muskelzuckungen, Fall 234

Nachbehandlung, alte Knöchelverletzung, Fall 253
Nacken, Muskelspannung, Fall 298
Nagelpilz, Fall 243
Nahrungsmittelunverträglichkeiten, Fall 204
Narbenunterspritzung, Fall 258
Nase, verstopft, Fall 257
Nasensekretion nach scharfen Gewürzen, Fall 264
Nebenschilddrüse, Fall 206
Negative Felder, Fall 252, Fall 285

Nervosität, Fall 260
Neurodermitis, Fall 234, Fall 256
Normalität, Definition, Fall 239
Nykturie, Fall 255

Obstipation, Fall 236
Ödeme, allergische, Fall 254
Okklusion, Fall 242
Osteopathische Therapie, Fall 258

Pockenimpffolge, Fall 212
Pockenimpfung, Fall 246
Poltergeist, Fall 253
Polyneuropathie, Fall 239
Prellung, Fall 249
Prostataentzündung, Fall 292
Prostatakarzinom, Fall 291
PSA Wert ansteigend, Fall 291
Psychotherapie, Fall 276

Raucherentwöhnung, Fall 246
Rechtschreibschwäche, Fall 203
Rechtsdrehung manuell, Fall 278
Regulationsstarre, Fall 251
Retraumatisierung, Fall 290
Rollentausch, Fall 266
Rückenschmerzen nach Prellung, Fall 254, Fall 279,
        Fall 280, Fall 281

Scham, Fall 276
Schamanismus, Fall 278
Schilddrüse, Fall 260
Schilddrüsen-Unterfunktion, Fall 282, Fall 284,
        Fall 206, Fall 204
Schlaflosigkeit, Fall 250
Schmerzen, Unterarm, Fall 285
Schmerztherapie, homöopathisch, Fall 224

Schulterschmerz rechts, Fall 270, Fall 260
Schulterschmerz links, Fall 228
Schwellung, Finger, Fall 229
Schwellung, schmerzhaft, Fall 285
Schwere, bleierne, Fall 252
Schweregefühl, bleiernes, Fall 251
Schwerhörigkeit, Fall 243
Schwindel, Fall 202
Sehkraft, geschwächt, Fall 236
Sehtest, Fall 207
Seismische Empfindlichkeit, Fall 216, Fall 275
Seitendominanz, Fall 203
Sekundenphänomen, Fall 229, 230, 255, 256, 259,
   260, 280, 281, 295
Selbstwertgefühl, Fall 253, Fall 269, Fall 289
Selbstzerstörungstendenz, Fall 277
Selbstzweifel, Fall 269
Sorgen um die Gesundheit, Fall 266
Spannungen mit dem Vater, Fall 255
Spinalkanalstenose, Fall 281
Spritzenphobie, Fall 268, Fall 286
Stimmbandparese, Fall 206
Strahlenbelastung, Fall 263
Strahlungsquelle, Fall 262
Stress, Fall 282
Sturz, Fall 288

Taubheitsgefühl im re. Bein, Fall 279, Fall 280
Therapieresistenz, Fall 270
Thrombenbildung, Fall 242
Tinnitus, Fall 241, Fall 298
Todesfall, Fall 221, Fall 271
Toxische Belastung, Fall 212
Trauer und Verlust, Fall 271, Fall 275
Trauma mit Schock, Fall 290
Trauma mit stoßendem Ellenbogen, Fall 268
Traumata in der Kindheit, Fall 287

Traumata, Fall 204, Fall 289, Fall 277
Tuberkulose, Fall 221
Tumor, Prophylaxe, Fall 205

Überforderung, Fall 297
Umschreibung nach Kuby, Fall 208, Fall 209
Unberechenbarkeit, Fall 277
Ungleichgewicht beim Radfahren, Fall 283
Unruhe, Fall 216
Unterbauchschmerzen, Fall 257

Varikosis, Fall 232, Fall 298
Vegetative Unausgeglichenheit, Fall 259
Vegetativer Symptomenkomplex, Fall 297
Venenkomplex, Fall 216
Verstopfte Nase, Fall 204
Vitamin B 12-Mangel, Fall 285, Fall 300
Vitamin C-Mangel, Fall 285

Wadenkälte, Fall 236
Wadenkrämpfe, Fall 221
Warzenbildung, Fall 279
Wut, Fall 272

Zahnschmerzen, Fall 298
Zahnstörfeld, Fall 225
Zahnwurzel, Fall 242
Zittern der Arme, Fall 234
Zittern, Fall 255
Zorn, Fall 271
Zugempfindlichkeit, Fall 295
Zunge pelzig, Fall 215

Drittes Inhaltsverzeichnis –
verwendete homöopathische Mittel

verwendete homöopathische Mittel

Acidum nitricum D 100 Mio., Fall 272, Fall 273
Acidum nitricum D 1000, Fall 230, Fall 276
Acidum nitricum D unendlich, Fall 298
Acidum phosphoricum D unendlich, Fall 248
Aconit D 1000, Fall 213, Fall 219, Fall 224, Fall 248, Fall 288
Aesculus D 12, Fall 216, Fall 217
Agaricus D 30. Fall 203
Alle Meridiane D 30, Fall 299, Fall 232, Fall 204,
    Fall 205, Fall 218, Fall 221, Fall 223,
    Fall 224, Fall 225, Fall 233, Fall 239, Fall 247,
    Fall 248, Fall 256, Fall 259, Fall 260,
    Fall 280, Fall 287, Fall 291, Fall 294, Fall 298
Allergie Komplex Z, Fall 203, Fall 234, Fall 236,
    Fall 240
Anacardium D 1000, Fall 289
Anacardium D 30, Fall 253, Fall 269
Ängstlichkeit, Fall 224
Antikörperbildung D 30, Fall 201, Fall 203, Fall 234,
    Fall 234, Fall 254, Fall 256, Fall 256, Fall 282
Antimonium crudum D 100.000, Fall 241
Apis D 30, Fall 234
Argentum nitricum D 1000, Fall 213, Fall 218, Fall 224,
    Fall 262, Fall 284, Fall 286, Fall 289
Arnica D 1000, Fall 288
Arnica D 30, Fall 249, Fall 284
Arsen D 1000 bis D 300.000 Fall 267
Arsen D 200, C 1000, D 100 Mio., Fall 217
Arsencium album D 100 Mio., Fall 232, Fall 255,
    Fall 218, Fall 234, Fall 253, Fall 254,
    Fall 256, Fall 277

433

Arsenicum album D unendlich, Fall 266, Fall 277, Fall 298

Arsenicum jodatum D 30, Fall 253

Arteriae D 30, Fall 223, Fall 236, Fall 242, Fall 284, Fall 295

Arteriolae D 30, Fall 236

Atlas Komplex Z, Fall 225, Fall 253, Fall 280

Auraaufbau D 30, Fall 270

Auradeformatioin D 30, Fall 218

Aurainterferenz D 100 Mio., Fall 218, Fall 251, Fall 270

Auranaht D 30, Fall 270

Bakterien Nosode D 30, Fall 204, Fall 219, Fall 296

Barium carbonicum D 1000, Fall 253, Fall 269, Fall 289

Beinlängendifferenz D 30, Fall 225, Fall 253, Fall 280

Belladonna D 30, Fall 219, Fall 220, Fall 236, Fall 251, Fall 255, Fall 265

Borrelien Nosode D 30, Fall 220

Bryonia D 100.000, Fall 288

Buchweizen D 12, Fall 216, Fall 217

C3, C 4 Komplement D 30, Fall 233, Fall 219, Fall 220, Fall 223, Fall 225, Fall 232, Fall 235, Fall 236, Fall 260, Fall 280, Fall 292, Fall 296, Fall 298, Fall 299

Caladium D 100 Mio., Fall 218 , Fall 254, Fall 256, Fall 272

Calcium silicatum D 100.000, Fall 285

Cardiospermum D 30, Fall 201, Fall 203, Fall 234, Fall 234, Fall 254, Fall 256, Fall 282

Causticum D 30, Fall 206

Causticum D 1000, Fall 240

Cerebrum D 30, Fall 203, Fall 234, Fall 254, Fall 256, Fall 256, Fall 259, Fall 260

Chamomilla D 1000, Fall 203, Fall 259

Chelidonium D 30, Fall 240

Chemotherapie D 30, Fall 205, Fall 248, Fall 291

Cicuta virosa D 1000, Fall 298
Cimicifuga D 30, Fall 284, Fall 289
Cochlea D 30, Fall 241
Coffea D 30, Fall 255
Coffea D 100 Mio., Fall 265, Fall 284
Colocynthis D 1000, Fall 236
Colon suis D 30, Fall 218, Fall 204, Fall 296
Cor suis D 30, Fall 284
Corpus callosum D 30, Fall 283
Cortison D 30, Fall 224, Fall 234
Crotalus D 30, Fall 242
Crotalus horridus D 6, D 12, D 30, Fall 216, Fall 217
Cuprum metallicum D 1000, Fall 221, Fall 221,
        Fall 228, Fall 234, Fall 249, Fall 255
Cutis D 30, Fall 234, Fall 235, Fall 256

Diaphragma D 30, Fall 264
Diphtherinum D 200, Fall 277
Dumortierit D 1000, Fall 265
Dumortierit D 100 Mio., Fall 251, Fall 285

Eisenresorption D 30, Fall 242
Elektroklapparatismus D 30, Fall 211
EMDR D 1000, Fall 234, Fall 255, Fall 288
Energiefeld D 30, Fall 290, Fall 298
Entzündungsherde D 30, Fall 259
Epstein Barr Nosode D 30, Fall 220

Faltenrückbildung D 30, Fall 207
Familienaufstellung D 1000, Fall 218, Fall 234,
        Fall 254, Fall 255, Fall 256, Fall 266,
        Fall 272, Fall 274, Fall 284
Ferrum jodatum D 1000, Fall 216
Ferrum magneticum D 30, Fall 275
Ferrum magneticum D 60, Fall 216
Ferrum phosphoricum D 30, Fall 255
Fetale Bestandteile D 30, Fall 234

FSME Nosode D 30, Fall 204

Gelenk Standard Z, Fall 224, Fall 221, Fall 221,
    Fall 226, Fall 227, Fall 228, Fall 229,
    Fall 230, Fall 236, Fall 249, Fall 257, Fall 300
Gelsemium D 1000, Fall 204, Fall 234, Fall 234,
    Fall 249, Fall 255, Fall 256, Fall 257,
    Fall 276
Gelsemium D 100 Mio., Fall 260
Gesichtssymmetrie D 30, Fall 242
Goldenes Ei D 30, Fall 218, Fall 251
Granat D 100 Mio., Fall 205, Fall 248
Gyrus praecentralis D 30, Fall 259

Hafer D 12, Fall 216, Fall 217
Halschakra D 30, Fall 204, Fall 206, Fall 239, Fall 241,
    Fall 243, Fall 244, Fall 253, Fall 260, Fall 270,
    Fall 282, Fall 284, Fall 298
Harnsäure D 200, Fall 223, Fall 225, Fall 230, Fall 280
Heiltechnik der Aborigines D 30, Fall 236
Helleborus D 30, Fall 204, Fall 282, Fall 284, Fall 206
Hepar suis D 30, Fall 277
Hepatitis A und B Nosode D 30, Fall 221
Herzchakra D 30, Fall 204, Fall 201, Fall 203, Fall 220,
    Fall 233, Fall 234, Fall 243,
    Fall 256, Fall 274, Fall 282, Fall 234
Herzmuskel D 30, Fall 220
Hinderliche Glaubenssätze D 1000, Fall 209, Fall 210,
    Fall 217, Fall 240, Fall 253,
    Fall 274, Fall 298, Fall 227
Hirnbasis D 30, Fall 260
Hirnhautverziehung D 30, Fall 225, Fall 239, Fall 253,
    Fall 260, Fall 280
Histamin D 30, Fall 234, Fall 282
Homozystein D 30, Fall 236
Hormon Komplex Z, Fall 247
HWK 3 D 30, Fall 241, Fall 242

Hyoscyamus D 30, Fall 277
Hypericum D 200, Fall 249, Fall 254
Hypophyse D 12, Fall 285, Fall 298, Fall 260

Ignatia D 1000, Fall 254, Fall 255, Fall 256
Ignatia D 100 Mio., Fall 272, Fall 276
Ignatia D unendlich, Fall 248, Fall 253
Imipenem D 30, Fall 204, Fall 219, Fall 220, Fall 224,
      Fall 233, Fall 234, Fall 235, Fall 242
      Fall 243, Fall 254, Fall 259, Fall 260,, Fall 296,
      Fall 298, Fall 253
Impffolgen D 30, Fall 277
Interferon D 1000, Fall 217
Intrinsic Faktor D 30, Fall 279, Fall 285, Fall 300

Jaborandi D 30, Fall 213

Kalium carbonicum D 100 Mio., Fall 295
Kalium carbonicum D 30, Fall 247, Fall 270
Kalium phosphoricum D unendlich, Fall 213, Fall 284,
      Fall 289
Kapillaren D 30, Fall 223
Kardio Komplex Z, Fall 204, Fall 228, Fall 238, Fall 298
Karpaltunnel D 30, Fall 260
Kiefergelenk D 30, Fall 241, Fall 260
Kieferostitis D 30, Fall 225, Fall 241, Fall 242, Fall 260,
      Fall 298
Kleiner Bär sc D ∞, Fall 256, Fall 254, Fall 266

Labyrinthus D 30, Fall 298
Lac caninum D 30, Fall 209
Lac caninum D 1000, Fall 298
Lac caninum D 100 Mio., Fall 265

Lachesis D 30 Fall 267, Fall 216, Fall 242, Fall 253,
      Fall 257, Fall 297
Lachesis D 300.000, Fall 224, Fall 277, Fall 277

Lachesis D 1000, Fall 247
Lapacho D 1000, Fall 218, Fall 223, Fall 234, Fall 270
Leber Komplex Z, Fall 221, Fall 236, Fall 254, Fall 265,
    Fall 298, Fall 299
Leflunomid D 30, Fall 224
Lespedeza capitata D 1, Fall 293
Ligamentum D 30, Fall 221, Fall 221, Fall 224,
    Fall 226, Fall 227, Fall 228, Fall 236,
    Fall 249, Fall 254, Fall 260, Fall 281, Fall 298,
    Fall 300
Limbisches System D 30, Fall 255, Fall 288
Luesinum D 200, Fall 265, Fall 277
Lycopodium D 1000, Fall 255
Lycopodium D 100.000, Fall 221
Lymphknoten D 30, Fall 205, Fall 248
Lymphkomplex Z, Fall 223, Fall 229, Fall 236, Fall 249,
    Fall 298
Lyssinum D 100 Mio., Fall 273

Magnesium carbonat D 30, Fall 203, Fall 228, Fall 255
Malleolus D 30, Fall 241
Mandelkern D 30, Fall 234, Fall 255, Fall 288
Marcumar D 30, Fall 222
Märtyrertum D 100.000, Fall 241
Medulla ossis D 30, Fall 256
Medulla spinalis D 30, Fall 259, Fall 280
Mercurius solubilis corrusivus D 30, Fall 217
Merkur Pl D 30, Fall 203, Fall 204, Fall 221, Fall 233,
    Fall 259, Fall 280, Fall 294
Milzchakra D 30, Fall 218, Fall 296
Mittelohr D 30, Fall 241
Mucosa D 30, Fall 259, Fall 201, Fall 203, Fall 204,
    Fall 218, Fall 221, Fall 233, Fall 234,
    Fall 256, Fall 257, Fall 282, Fall 294, Fall 296

Musculus D 30, Fall 203, Fall 221, Fall 224, Fall 226,
    Fall 227, Fall 228, Fall 234, Fall 236, Fall 239,
    Fall 249, Fall 254, Fall 255, Fall 256, Fall 260,
    Fall 270, Fall 281, Fall 287, Fall 298, Fall 300

Naja tripudians D 30, Fall 228
Narbenunterspritzung D 30, Fall 206, Fall 251,
    Fall 254, Fall 258
Natrium chloratum D 100 Mio., Fall 218, Fall 254,
    Fall 256, Fall 263, Fall 266, Fall 277
Natrium chloratum D unendlich, Fall 228, Fall 233
Natrium sulfuricum D 30, Fall 221, Fall 257
Natrium sulfuricum D 100 Mio., Fall 230
Nebenniere D 30, Fall 282, Fall 287
Nebenschilddrüse D 30, Fall 206
Nervus opticus D 30, Fall 284
Nervus spinalis D 30, Fall 239, Fall 259
Nux vomica D 30, Fall 201, Fall 203, Fall 265, Fall 277,
    Fall 299

Oculus suis D 30, Fall 255, Fall 284
Okklusion D 30, Fall 242
Okoubaka D 4, Fall 237
Opium C 1000, Fall 218, Fall 234, Fall 236, Fall 254,
    Fall 255, Fall 265, Fall 267, Fall 268, Fall 288
Opium D 100.000, Fall 254

Palladium D 100 Mio., Fall 254, Fall 256, Fall 272
Pankreas D 30, Fall 220, Fall 221, Fall 224, Fall 260
Parathormon D 30, Fall 206
Peperoni D 30, Fall 264
Perfektionismus D 1000, Fall 253
Periost D 30, Fall 233, Fall 264
Pertussinum D 30, Fall 234, Fall 240, Fall 277
Phosphor D 1000, Fall 206, Fall 249, Fall 251, Fall 256
Pilz Nosode D 30, Fall 243, Fall 254, Fall 260

Polio Nosode D 30, Fall 204, Fall 234, Fall 247,
Fall 254, Fall 256, Fall 259, Fall 260, Fall 270
Pressorezeptoren D 30, Fall 284, Fall 298
Propolis D 1000, Fall 220, Fall 223, Fall 270
Prostata D 30, Fall 255, Fall 291, Fall 292
Psorinum D 1000, Fall 236
Psycho Komplex Z, Fall 205, Fall 213, Fall 230,
Fall 231, Fall 233, Fall 235, Fall 236, Fall 247,
Fall 249, Fall 253, Fall 257, Fall 265, Fall 266,
Fall 269, Fall 270, Fall 271, Fall 272, Fall 277,
Fall 284, Fall 287, Fall 289, Fall 296, Fall 297,
Fall 298, Fall 238, Fall 281
Pulpitis D 30, Fall 242
Pulsatilla D 1000, Fall 224, Fall 224, Fall 230
Pulsatilla D unendlich, Fall 265
Pyrogenium D 200, Fall 253

Radium bromatum D 16, Fall 262, Fall 263, Fall 291,
Fall 298
Rechtsdrehung D 100 Mio., Fall 220
Rechtsdrehung D 1000, Fall 221, Fall 223, Fall 224,
Fall 226, Fall 227, Fall 228, Fall 233, Fall 234,
Fall 236, Fall 238, Fall 241, Fall 247, Fall 249,
Fall 251, Fall 254, Fall 259,
Fall 260, Fall 269, Fall 270, Fall 281, Fall 287,
Fall 288, Fall 291, Fall 294, Fall 298, Fall 300
Rechtsdrehung D unendlich, Fall 282
Rechtsdrehung manuell, Fall 278
Renes D 30, Fall 213, Fall 243, Fall 265, Fall 274,
Fall 285, Fall 287, Fall 289
Retina D 30, Fall 236, Fall 284
Retinol D 30, Fall 284
Rhus toxicodendron D 30, Fall 225, Fall 228, Fall 233,
Fall 239, Fall 270, Fall 280, Fall 282
RNS D 30, Fall 205, Fall 247, Fall 248, Fall 291
Rollentausch D 30, Fall 266
Rosenquarz D 100 Mio., Fall 262 , Fall 298

Rosenquarz D 1000, Fall 225
Rosenthaleffekt D 30, Fall 275
Rubin D 1000, Fall 254, Fall 256, Fall 266
Rücken Standard Z, Fall 254, Fall 279, Fall 281,
Fall 298
Ruta D 30, Fall 239, Fall 249

Sakralchakra D 30, Fall 291, Fall 292, Fall 295
Sauerstoffversorgung D 30, Fall 223
Scheitelchakra D 30, Fall 203, Fall 234, Fall 241,
Fall 243, Fall 244, Fall 254, Fall 256, Fall 274
Schilddrüse D 30, Fall 204, Fall 206, Fall 253, Fall 260,
Fall 282, Fall 284, Fall 298
Schlange sc D 30, Fall 280
Schmerztherapie, homöopathisch, Fall 224
Schulterschmerz rechts, Fall 270
Schutz Komplex Z, Fall 231, Fall 252, Fall 277,
Fall 271
Schwerhörigkeit D 30, Fall 243, Fall 244
Seelenanteile D 30, Fall 274
Selbstakzeptanz D 30, Fall 209
Selbstfürsorge D 30, Fall 269
Selbstverurteilung D 30, Fall 209
Serotonin D 30, Fall 282
Sepia D 1000, Fall 205
Silicea D 30, Fall 231
Silicea D 1000, Fall 205, Fall 214, Fall 254, Fall 268,
Fall 269, Fall 285, Fall 286, Fall 289
Silicea D unendlich, Fall 233, Fall 234, Fall 259
Sinusknoten D 30, Fall 220
Sinusrhythmus D 30, Fall 220
Skoliose Komplex Z, Fall 233, Fall 236, Fall 294
Solidago D 12, Fall 213, Fall 243, Fall 265, Fall 274,
Fall 285, Fall 287, Fall 289
Sonnengeflecht D 30, Fall 265
Staphisagria D 100 Mio., Fall 272
Staphisagria D 1000, Fall 254, Fall 256

Stimmband D 30, Fall 206
Stirnchakra D 30, Fall 236, Fall 241, Fall 243, Fall 244,
    Fall 288
Stramonium D 30, Fall 210, Fall 253, Fall 263,
    Fall 266, Fall 277
Stramonium D 1000, Fall 213
Stramonium D unendlich, Fall 275
Streptokinase D 30, Fall 242
Stress Komplex Z, Fall 271
Sulfur D 30, Fall 235
Sulfur D 200, Fall 212
Sulfur D 1000, Fall 213, Fall 221, Fall 245, Fall 299
Symphytum D 12, Fall 233, Fall 249, Fall 254, Fall 288

Tetanus Toxin D 30, Fall 249, Fall 255, Fall 277
Thea chinensis D 100 Mio., Fall 273
Thrombozytenaggregationshemmung D 30, Fall 242
Thuja D 200, Fall 204, Fall 221, Fall 234, Fall 247,
        Fall 253, Fall 254, Fall 256, Fall 259, Fall 260,
        Fall 270, Fall 279
Thymus D 30, Fall 201, Fall 203, Fall 204, Fall 218,
        Fall 220, Fall 233, Fall 234, Fall 243, Fall 254,
        Fall 256, Fall 282
Tinnitus Komplex Z, Fall 298
Toxoplasmose Nosode D 30, Fall 224, Fall 234
Trauma D 1.000.000 Fall 267
Trauma Komplex Z, Fall 204, Fall 271, Fall 273,
        Fall 289, Fall 290
Tuberculinum KOCH alt D 200, Fall 204, Fall 221,
        Fall 230, Fall 234, Fall 247, Fall 265, Fall 269
Tuberculinum KOCH alt D 1000, Fall 276
Tuberculinum KOCH alt D 100 Mio., Fall 209
Türkis D 1000, Fall 251
Türkis D 100 Mio., Fall 255, Fall 288
Turmalin D 100 Mio., Fall 262, Fall 298

Uranium nitricum D 30, Fall 262, Fall 294
Urokinase D 30, Fall 242
Uterus suis D 30, Fall 257

Variola D 30, Fall 213
Vegetatives Nervensystem D 30, Fall 256

Vena saphena magna D 30, Fall 216, Fall 217,
      Fall 232, Fall 299
Venenklappe D 30, Fall 216, Fall 217
Veratrum album D 30, Fall 257
Vesica urinaria D 30, Fall 221, Fall 294, Fall 259
Virus Nosode D 30, Fall 204, Fall 220, Fall 233,
      Fall 235, Fall 243, Fall 253, Fall 259
Viscum album D 100 Mio., Fall 248, Fall 291
Voodoo Auflösungstechnik D 30, Fall 251

WLAN D 30, Fall 211
Wurzelchakra D 30, Fall 274

Yucca D 1000, Fall 223, Fall 254, Fall 260, Fall 270,
      Fall 274

Zahnwurzel D 30, Fall 242
Zeugung D 100 Mio., Fall 221, Fall 265, Fall 287
Zincum metallicum D 12, Fall 203, Fall 276

Literaturverzeichnis

Aitmatov, Tschingis, ein Tag, länger als ein Leben, Fall 236

Baily, Philip M., psychologische Homöopathie, Knaur, 2000, Fall 230

Dahlke, Rüdiger, die Liste vor der Kiste, Fall 248
Dahlke, Rüdiger, Krankheit als Weg, Fall 247
Dorcsi, Mathias, bewährte Indikationen in der Homöopathie, DHU, 1989, Fall 242

Eichelberger, klassische Homöopathie, Lehre und Praxis, Haug Verlag, 1983, Fall 245

Hahnemann, Organon der Heilkunst, 6. Auflage, Fall 237

Kensington „Feng Shui für das Alltagsgerümpel", Fall 287
Klinghardt, Lehrbuch der Psycho-Kinesiologie, Bauer Verlag, Fall 223
Kuby, Clemens, Mental healing, das Geheimnis der Selbstheilung (Einleitung)

Linden, Wilhelm zur, „Blick durchs Prisma", Lebensbericht eines Arztes, 1991, Fall 229

Morgan, Traumfänger, Fall 268
Müller, H. V., Fall Tuberculinum KOCH alt D 1000 (Zitat) Literaturliste, Fall 216, Fall 272

Peppler, Antonie, kreative Homöopathie, Fall 270
Prädel, Jörg, die Sehgal Methode, Müller und Steinicke, 1995, Fall 257

Schlüren, E., AHZ 06/1988, Okoubaka aubreiville, Fall 237

Schroyens, Synthetisches Repertorium, 7. Auflage, Fall 246

Shapiro, Francine, EMDR, 1989, Fall 275

Welte, Ulrich, Handschrift und Homöopathie, Narayana Verlag, Fall 272

Zeeden, Heinrich, die homöopathische Mudratestung, 2007, Skript, Fall 245

Zeeden, Heinrich, Systematik der Homöo - Kinesiologie (Einleitung)

Zeeden, Heinrich, Abenteuer Homöopathie, Band 1, Fall 246

**Technische Daten, Zugang zu den „neuen Mitteln"
in der Homöopathie**

Burgapotheke
Frankfurter Str. 7
61462 Königstein
Inhaber: Uwe Rose
Telefon 06174 - 91 56 50
aporose@t-online.de

Informationen zu den 'Neuen Mitteln'

Dr. Heinrich Zeeden
Poelring 26
23560 Lübeck
Heinrich.Zeeden@gmx.de

Lieferbare Skripte
Bestellung beim Autor, Heinrich.Zeeden@gmx.de

Die in Klammern gesetzten Zahlen sind die Preise in Euro.

Alpha Kurs (10),
Alphatechniken, Einführung ins Thema (10), 2015

Edelsteine in der Homöopathie (20),
Einstieg in die Homöo-Kinesiologie (10), 2015
EMDR (10)
Erklärungen zur Homöo-Kinesiologie (10)

Haut in der Homöopathie (05),
Homöo - Kinesiologie (20),
Homöo - kinesiologisches Repertorium (20), 2018
Homöo - Symptomologie (10), 2016

Kinesiologie, Einführungskurs (10),
Kinesiologie, diagnostisches und therapeutisches
        Werkzeug (10),
Kinesiologische Mudratestung (Systematik) (20),
Kompendium der Komplexmittel (10), 2016
Krebsbehandlung in der Homöopathie - die Banerji
        Protokolle (10), 2018

Lieblingsfarbe und Schrift nach Dr. H. V. Müller (20),

Neue Mittel in der Homöopathie (30), 2015
Neuraltherapie (05),

Planeten und Sternzeichen in der Homöopathie (10),

Die Sehgal Methode (20),
Sucht aus homöopathischer Sicht (10),
Ultima Ratio (10)

Lieferbare DVDs
Bestellung beim Autor, Heinrich.Zeeden@gmx.de

DVDs, die von Kursen erstellt wurden, aus dem Jahre
2010.
DVD Herstellung: Sebastian Hirsch,
DVD Vertrieb: Dr. Heinrich Zeeden.

Die in Klammern gesetzten Zahlen sind die Preise in
Euro.

Alpha (1) (35 Euro)
Alpha (2) (35 Euro)
EMDR (35 Euro)
Homöo-Kinesiologie (45 Euro)

Kinesiologie (35 Euro)
Neue Mittel in der Homöopathie (35 Euro)
Sehgal Methode (35 Euro)
Sternzeichen und Planeten (35 Euro)

lieferbare Musik-CDs

von Heinrich Zeeden,
Kompositionen für Klavier im klassischen Stil,
Aufnahmen 2016 vom Pianisten Johan Lee

2 Sonaten in C - Dur und F - Dur,
Bachvariationen,
acht kleine Stücke.
2 CDs in einer Kassette (20)

28 Variationen über ein Totentanzlied (2016),
1 CD in einer Kassette (10)

Lebenslauf von Dr. Heinrich Zeeden in Stichworten

Studium der Medizin in Tübingen, Saarbrücken, Wien und Lübeck. Abschluss 1976.

Assistenzzeit in der Chirurgie, Inneren Medizin, Tropenmedizin, Gynäkologie und Geburtshilfe für einen Einsatz als Entwicklungshelfer in Tansania

1980 -1981   Distrikthospital in Nzega, Tansania
1981 - 1982   Missionshospital in Ndanda, Tansania

1982 - 1985   Dinslaken, Weiterbildung in Innerer Medizin

1985 - 1987   St. Andreasberg/Harz, Weiterbildung Innere Medizin,
                       Schwerpunkt Magen-Darm-Trakt / Gastroenterologie

1987 - 1990   Bad Bramstedt bei Hamburg, Rheumaklinik

Diplomabschlüsse in Neuraltherapie, Akupunktur und Naturheilkunde

Anerkennungen für Homöopathie, Sozialmedizin, Rehabilitationswesen, physikalische Therapie
Arzt für Innere Medizin, Rheumatologie

1991 - 1996   Chefarzt in Ortenberg - Selters, ärztlicher Dienst der LVA (DRV) Hessen

1997 - 1998   Oberarzt an der Klinik Sonnenblick, Marburg, LVA (DRV) Hessen

1998 - 2010   Kinzigtal-Klinik Bad Soden-Salmünster, Chefarzt der internistischen Abteilung, LVA (DRV) Hessen

Schwerpunkte:
Innere Medizin, Rheumatologie, Homöopathie, Sozialmedizin

Kursreferent für Neuraltherapie, Akupunktur, Homöopathie, Kinesiologie, EMDR, mentale Therapietechniken und Homöo - Kinesiologie

Weiterbildungsermächtigung Innere Medizin, Homöopathie, Sozialmedizin

Seit 2011 Privatpraxis in Lübeck und in Bad Soden-Salmünster

Heinrich.Zeeden@gmx.de

Danksagung

An dieser Stelle möchte ich allen meinen Patienten danken, die ich behandeln durfte, und mit deren Hilfe ich neue Erkenntnisse sammeln konnte.

Ein großer Dank gebührt allen Kursteilnehmern der Lehrgänge, die ich zwischen 1998 und 2017 in Deutschland, in der Schweiz, in Spanien, in Namibia, in Russland und auf den Philippinen abgehalten habe. Hier erhielt ich viele Anregungen, die mich immer wieder einen Schritt vorwärts gebracht haben.

Dieses Buch wäre aber nicht gelungen, wenn ich nicht drei außerordentlich genaue Korrektoren im Vorfeld gehabt hätte, Monika Heilmann, Dr. Thomas Ness und Norbert Neumann, die mir den Text immer wieder genau durchgesehen haben, bis auch die kleinsten Details in Sprache, Ausdruck und Zeichensetzung genau gestimmt haben.

Großen Dank schulde ich auch dem Book on Demand - Verlag, der mit Engagement, Sorgfalt und persönlicher Betreuung die Erscheinung dieses Buches erst möglich gemacht hat.

Nicht zuletzt möchte ich mich auch bei meiner Frau und meinen Kindern bedanken, dass sie mein Buchprojekt verständnisvoll unterstützt haben. Christian hat den Cover mit Foto erstellt, Tobias hat mir bei den EDV Vorbereitungen mit Rat und Tat und großem Zeitaufwand zur Verfügung gestanden.

Heinrich Zeeden,
Lübeck, den 25. April 2018